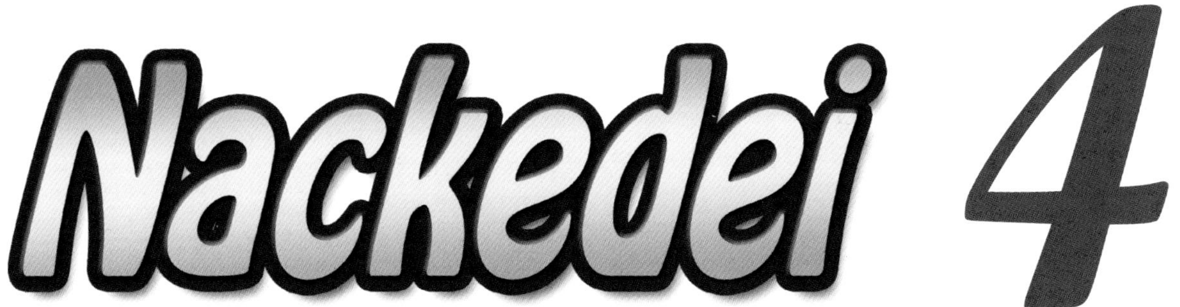

Das sind Wir!

Freikörperkultur heute

Menschliche Schönheit künstlerisch betrachtet

Norbert Sander

Edition

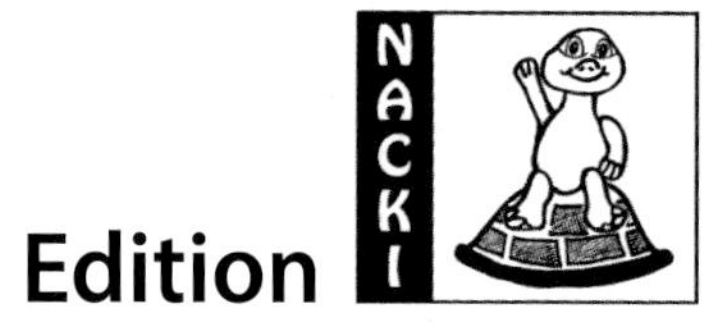

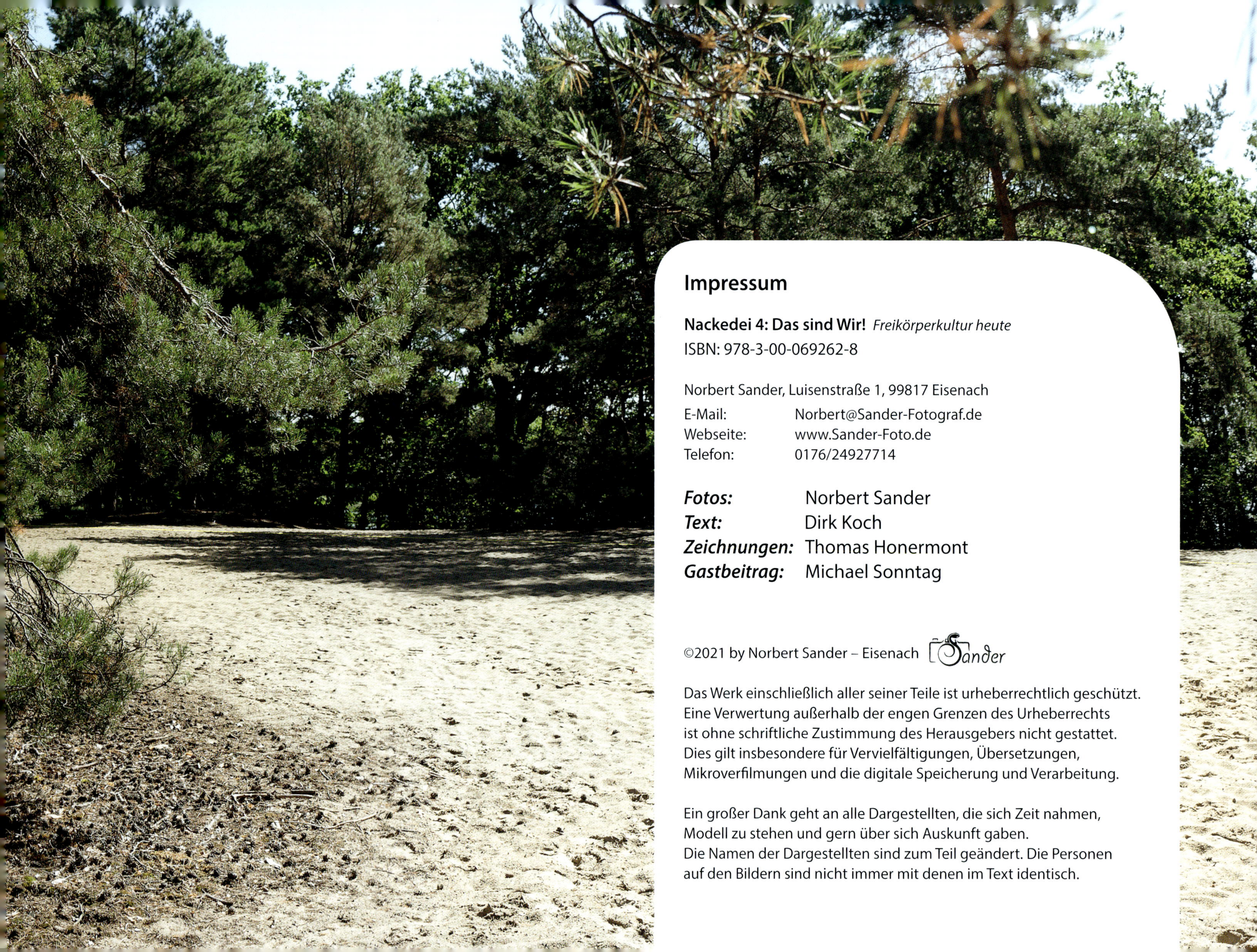

Impressum

Nackedei 4: Das sind Wir! *Freikörperkultur heute*
ISBN: 978-3-00-069262-8

Norbert Sander, Luisenstraße 1, 99817 Eisenach
E-Mail: Norbert@Sander-Fotograf.de
Webseite: www.Sander-Foto.de
Telefon: 0176/24927714

Fotos: Norbert Sander
Text: Dirk Koch
Zeichnungen: Thomas Honermont
Gastbeitrag: Michael Sonntag

Ein großer Dank geht an alle Dargestellten, die sich Zeit nahmen, Modell zu stehen und gern über sich Auskunft gaben.
Die Namen der Dargestellten sind zum Teil geändert. Die Personen auf den Bildern sind nicht immer mit denen im Text identisch.

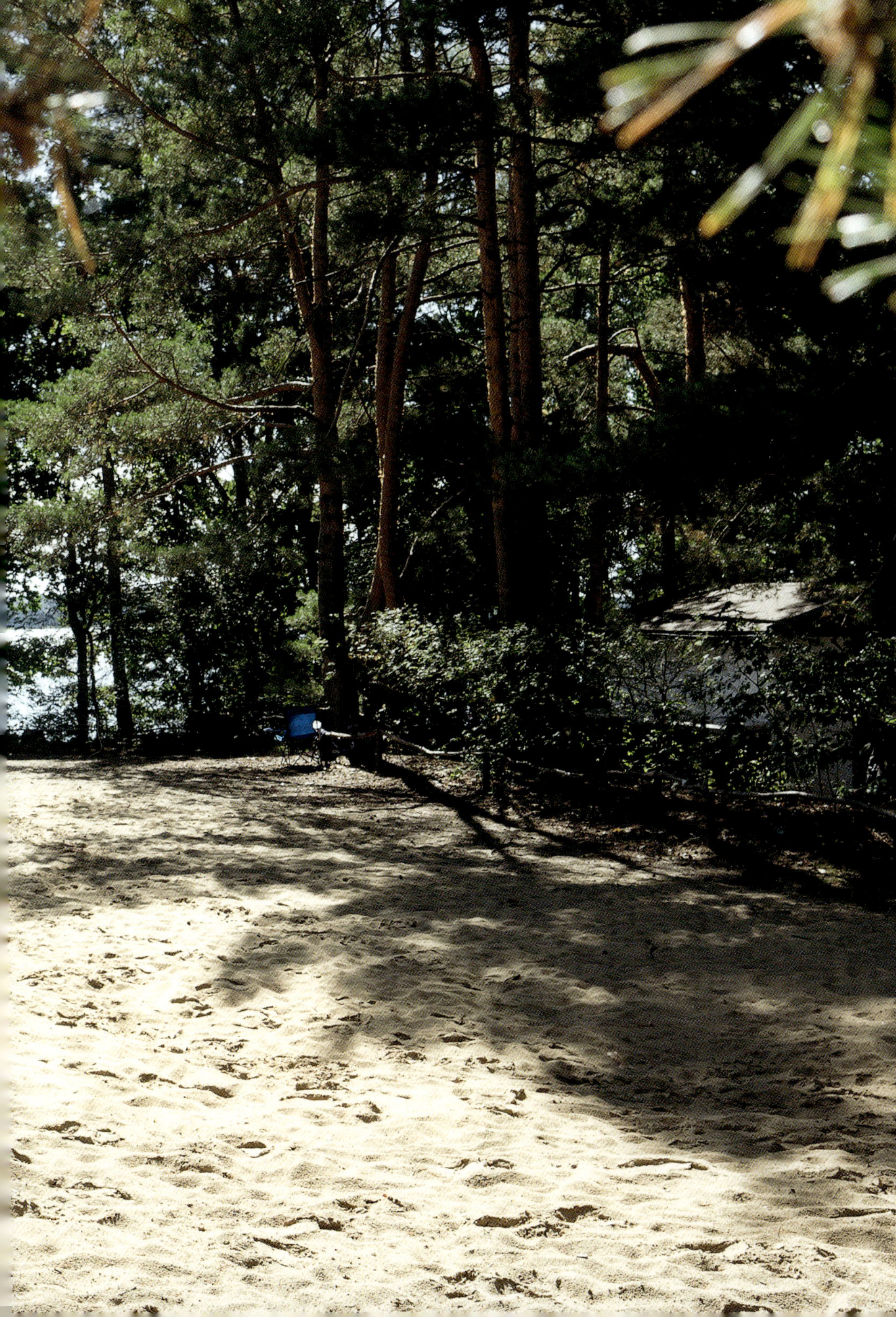

Inhalt

Nackt und doch so verschieden

Es kann gar nicht genug unbekleidete Menschen in der Natur geben. Die Nacktheit gehört zur kulturellen Tradition der Menschheit. Denn: Nackt war und ist der Mensch schon immer. Mal mehr, mal weniger, mal offiziell, mal im geschützten Raum. Er wird weiterhin nackt sein. Ganz bestimmt!

Bei den Fotoarbeiten zu dieser Buchreihe begegnen mir jedes Mal Menschen, die mich mit ihrem persönlichen Zugang zum Thema FKK beeindrucken und vor allem mit ihrer Art und Weise, sich nackt in der Natur wohlzufühlen. Ob am Meeresstrand, beim Wandern, auf dem Campingplatz, im Wald, am See oder ganz einfach im FKK-Bereich des Freibades, überall lässt es sich in variantenreichen Formen wunderbar frei sein. Gleichgesinnte finden sich vor Ort schnell, Kontakte entstehen und wachsen. Freikörperkultur verbindet.

Dabei geht jeder unterschiedlich mit dem Nacktsein um und mit dem Reiz, etwas ganz Besonderes zu erleben, jenseits der gesellschaftlichen Kleiderordnung.

Mit den Gemeinsamkeiten der Naturistinnen und Naturisten und unserem kulturellen Erbe in der nackten Mitte Europas haben wir uns schon im letzten Nackedei-Band beschäftigt.

In Nackedei 4 sollen nun die Unterschiedlichkeiten der Nackten gezeigt werden. Was sind das denn eigentlich für Leute, die sich trauen, nackt in einer wunderschönen, aber eben auch touristisch stark frequentierten Bergregion wandern zu gehen? Na gut, in einer größeren Gruppe geht das schon, mag jetzt der ein oder andere sagen.

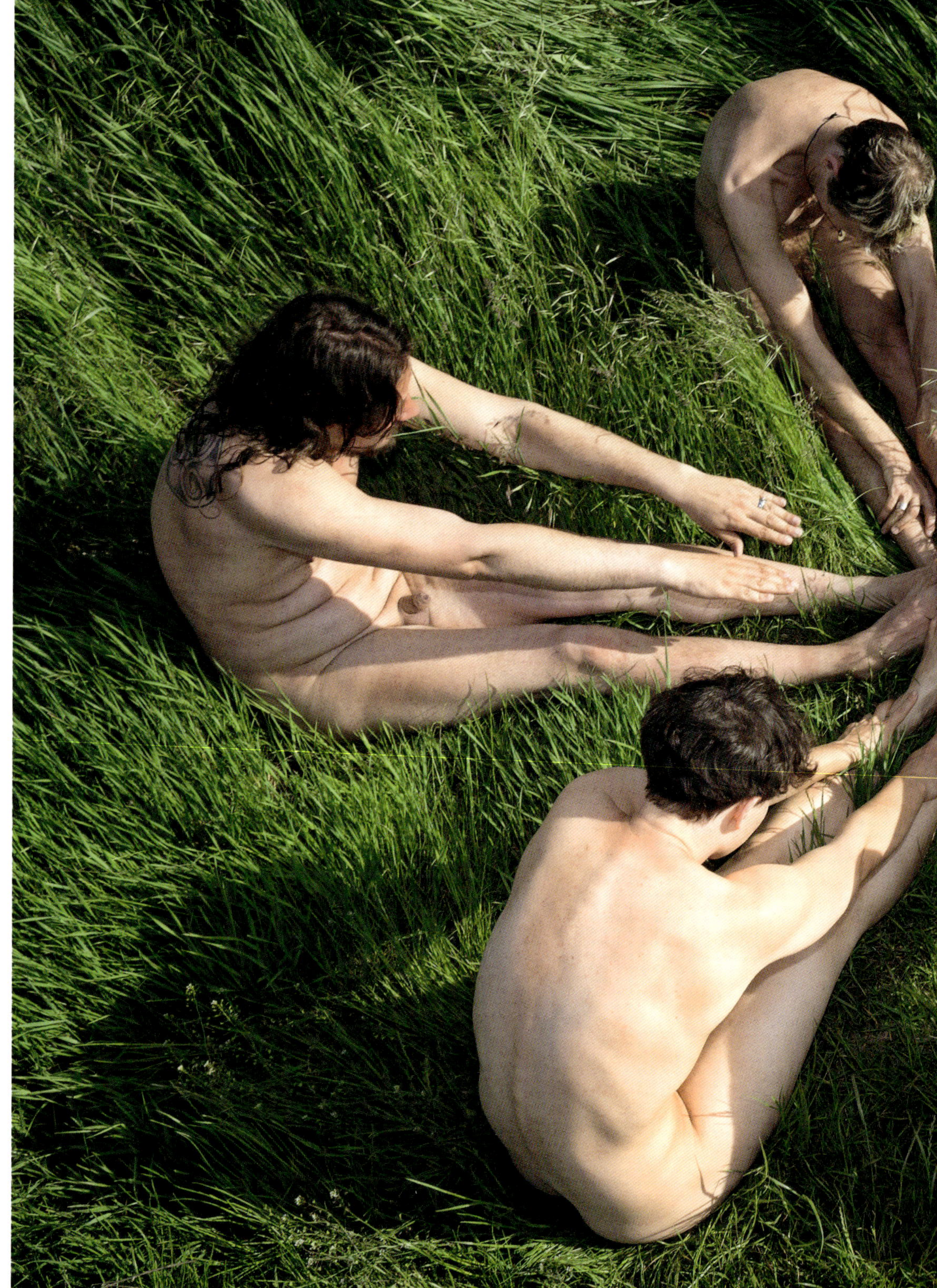

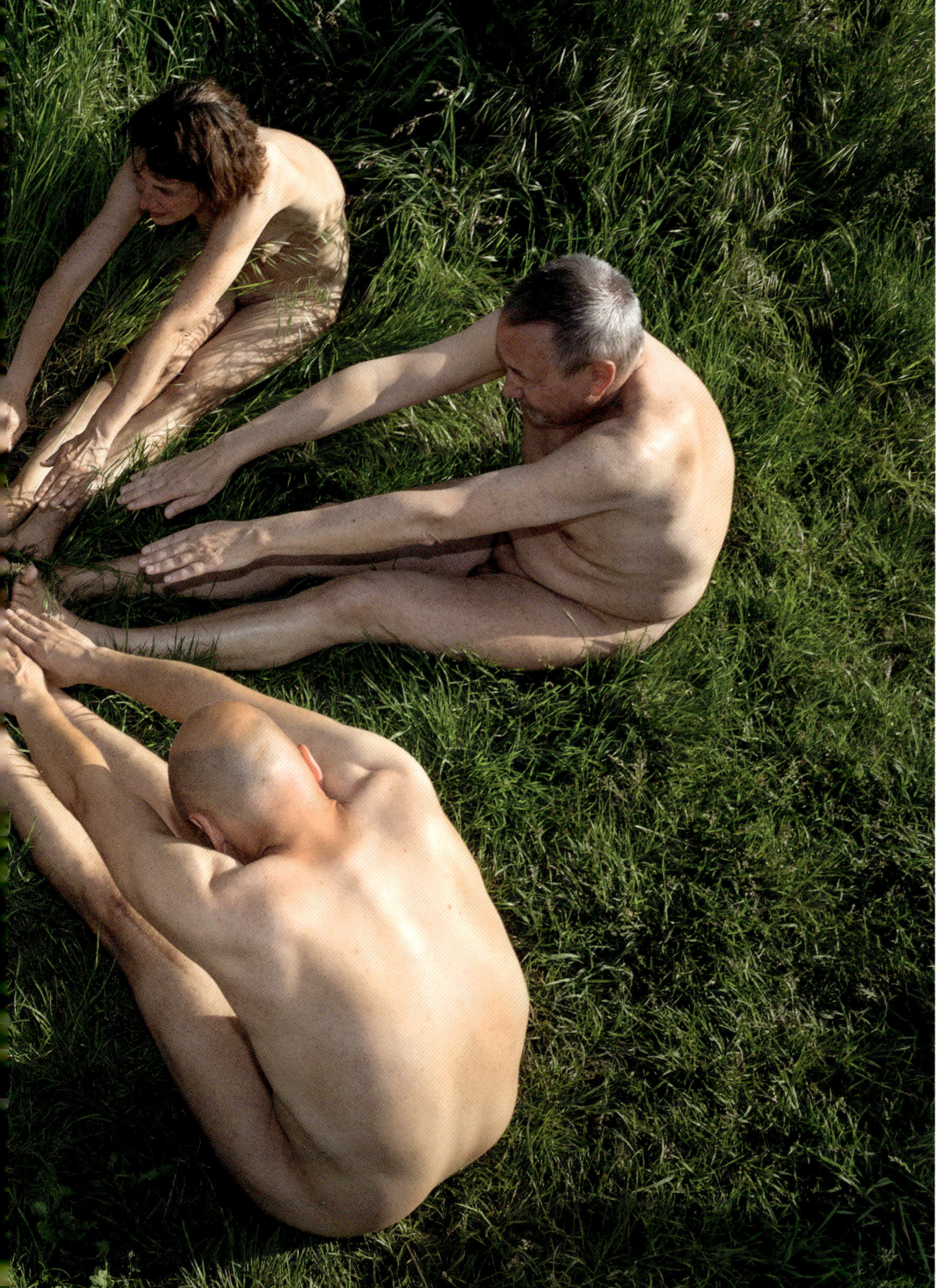

Aber wer würde sich schon trauen, mit einem knappen Dutzend Menschen durch die Innenstadt zu laufen, um für die Oberkörperfreiheit in der Öffentlichkeit zu demonstrieren? Wie die organisatorischen Köpfe solcher Aktionen ihr Nacktsein ausleben, wird im Buch dokumentiert.

Auf der anderen Seite kann es für manche Nackedeis nicht abgeschieden genug sein. Einfach jeden Tag in der Natur sein und das Nacktsein genießen, als ob es nichts anderes gäbe. Nämlich auf dem eigenen Campingplatz.

Der Mensch gehört zur Natur. Die Nacktheit ist ein Teil der Natur und nackt fühlen wir uns ihr am nächsten. Wieso also für Nacktheit schämen? Jeder weiß, wie ein menschlicher Körper unbekleidet aussieht. Insofern sollten Nackedeis eigentlich kein Aufsehen erregen. Oder etwa doch? Gibt man da nicht zu viel von sich preis?

Die Menschen in diesem Buch wissen ganz genau, warum sie nackt sind. Einen alleinigen und allgemeingültigen Grund dafür gibt es nicht. Ganz verschiedenartige Menschen, die ein offenes Verhältnis zu Körper und Natur verbindet, erzählen und zeigen, wer sie sind.

Ganz einfach, ganz normal, ganz offen.

Nackedei 4: Das sind wir!

Norbert Sander

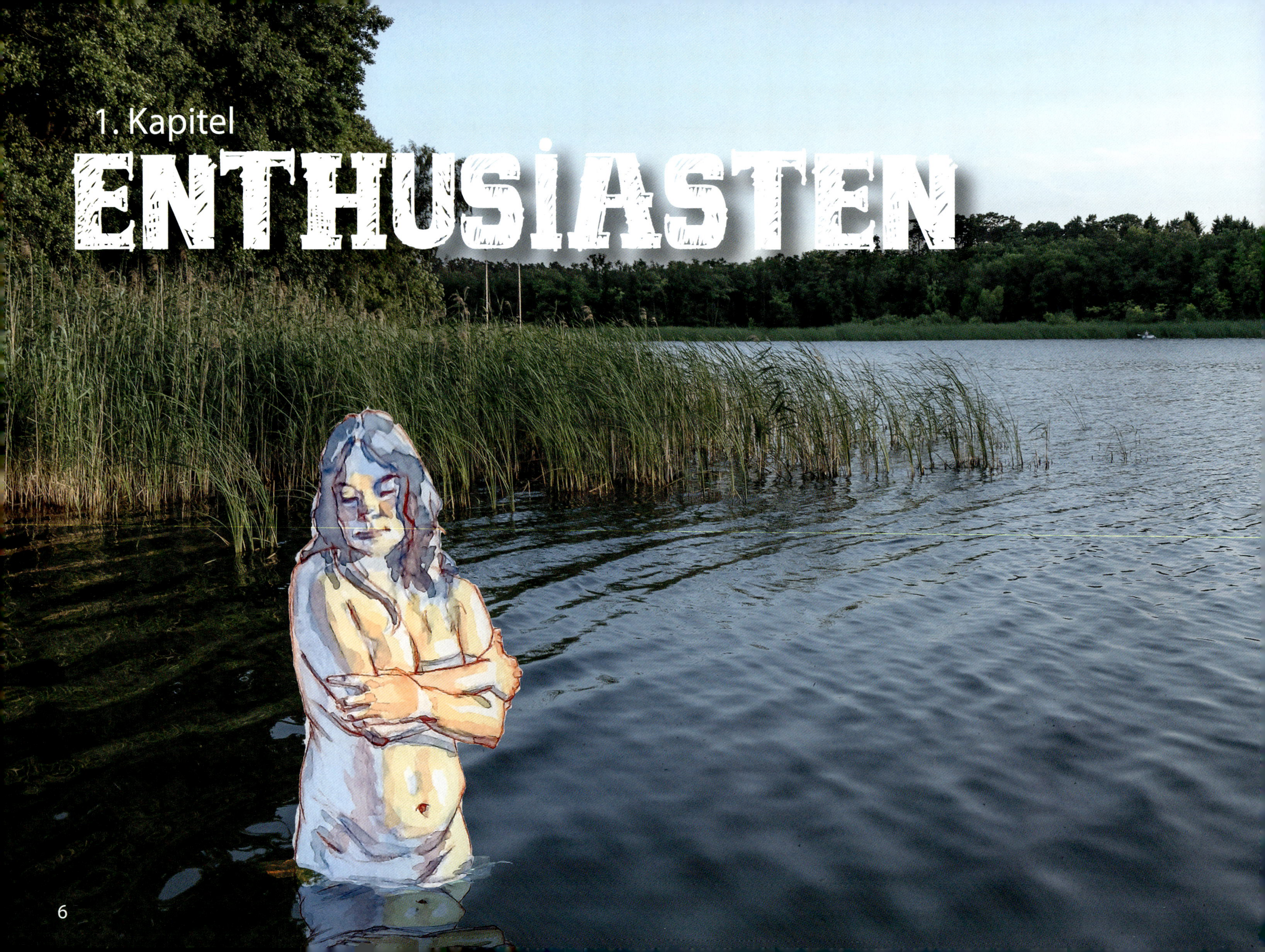

1. Kapitel

ENTHUSIASTEN

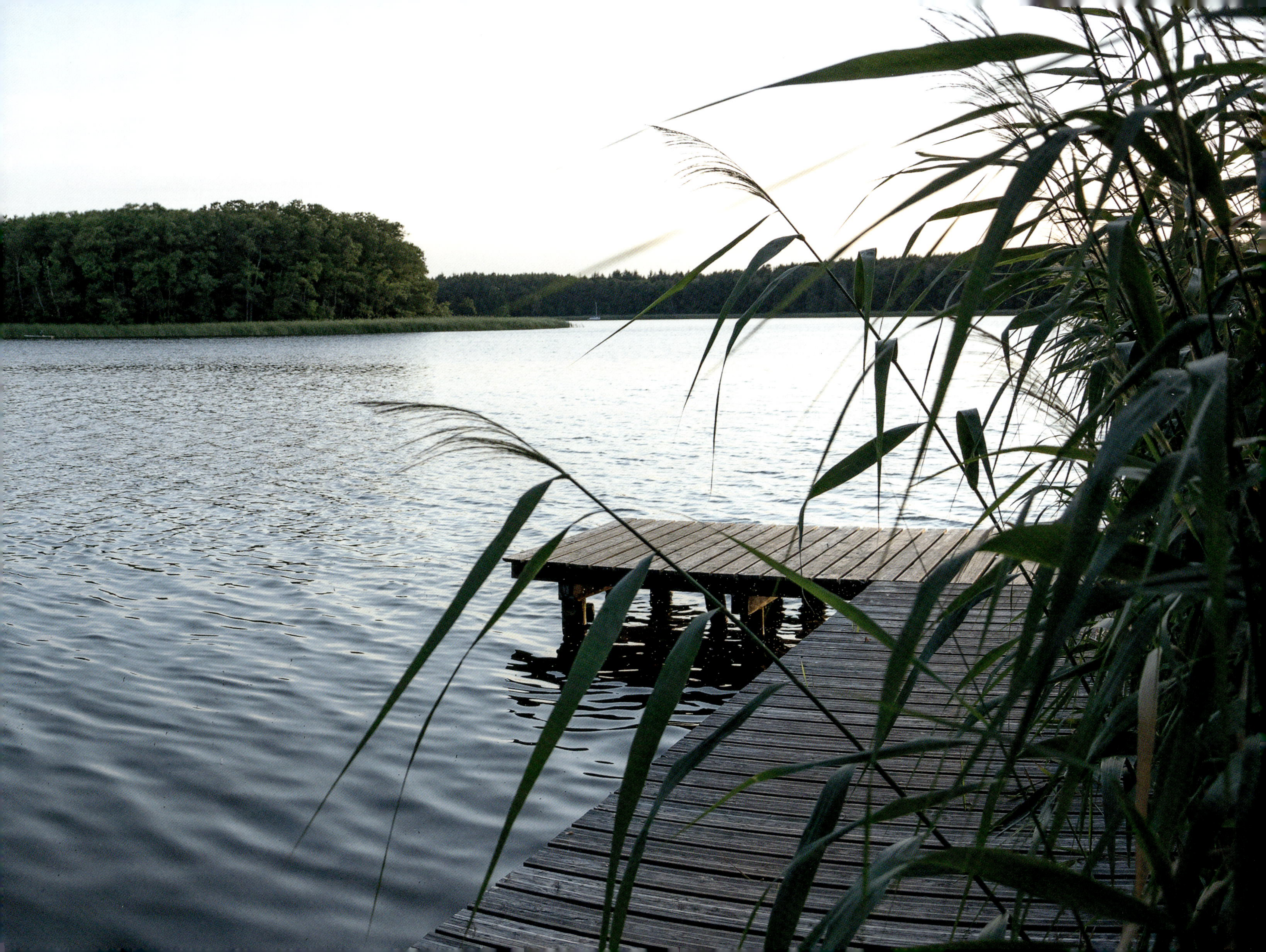

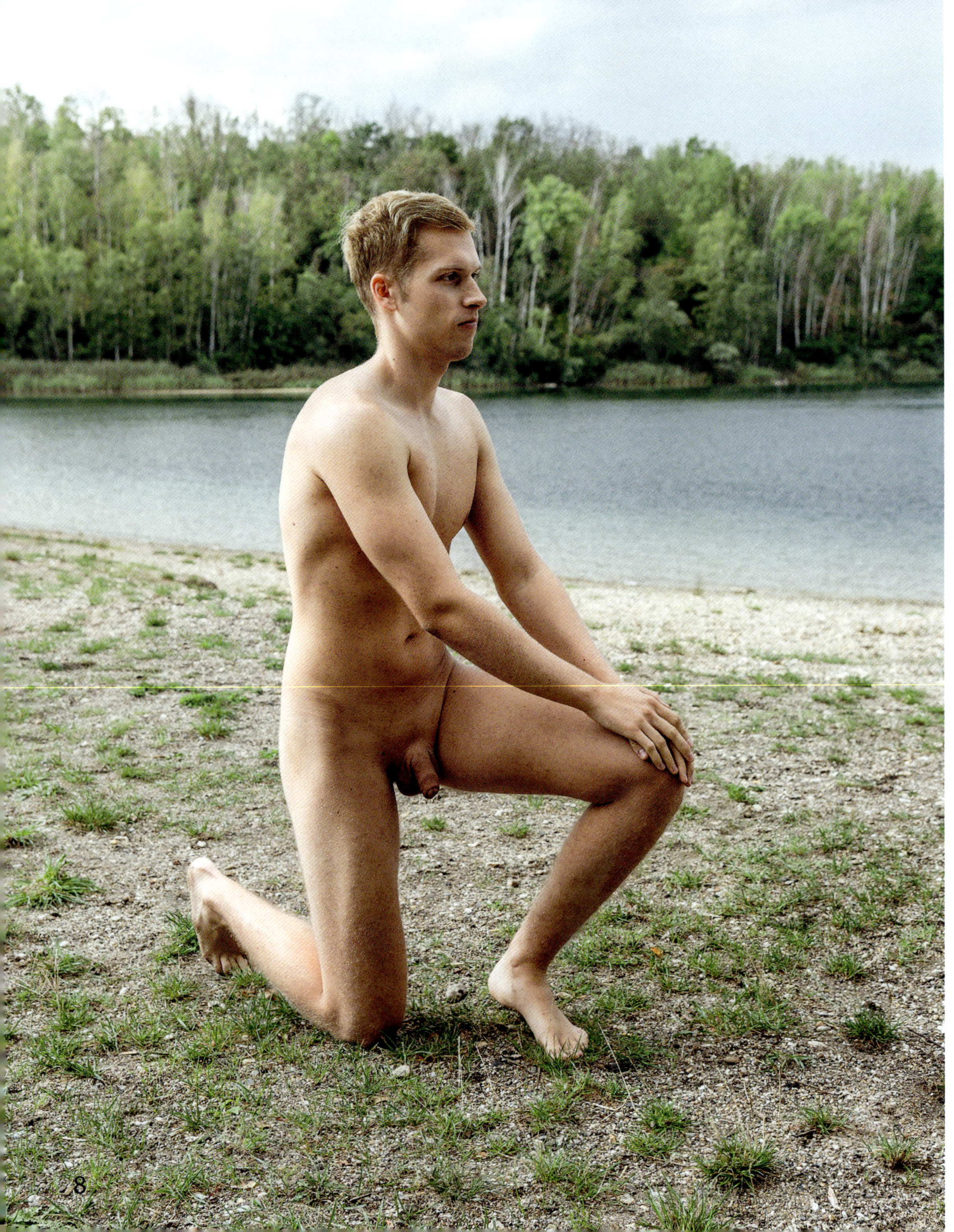

Eine Lanze für den Nudismus brechen

Sven ist voll dabei!

Sven, der vielbeschäftigte Student. Gerade noch. Im ingenieurstechnischen Bereich. Zahlen, Konstruktionen und so. Für manche trocken. Ihn begeistert es. Und gerade voll im Prüfungsstress.

Was ihn nicht davon abhält, auf dem Weg zur Leistungsüberprüfung an der Universität in Berlin ein paar Stunden am Kulkwitzer See vor den Toren von Leipzig Station zu machen. Selbst wenn das Wetter an diesem letzten August zu wünschen übrig lässt.

Sven ist absoluter Fan der Freikörperkultur. Das wäre aber zu wenig. Er ist wahnsinnig gern nackt, macht daraus keinen Hehl und versucht stets, andere dafür zu begeistern. „Nackt Sport zu treiben, vermittelt einfach ein tolles Körpergefühl. Am See konnte ich Freunde auch schon zum Fußballspiel überzeugen." FKK kennt er von frühester Kindheit an, die nackten Urlaube mit seiner Familie und Freunden sind feste Ankerpunkte in seinem Jahreslauf.

„Viel zu viele Menschen bringen FKK mit Sex in Verbindung. Das ist einfach falsch. Es gibt nichts schöneres, als in der Natur nackt zu sein. Ich kann es jedem nur empfehlen" erzählt Sven. „Wer einmal damit angefangen hat, wird es immer wieder wollen."

Das er oft Aktmodell steht, merkt man ihm sofort an. Die Posen sitzen, die Gesichtszüge kann er perfekt setzen. „Ja, es macht mir Spaß. Die Schönheit des menschlichen Körpers sollte viel mehr Aufmerksamkeit bekommen. Keiner darf sich für den nackten

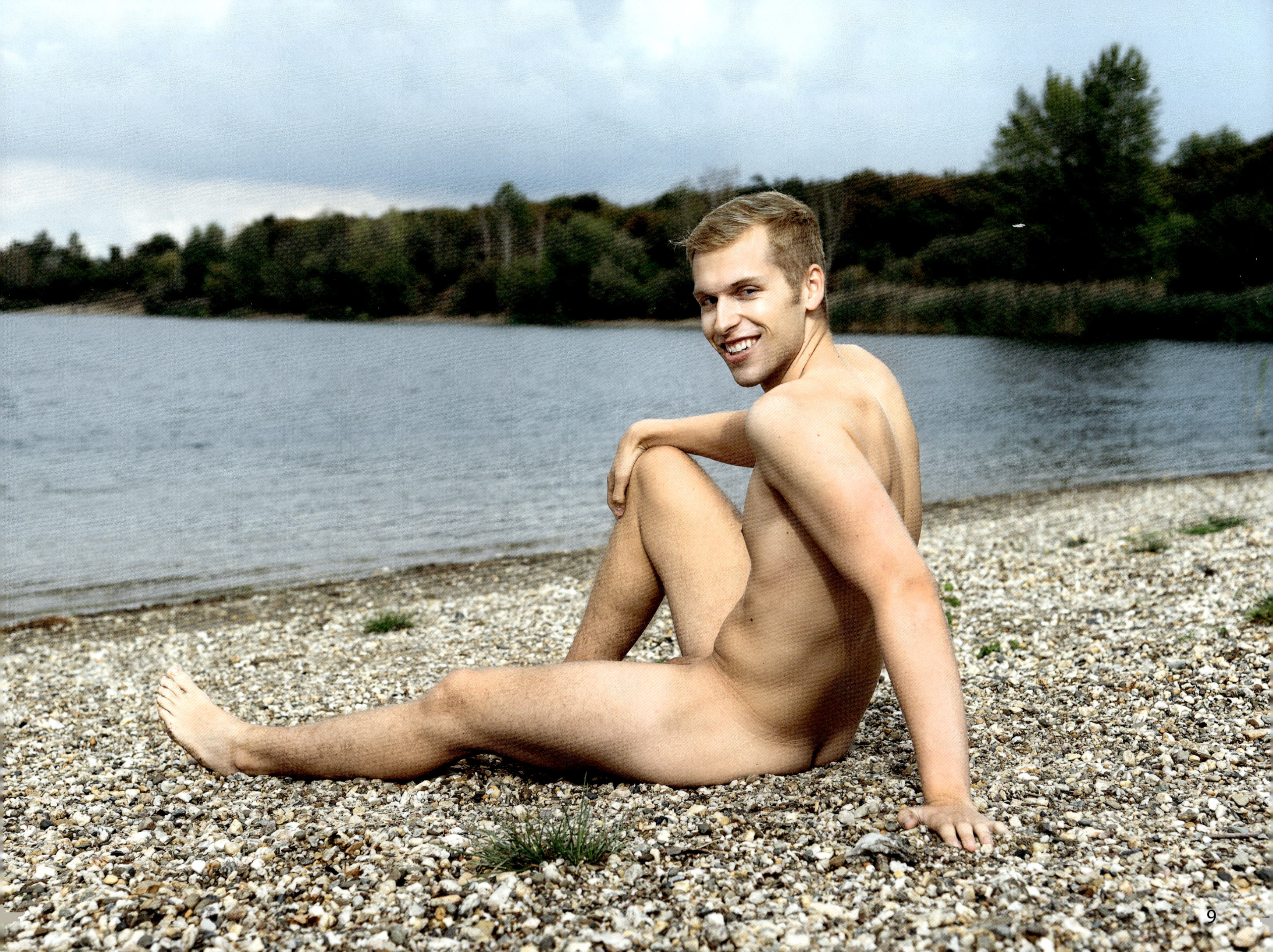

Körper schämen, das ist etwas ganz Normales. Ich verdiene mir als Aktmodell ein Zubrot und bin oft und gern im Einsatz."

So, vor der Weiterfahrt will Sven noch ein paar Runden im Kulkwitzer See schwimmen. Es sei ihm gegönnt. Solche jungen Leute müssen einfach ihre Zeichen setzen und andere mitreißen. In einer halben Stunde wird er sich im nahen Markranstädt in den Zug setzen und pünktlich zur Prüfung in Berlin sein.

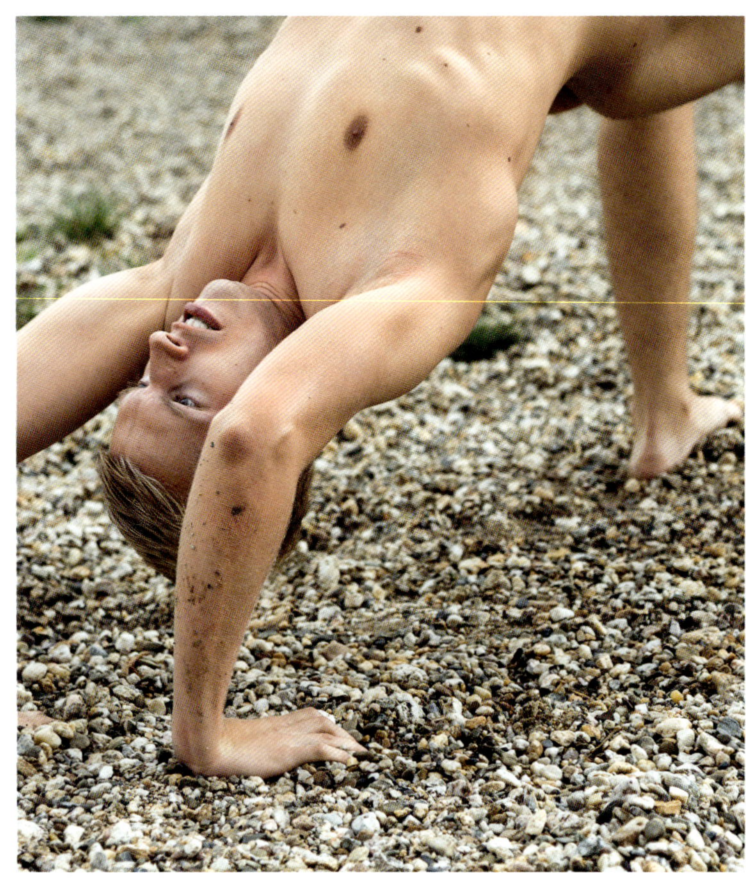

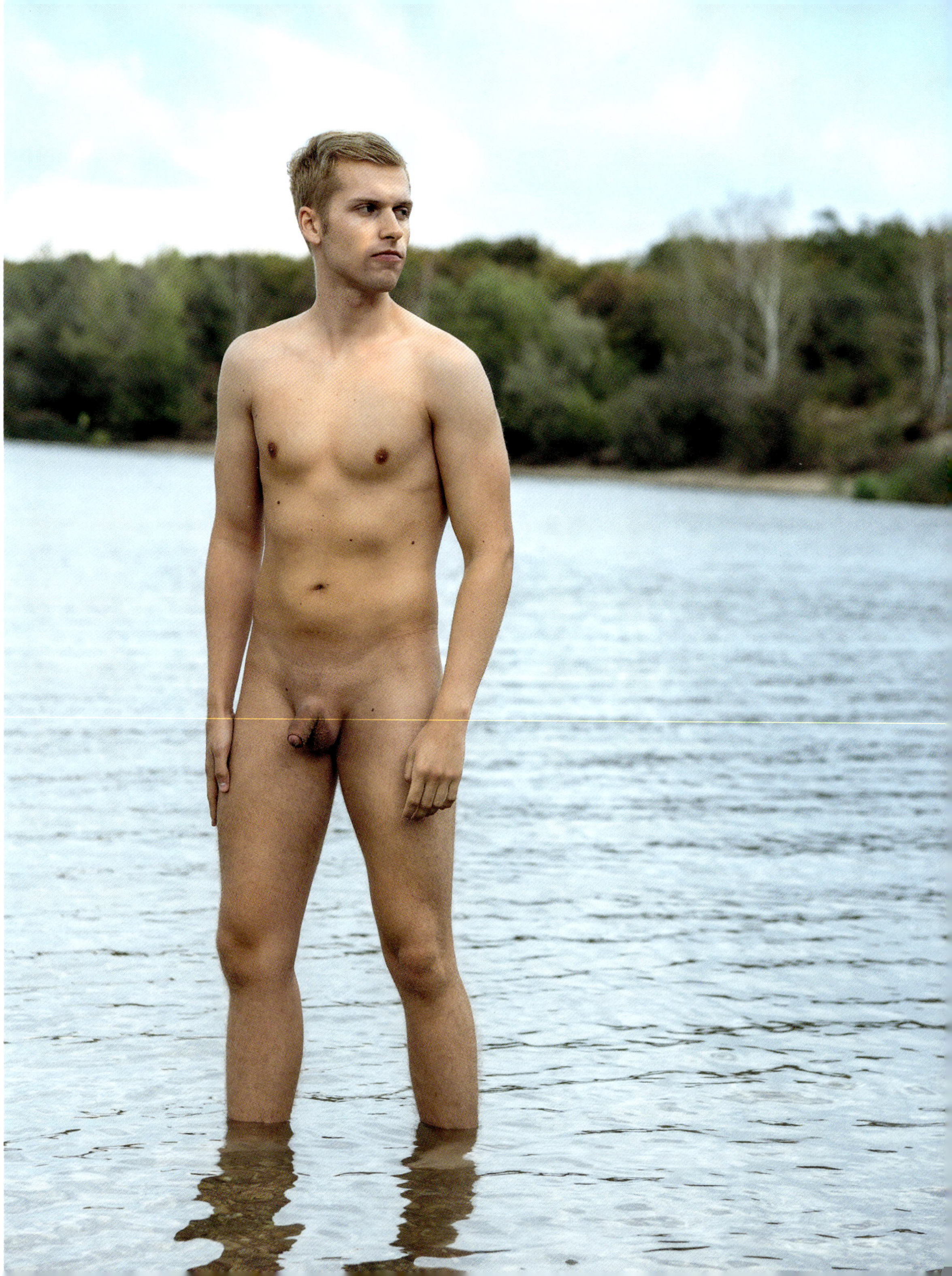

Dreibuchstabenkulturen mit Zukunft

FKK. Drei Buchstaben mit einer Bedeutung, die landauf und landab bekannt ist. OFK. Ebenfalls drei Buchstaben mit einer weitreichenden Symbolik. Aber selbst ausgesprochene Fans der Nacktkultur wissen noch nicht so ganz genau, was diese Abkürzung bedeutet. Ganz einfach: **O**berkörper**F**rei**K**ultur. Kurz eben OFK.

Aha. Dass Männer mit freiem Oberkörper herumlaufen können, ist ja bekannt. Aber Frauen? Ja Frauen! Schon mal daran gedacht? Es ist eben nicht akzeptiert, dass Frauen auch einmal oberkörperfrei im Alltag erscheinen. Sophie bereitet dazu mit ihrem Team gerade eine Demonstration in Leipzig vor. „Dieses Wochenende ist es soweit, unsere OFK-Demo findet in Leipzig statt und wurde gerade genehmigt. Wir haben das zum ersten Mal organisiert und ich muss sagen, es war gar nicht so schwer. Für Menschen, die aus anderen Städten und Regionen anreisen, planen wir Übernachtungen.

Nach jetzigem Stand starten wir am Bayrischen Bahnhof und drehen eine Runde durch die Innenstadt mit Aufenthalt auf dem Marktplatz. Aber das kann sich noch ändern. Einzelne Programmpunkte und Inspirationen werden wir noch besprechen. Wir freuen uns überhaupt über alle, die dabei sind, die es weiter erzählen, die mitgestalten! Auch Beiträge zur Freikörperkultur sind gern gesehen“, berichtet Sophie und freut sich schon auf die Veranstaltung.

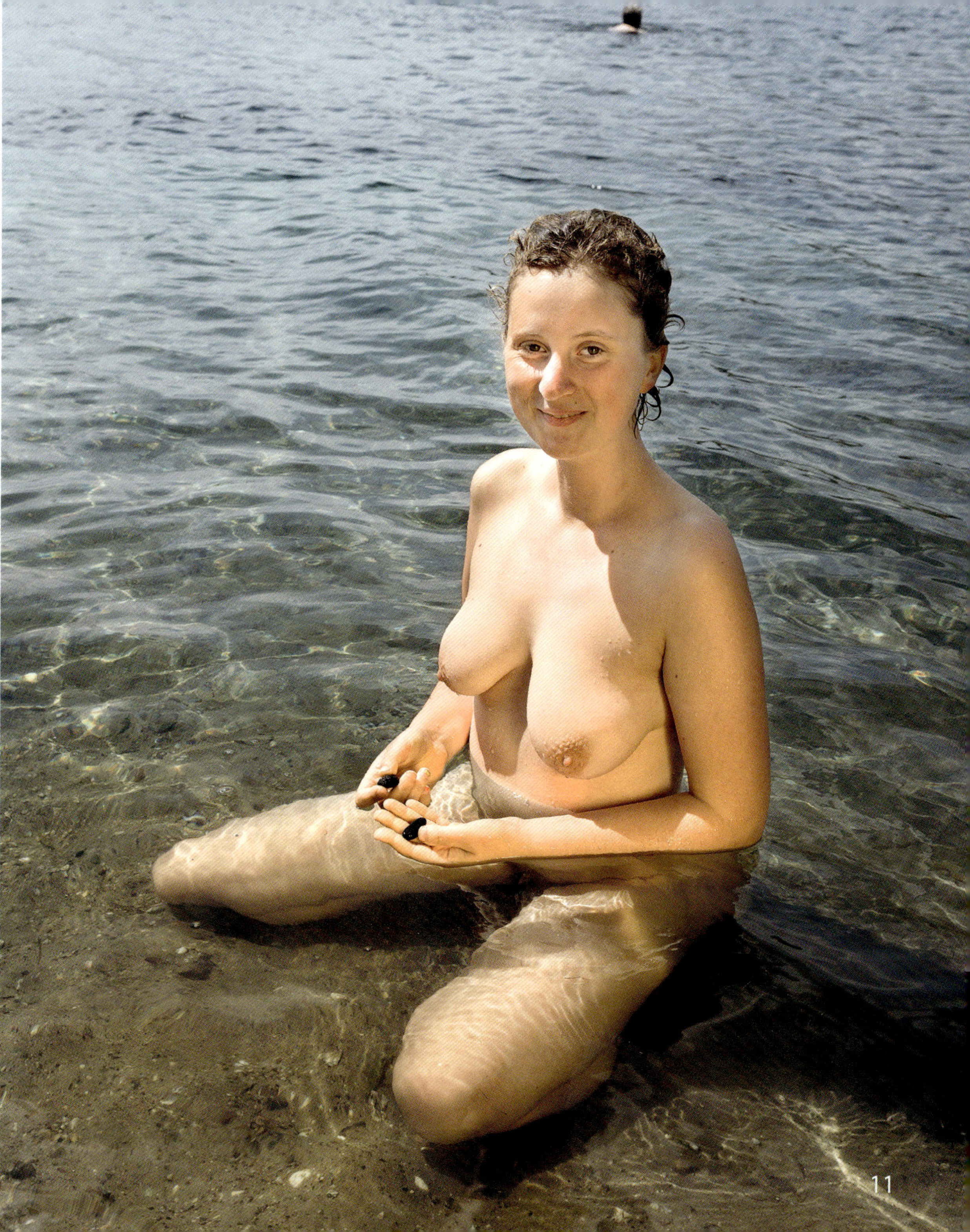

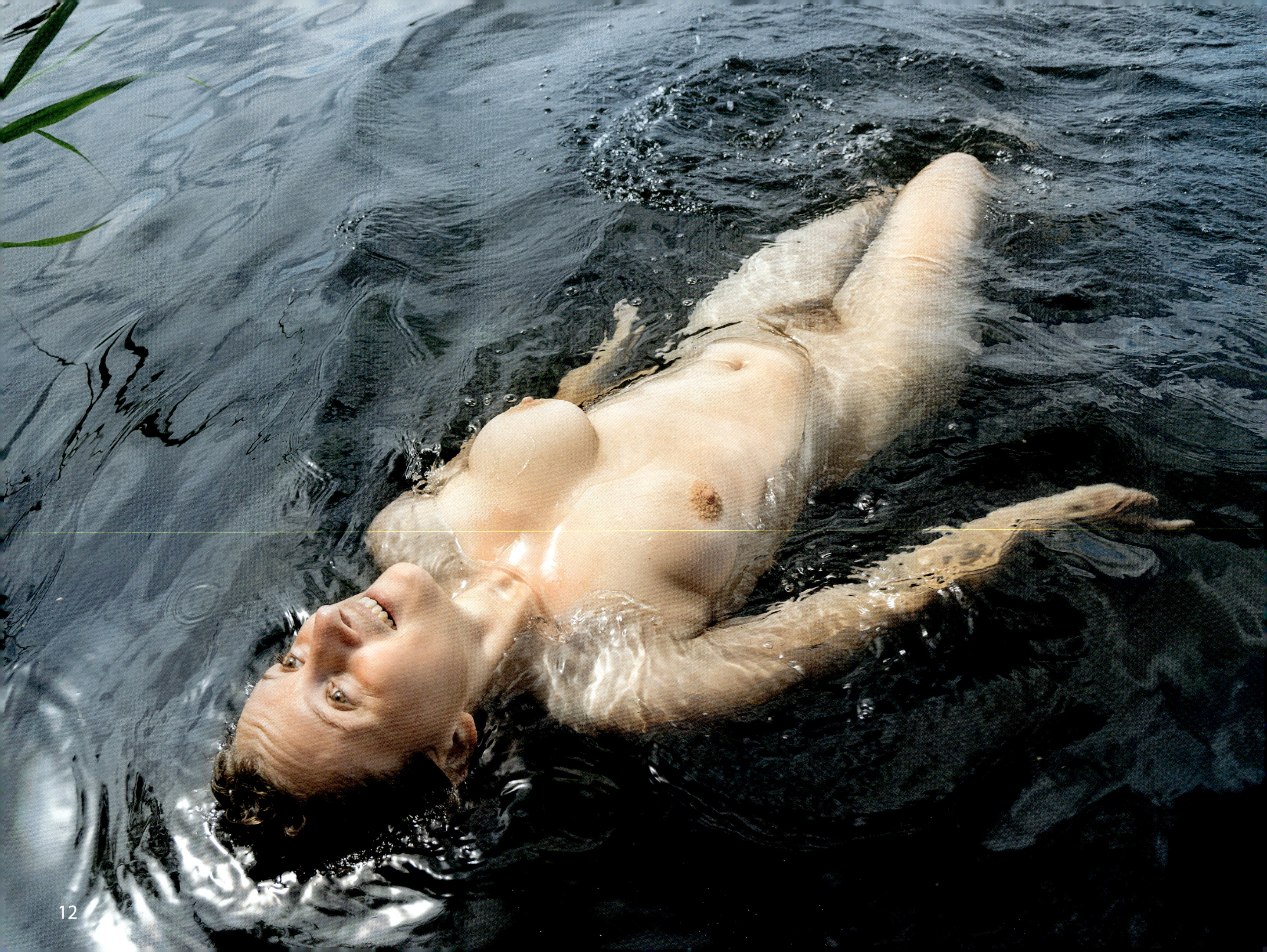

Sophie und ihr Team fordern eine gleichberechtigte Oberkörperfreikultur für alle Geschlechter und ein Bewusstsein dafür bei den Menschen. Grundsätzlich gibt es in Deutschland kein Verbot, sich auszuziehen. Allerdings lassen die Gesetze eine weite Ausdehnung dessen zu, was erlaubt ist und was nicht. Der Ermessensspielraum ist groß. Wenn sich niemand an der Nacktheit oder der Oberkörperfreiheit stört, gibt es kein Problem.

Ja, bei so viel Oberkörperfreiheit werden sich manche sicher fragen, wie es die Sophie den mit der Freikörperkultur hält. Die Bilder beweisen es: Sie schwärmt nicht nur davon, sondern praktiziert sie. So oft wie möglich. Und freut sich, dass die Fans der Freikörperkultur zunehmend die OFK unterstützen. Na, geht doch! OFK und FKK Hand in Hand!

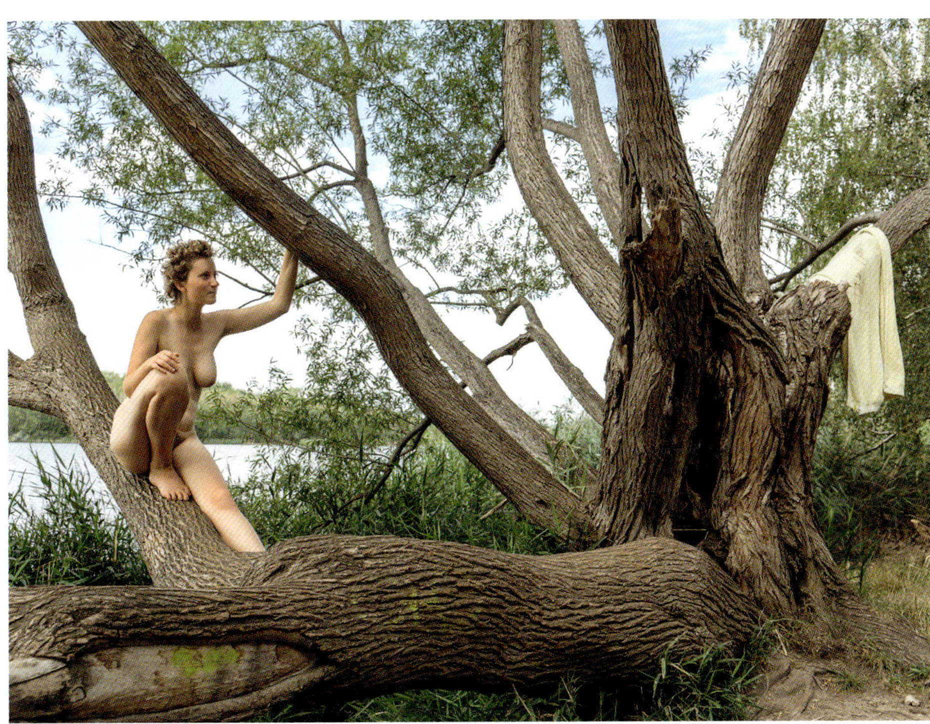

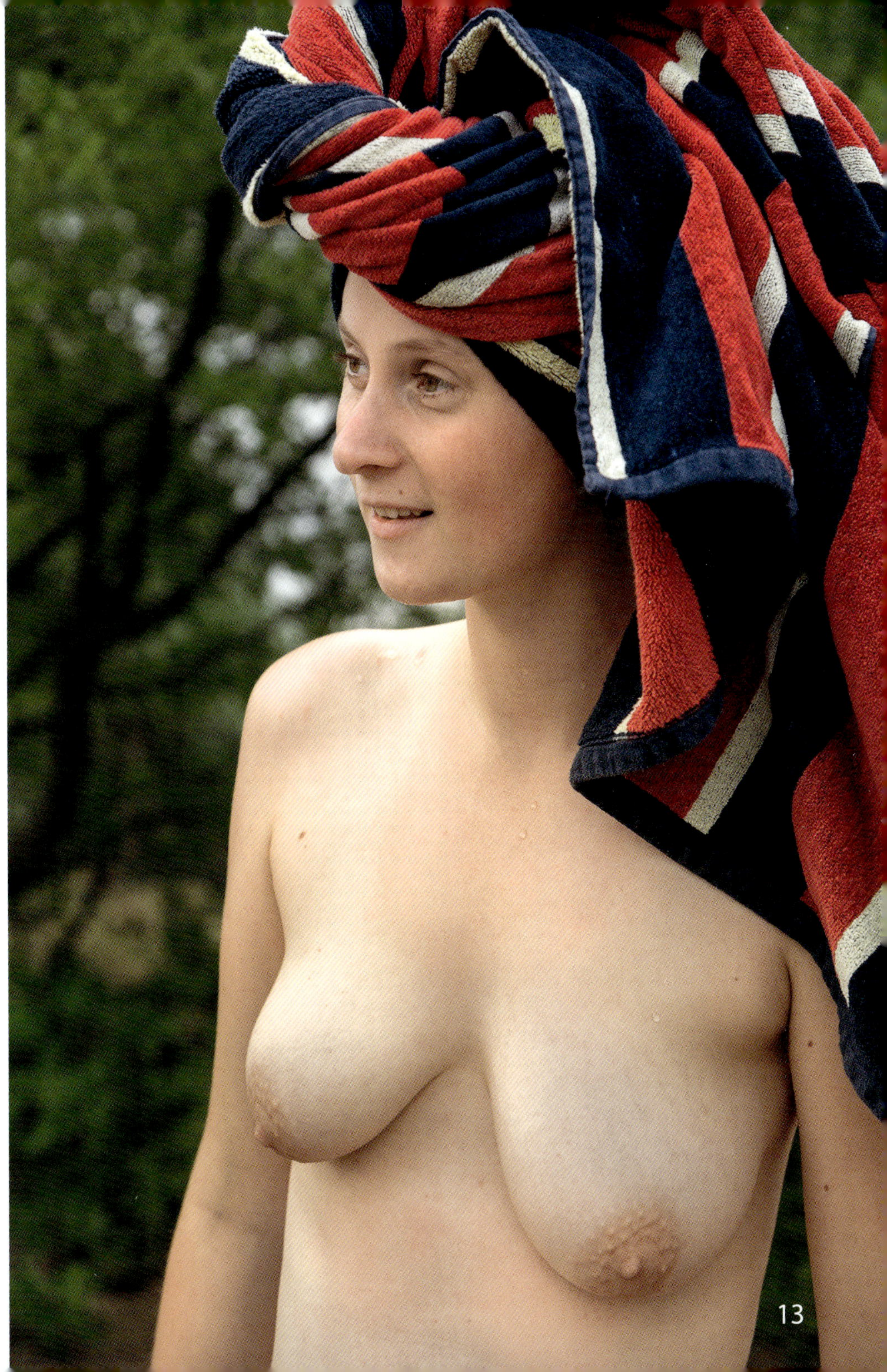

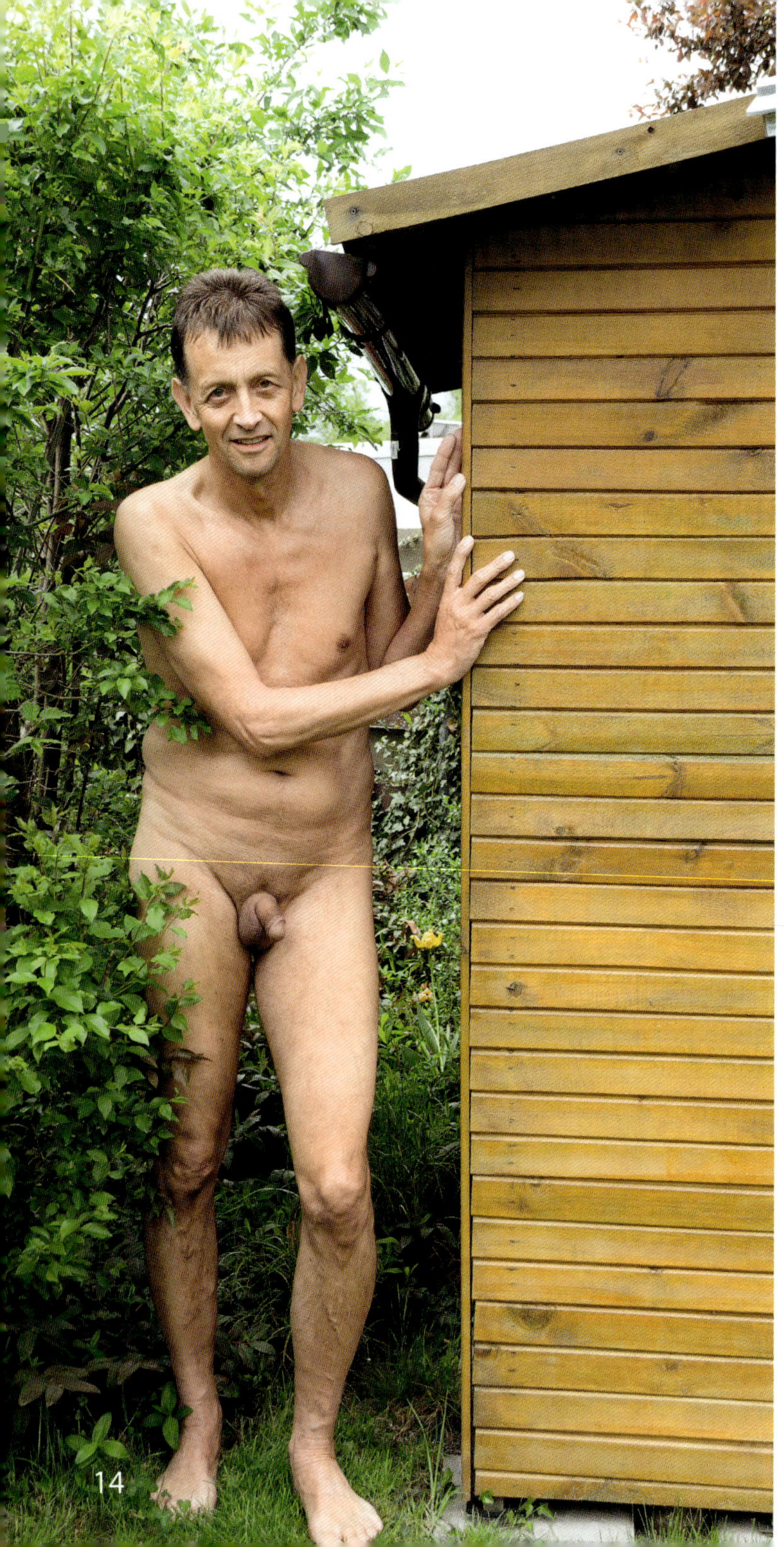

Der nackte Mensch gehört zur Natur

Stefan und sein Naturisten-Lehrpfad zeigen einen Weg dazu

Für die Nachbarn ist es ganz normal, wenn Stefan die Arbeiten im Garten seines Hauses bei Frankfurt am Main nackt erledigt. „So fühle ich mich wohl und keinen stört es", bestätigt er. „In meiner Kindheit bei den Eltern war Nacktheit nie ein Thema. Das lebe ich heute ganz anders! Ich fühle mich, wenn ich nichts anhabe, gar nicht nackt, sondern es ist für mich völlig normal und natürlich. Den Anflug eines schlechten Gewissens, das man dabei vielleicht manchmal empfindet, hat man doch nur irgendwann einmal anerzogen bekommen."

Stefan berichtet weiter. „2015 machten wir Urlaub auf Fuerteventura, wo man an einigen Stränden wunderbar nackt sein kann. Für diesen zweiwöchigen Aufenthalt hatte ich mir vorgenommen, einmal wichtige Argumente aufzuschreiben, wie man eventuell Nichtnaturisten vom Naturismus überzeugen kann. Nach langer Überarbeitung kam ein Text mit sieben Abschnitten heraus, der auf ein Blatt passt. Jetzt musste ein Name für den Gesamttext gefunden werden. Der erste Teil ‚Naturist' ergab sich fast von alleine. Ich hatte dann die Idee, dass man die sieben Schritte auf ein Plakat schreiben könnte und diese in gewissen Abständen z. B. an einem naturistischen Weg aufstellt oder vor dem Eingang eines Naturistenvereins oder Campingplatzes. Daraus ergab sich folgerichtig der zweite Teil des Namens ‚Lehrpfad'. Die Internetseite www.naturisten-lehrpfad.de wurde im Frühjahr 2016 eingerichtet und existiert jetzt schon in den Sprachen Deutsch, Englisch, Spanisch und Französisch. Wenn jemand, der das hier liest, noch eine andere Sprache spricht, freue ich mich auf eine Übersetzung, dann werde ich diese gerne veröffentlichen. Die entsprechenden Facebook- und Instagram-Seiten zum Naturisten-Lehrpfad gibt es ebenfalls. Die englische Facebook-Seite (naturist.trail) besitzt mittlerweile zusammen schon fast 6000 ‚Likes' bzw. Abonnenten aus der ganzen Welt!

Ein weiteres großes Ziel von mir ist es zu erreichen, dass niemand mehr ein Bußgeld aufgrund des §118 des deutschen Ordnungswidrigkeitsgesetzes befürchten muss, der sich unbekleidet unter freiem Himmel aufhält. Warum muss ich mir etwas anziehen, wenn ich mich schon seit Stunden unbekleidet im Garten aufhalte und nur mal kurz vor dem Haus die Blumen gießen oder die Mülltonnen rausstellen will? Warum soll ich nicht nackt einen Spaziergang oder eine Joggingrunde in Feld und Wald machen können? Das ist ja alles jetzt schon prinzipiell nicht verboten, aber wenn sich doch irgendjemand daran stört, dann kann es ein Bußgeld geben. In öffentlichen Bädern und an Seen sollte es normal und nicht verboten sein, dass jeder so baden kann, wie es behagt. Jeder Mensch wird nackt geboren! Jeder Mensch ist unter seiner Kleidung nackt! Jeder Mensch ist so okay, wie er ist und muss keinerlei vermeintliche Unzulänglichkeit verdecken! Tatsächlich glaube ich, dass diese Welt eine deutlich bessere wäre, wenn natürliche Nacktheit normal wäre und der Mensch so gesehen würde, wie sie oder er wirklich ist, nämlich ein Teil der Natur. In ihrer Nacktheit sind alle gleich.

Wenn man nämlich immer klagt, dass sich Naturismus angeblich auf dem Rückzug befindet, sich aber gleichzeitig versteckt und Angst davor hat, dass jemand mitbekommt, dass man gerne natürlich unterwegs ist, muss man sich nicht wundern. Ich mache aus meinem Naturismus kein Geheimnis, weder innerhalb der Familie, noch an meiner Arbeitsstelle, denn ich bin überzeugt, dass man nur so den Naturismus voranbringt. Wenn z. B. in einem Naturistenverein ein ‚Tag der offenen Tür' durchgeführt wird, dann sollte es keinen Textilzwang für die Helfer geben, zumindest nicht für die, die sich trauen, unbekleidet zu sein, man ist ja schließlich ein Naturistenverein! Es sollte das allererste Ziel der Vereine sein, den Naturismus in den Vordergrund zu stellen und zu leben!"

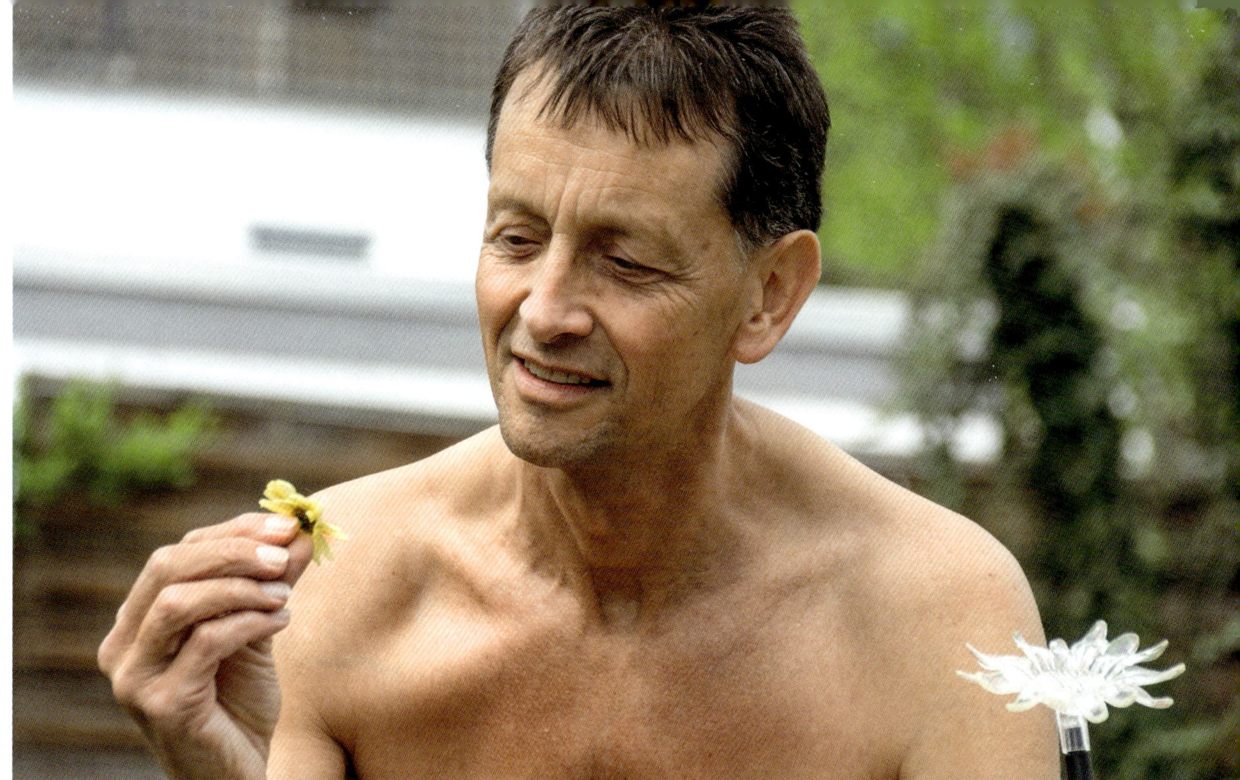

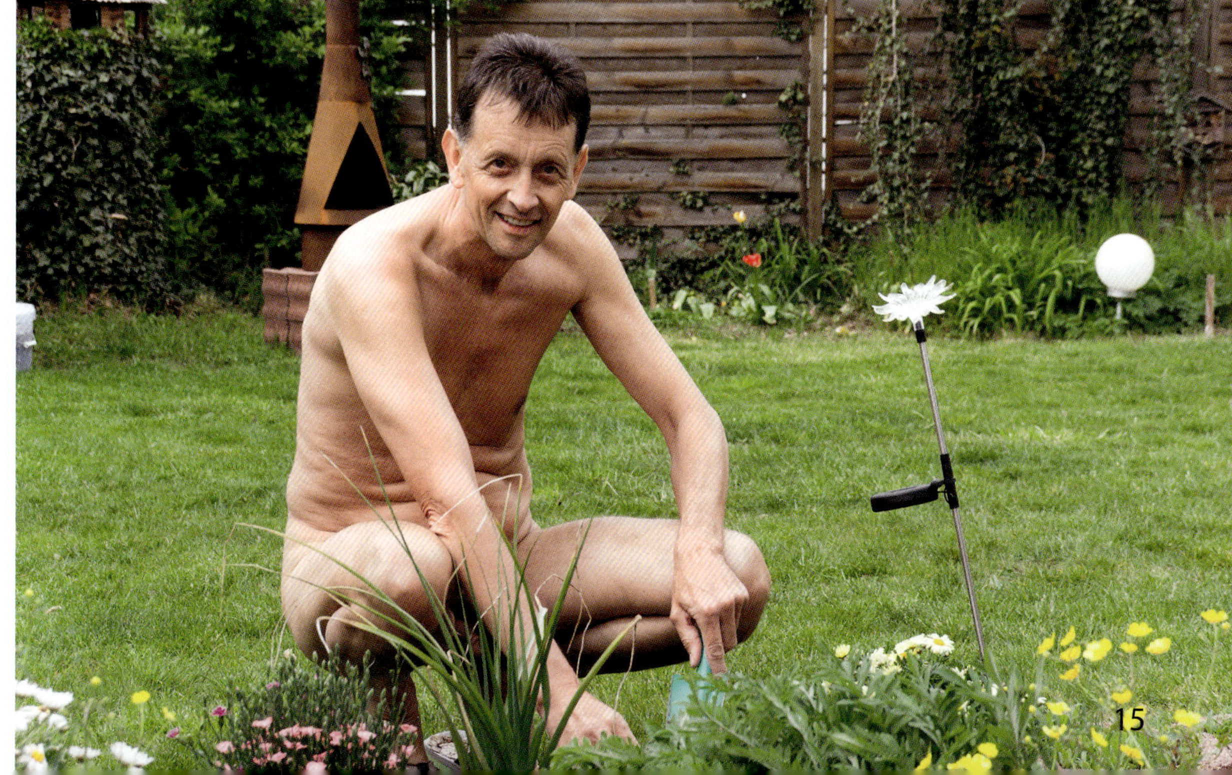

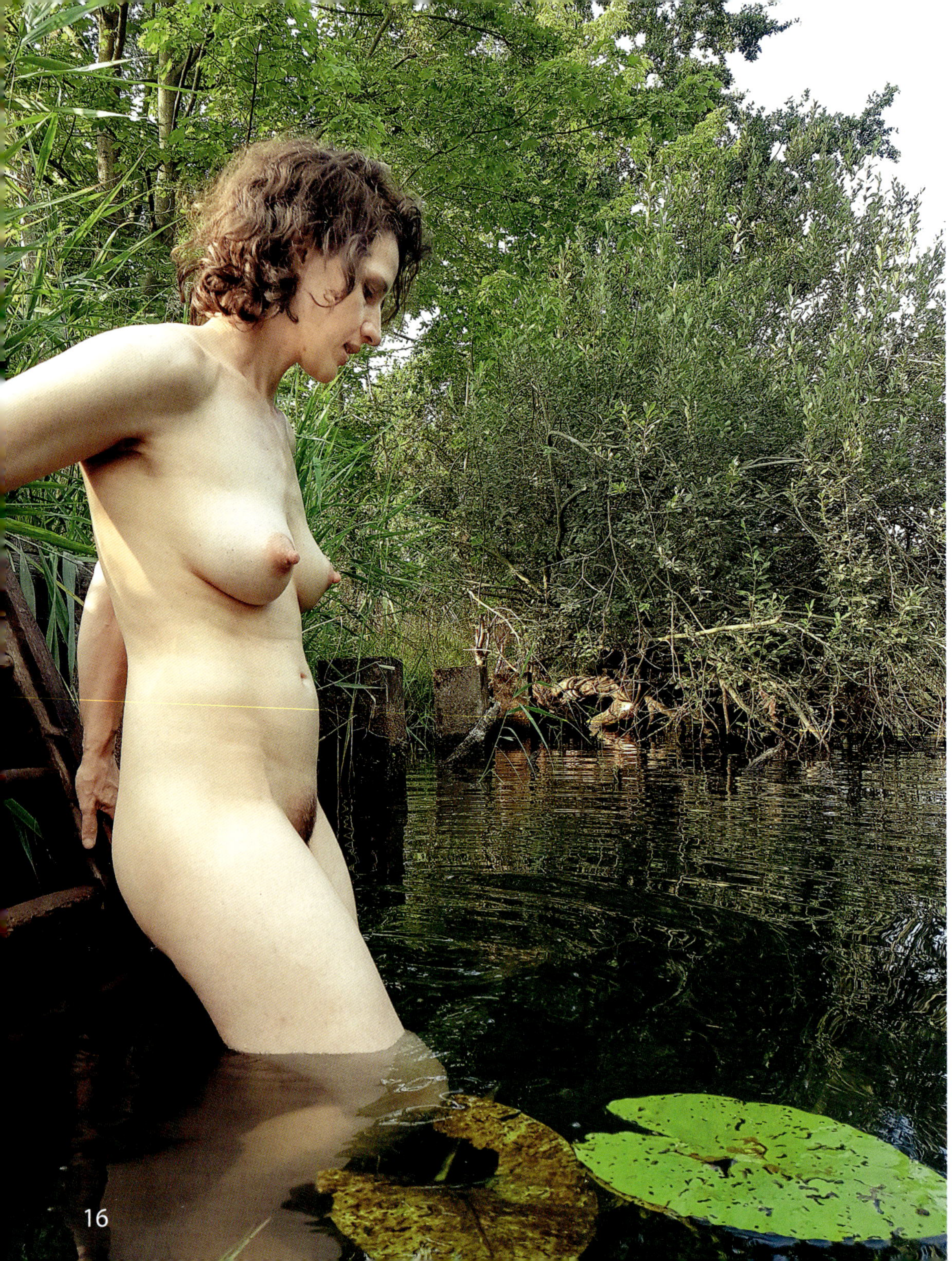

Get Naked Germany: Schon dabei?

***„NACKT SEIN:** Die eigene Oberfläche spüren, Gefühl haben der eigenen Haut: Wahrlich, ungebildet ist, wer diesen Genuss nicht kennt. Wir werfen mit den Kleidern zugleich alle Absichten und Erwägungen von uns und genießen in Unbefangenheit, was uns gut tut.*

Entdecke das positive Feeling und sei nacktiv in Deutschland!"

Einleitungstext auf der Internetseite von Get Naked Germany

Ulrike und Sönke sind Mitglieder im Naturist Camping am Flemhuder See Kiel e.V. und nehmen dazu gerne die Wegstrecke von ihrem Wohnort Bad Doberan in Kauf. Sönke berichtet über drei Gründe, die seine Mitstreiter und ihn auf die Idee brachten „Get Naked Germany" ins Leben zu rufen. „Wie viele andere Vereine hatten auch wir in Kiel ein Imageproblem. Das Überaltern, um das mal salopp zu sagen. Nun stellte sich für uns alle die Frage, wie denn der Naturismus wieder mehr Zuspruch bekommt. Ja, wie sollte unser Verein wieder mehr nach vorne kommen? Ich bin dort für die Öffentlichkeitsarbeit zuständig. Mehr wahrgenommen zu werden, das große Schlagwort. So arbeiteten wir im Netz, refreshten unsere Webseite und stellten unter anderem eine Facebookseite auf die Beine. Mit der Zeit gab es frischen Wind und auch wieder mehr Mitglieder. Ein erster Erfolg.

Wir bekamen mit, was sich in Australien tat. Dort gibt es die Initiative ‚Get Naked Australia'. Die schafften es, junge Leute zu begeistern. Vielleicht könnten wir daran anknüpfen? Hier tat sich Baustelle Nr. 2 auf.

Die dritte Sache, die uns dazu brachte, eine Initiative für die Freikörperkultur ins Leben zu rufen, waren die Medienberichte im vergangenen Jahr über die Badestellen im brandenburgischen Lychen. Dort wurde Nacktbaden verboten, keiner tat etwas dagegen. Da stellten wir deshalb fest: Der Naturismus besitzt in Deutschland keine richtige Lobby mehr.

Nun sollte also etwas geschehen. Warum nicht das Modell der Australier kopieren? Im Herbst 2020 gab es eine Veranstaltung des British Naturism, auf der ich mit Brendan Jones aus Australien in Kontakt kam. Er ist der Urheber von Get Naked Australia und fand es toll, dass wir das in Deutschland ebenfalls machen wollten. Eine Kopie war also voll OK.

Get Naked Germany startete im Oktober 2020 auf Facebook, Twitter und im Netz Die Zugriffszahlen und Gefällt mir-Angaben steigen erfreulich."

Ulrike meint, dass Nacktsein auf der einen Seite bei vielen Menschen wieder populär wird, es aber auf der anderen Seite ganz viele Familien gibt, wo die Kinder ihre Eltern noch nie nackt gesehen haben und im Umgang mit ihrem Körper sehr prüde sind. „Ich merke, dass sich schon die Erstklässler schämen und sich am Badestrand unbedingt hinter Handtüchern umziehen. Von meinem eigenen Sohn habe ich das nie gekannt, er plönte sich immer einfach so aus. ‚Plönen', das bedeutet übrigens „ausziehen" im hiesigen Platt.

Nun, also der Naturismus benötigt wieder mehr öffentliche Akzeptanz. Man sollte sich, dort wo er angebracht ist, nicht dafür rechtfertigen müssen. Z.B. könnte der Trend des Nacktwanderns eine akzeptierte Form des Wanderns werden. Wir legen Wert darauf, das Thema seriös und langfristig zu bearbeiten. Außerhalb geschlossener Siedlungsgebiete muss das allgemeine Nacktsein ohne Probleme möglich sein. Mit mehr Nacktsein geht eine größere Akzeptanz des eigenen Körpers einher. Jeder akzeptiert sich und andere, so wie er ist. Im Naturismus existiert kein Schönheitsideal. Es soll Spaß machen, Lebensfreude geben und vor allem möchten wir mit der Initiative Get Naked Germany jüngere Menschen ansprechen.

Im Moment sind wir eine private und unabhängige Initiative, über zehn Privatpersonen ziehen gemeinsam an einem Strang. Sie alle verbindet, dass sie begeisterte Naturisten sind.

Um unsere Ziele zu erreichen, brauchen wir eine starke Community, die unsere Arbeit und Ziele teilt und unterstützt. Die Community seid ihr als Foto-Uploader und Uploaderinnen und Follower in den sozialen Medien. Am besten und einfachsten unterstützt ihr uns mit euren Bildern, die wir für unsere Webseite, Facebook und Twitter nutzen dürfen! Teilt und retweetet unsere Beiträge! Habt ganz lieben Dank dafür!" beendet Ulrike ihre Ausführungen.

www.getnakedgermany.de

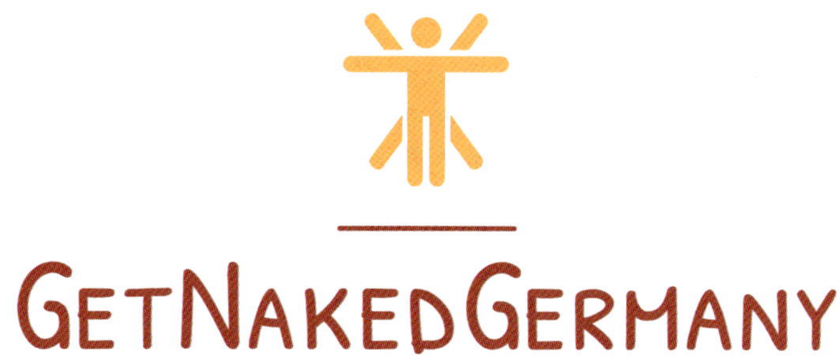

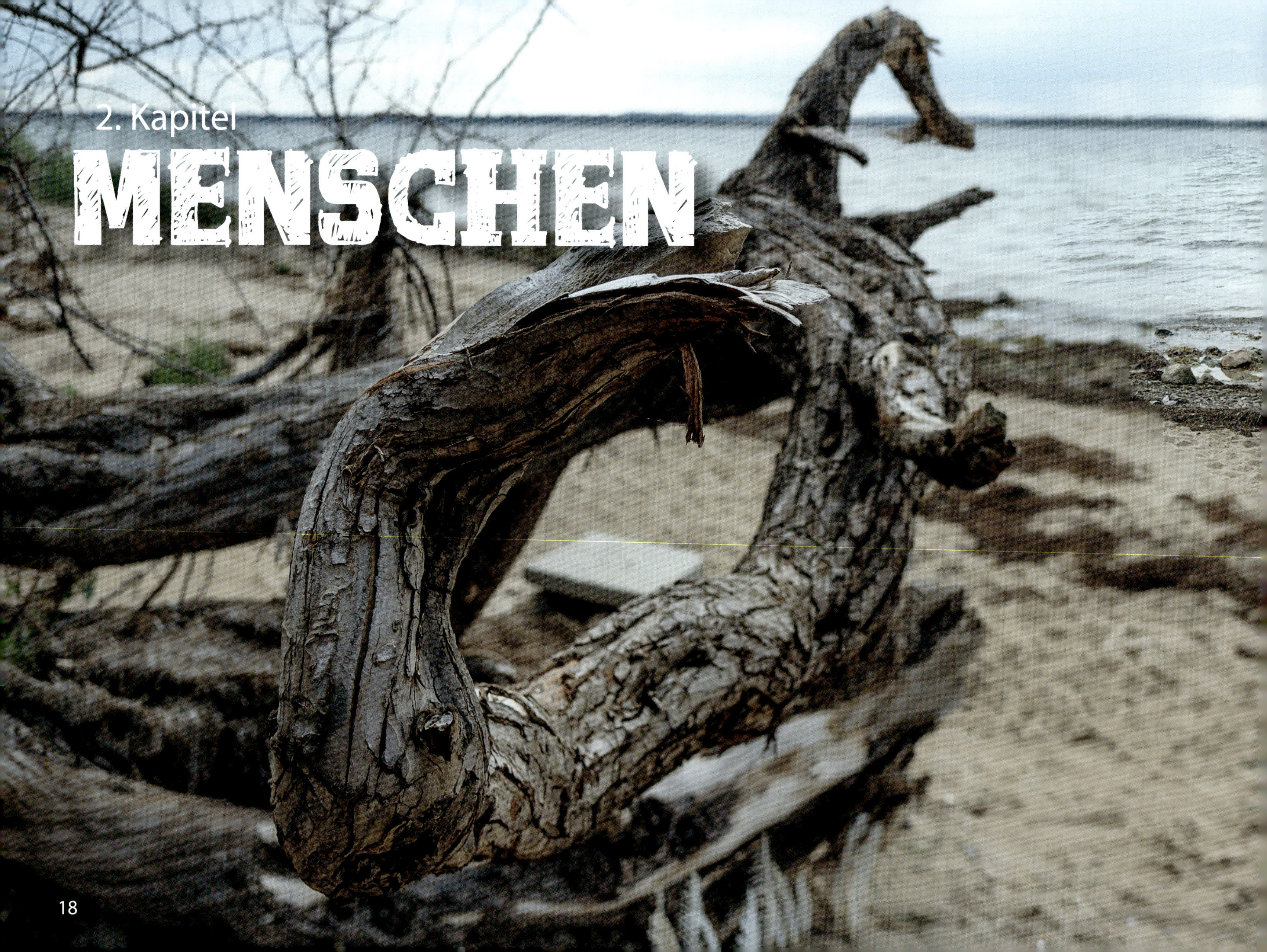

2. Kapitel

MENSCHEN

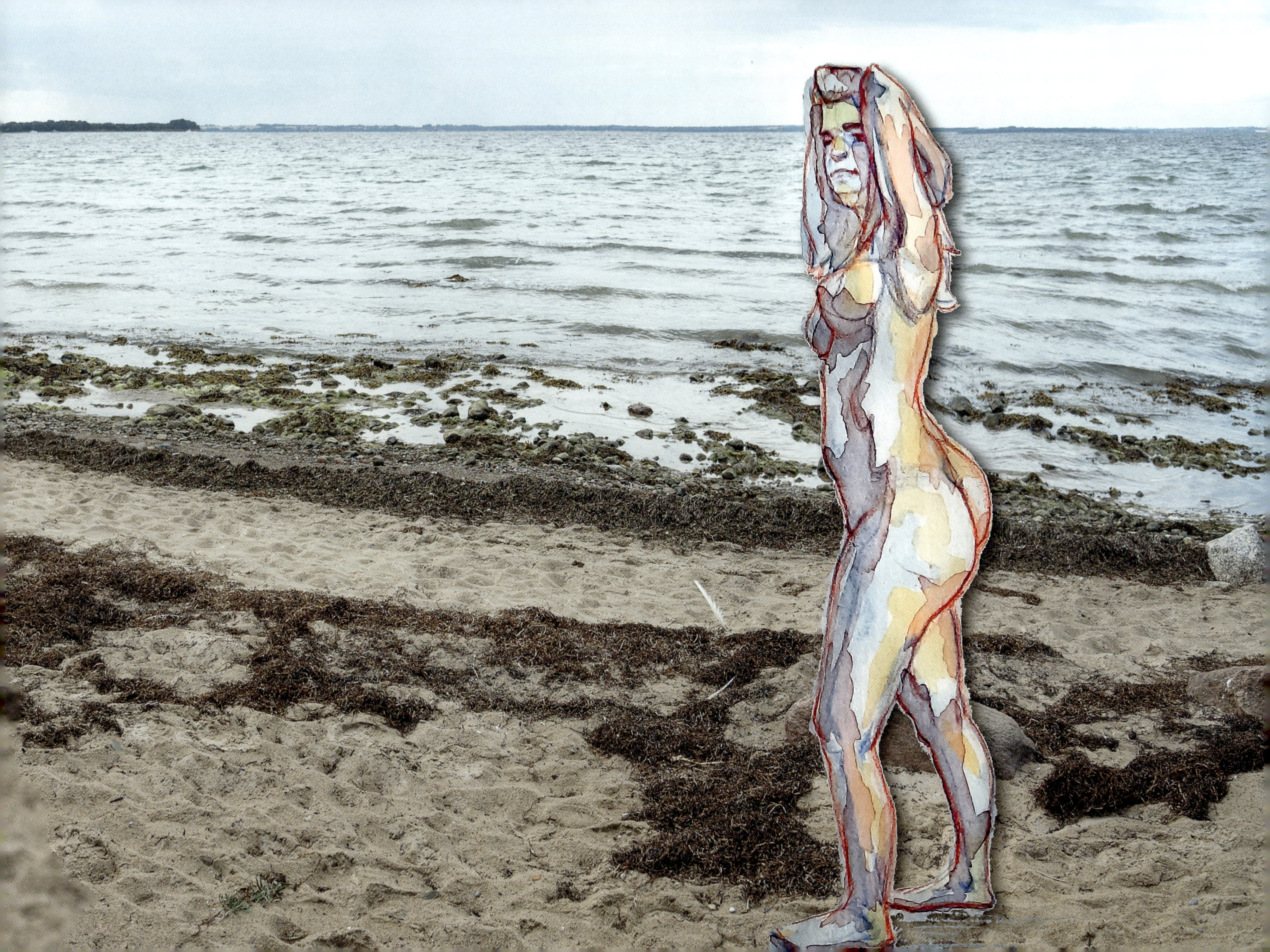

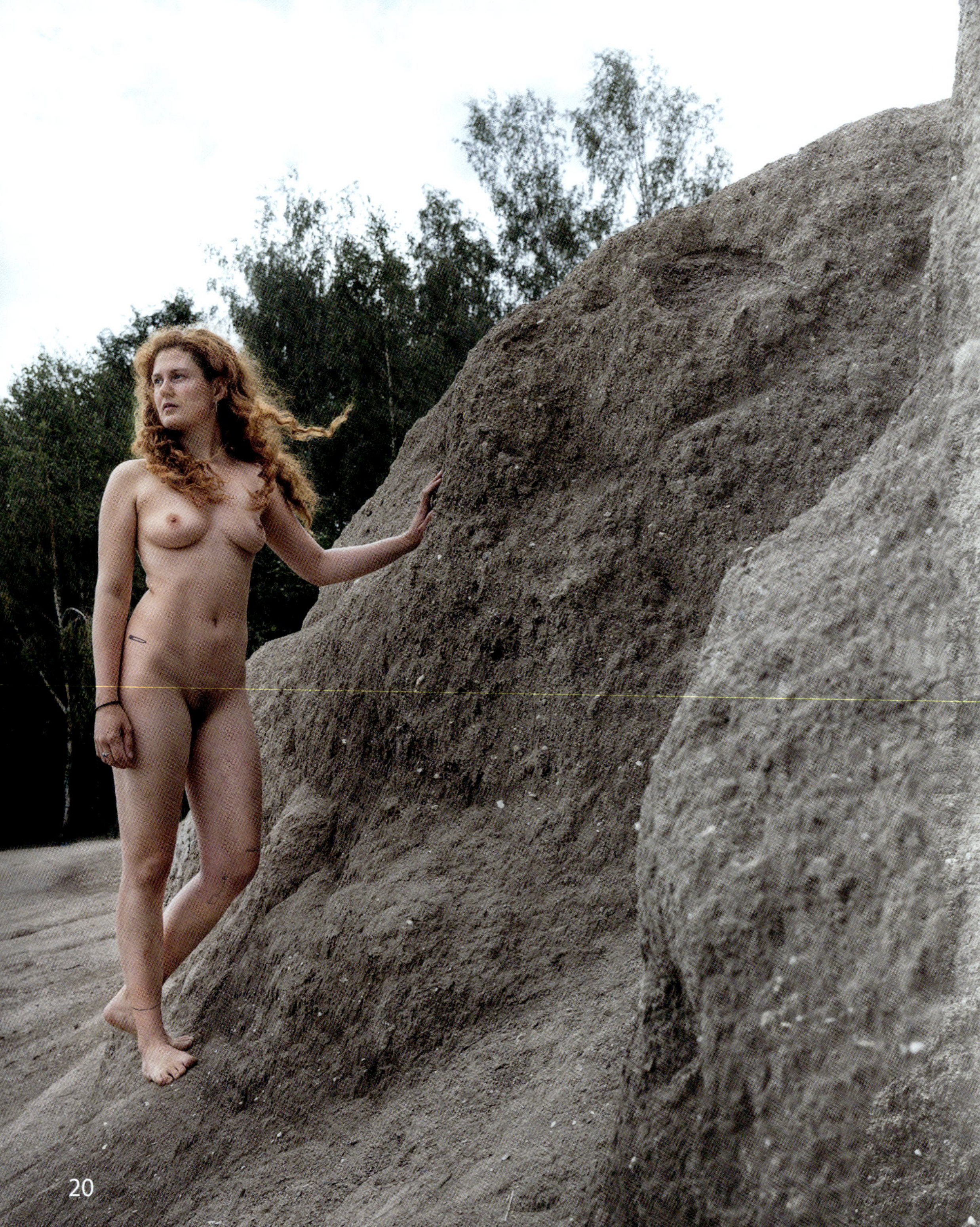

Zwischen Biologie, Plattenteller und Abendessen am Strand

An Leipzig mag Luise vor allem den Trubel, die vielen Menschen. „Jeden Tag ist was los hier, langweilig wird es garantiert nie!" Da hat sie, seit sie zum Biologiestudium in die Stadt kam, öfter mal aufgelegt, in der Diskothek und zu zahlreichen privaten Feiern. Techno. Das ist es einfach. „Gut, es soll ein Hobby bleiben. Aber eines, das schon mal zeitweise einen hohen Stellenwert für mich besitzt!"

Das war schon ein Unterschied zu ihrer Heimat, dem schönen Rudolstadt. „Dort an der Saale, man kennt jeden, eine tolle Gegend. Aber keine Partyregion. Dafür geht es dann mal schnell in die Berge und selbst der Thüringer Wald liegt einfach nur ein paar Kilometer entfernt. Doch, halt: Das Tanz- und Folkfestival, seit einigen Jahren Rudolstadt-Festival, darf ich ja nicht vergessen. Da steppt an der Saale jedes Jahr der Bär. Das könnte ich mit Events in Leipzig jetzt gar nicht so vergleichen. Alles hat halt so seine Vorzüge."

Nach anstrengenden Studientagen in Leipzig ging es für Luise immer noch mal zum See. Am meisten zum Cospudener See, gerne auch nach Thekla an den Bagger. „Beides erreiche ich von meiner Wohnung aus schnell. Entweder relaxen oder ein paar Runden schwimmen. Einfach toll nach dem Tagwerk!" Wenn die Freunde und Mitbewohner aus der WG mitkommen, gibt es sogar noch Abendessen am See. „Da bringt dann jeder etwas mit und alle dürfen zugreifen. Das sind immer ganz schöne Abende. Mit Oliven, Vollkornbrot, selbstzubereiteten Leckereien. Jeder gibt

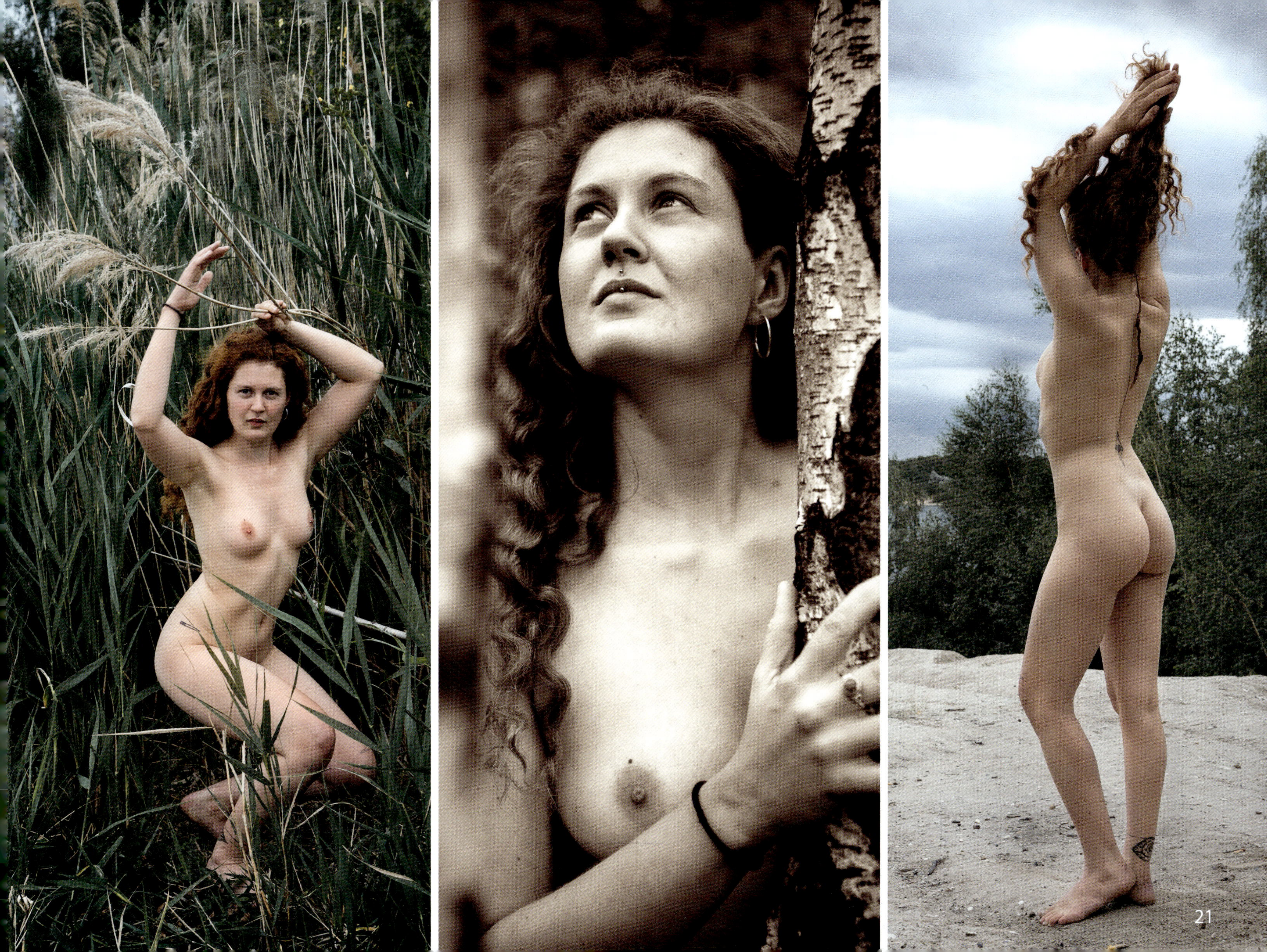

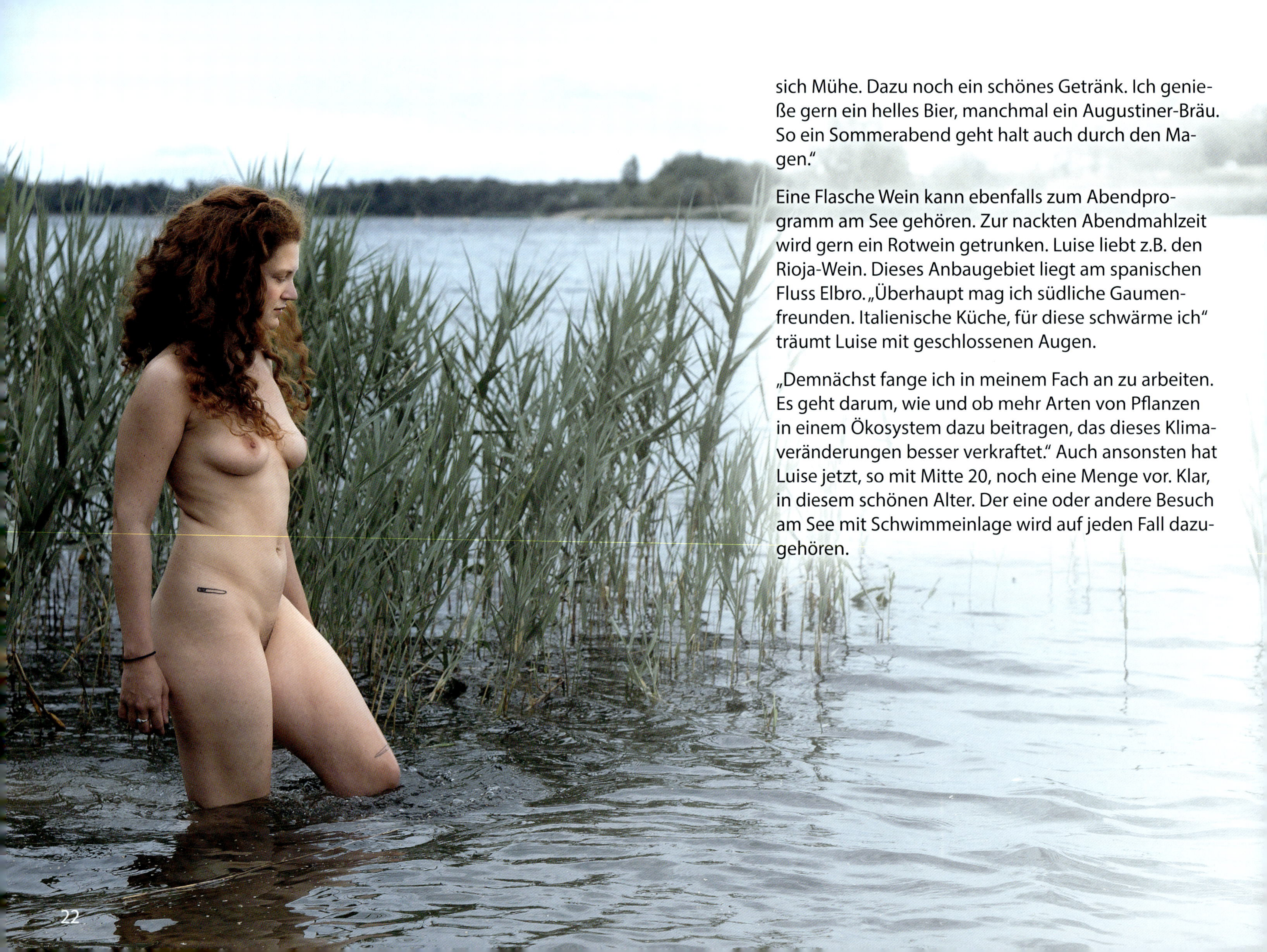

sich Mühe. Dazu noch ein schönes Getränk. Ich genieße gern ein helles Bier, manchmal ein Augustiner-Bräu. So ein Sommerabend geht halt auch durch den Magen."

Eine Flasche Wein kann ebenfalls zum Abendprogramm am See gehören. Zur nackten Abendmahlzeit wird gern ein Rotwein getrunken. Luise liebt z.B. den Rioja-Wein. Dieses Anbaugebiet liegt am spanischen Fluss Elbro. „Überhaupt mag ich südliche Gaumenfreunden. Italienische Küche, für diese schwärme ich" träumt Luise mit geschlossenen Augen.

„Demnächst fange ich in meinem Fach an zu arbeiten. Es geht darum, wie und ob mehr Arten von Pflanzen in einem Ökosystem dazu beitragen, das dieses Klimaveränderungen besser verkraftet." Auch ansonsten hat Luise jetzt, so mit Mitte 20, noch eine Menge vor. Klar, in diesem schönen Alter. Der eine oder andere Besuch am See mit Schwimmeinlage wird auf jeden Fall dazugehören.

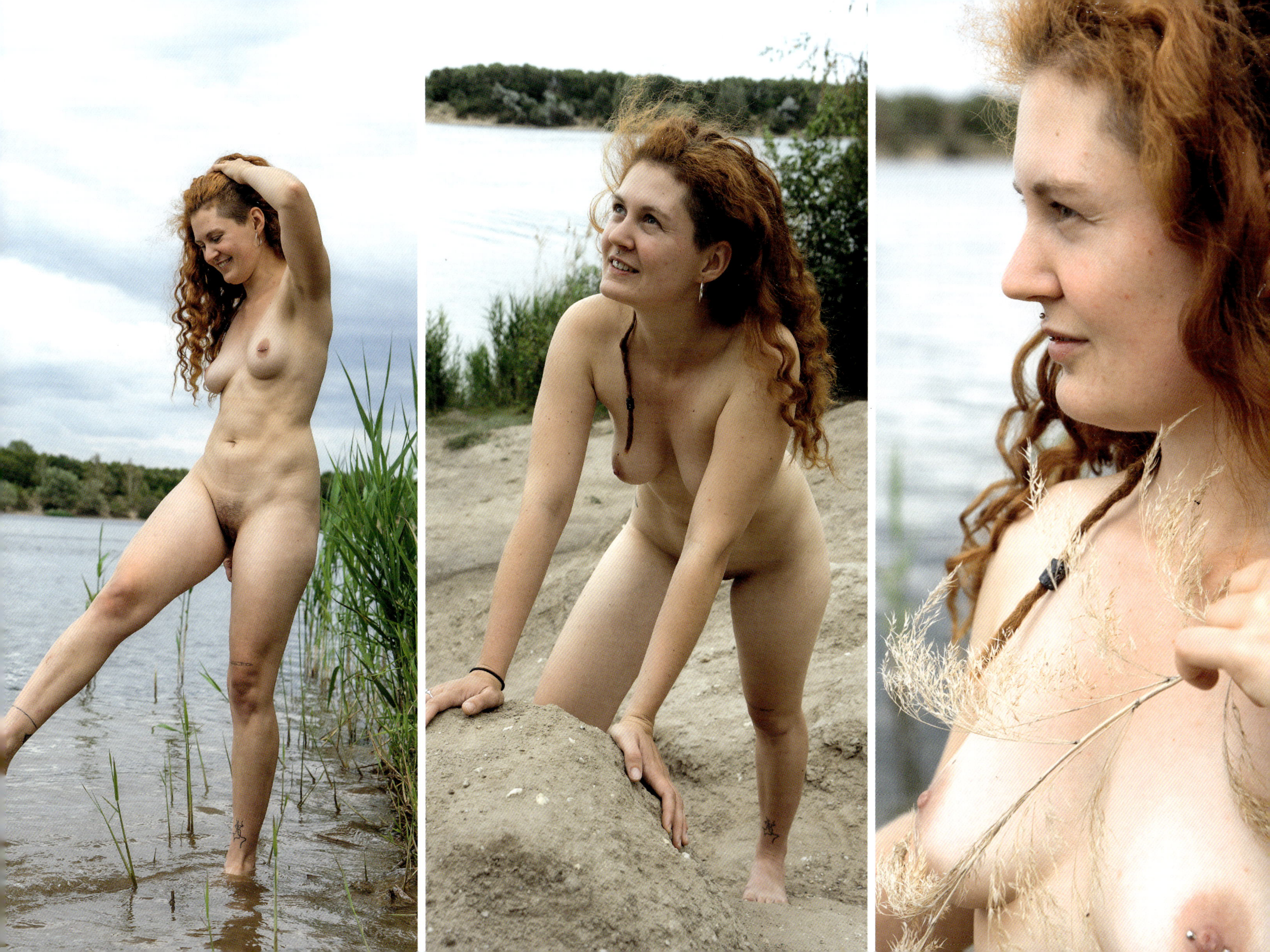

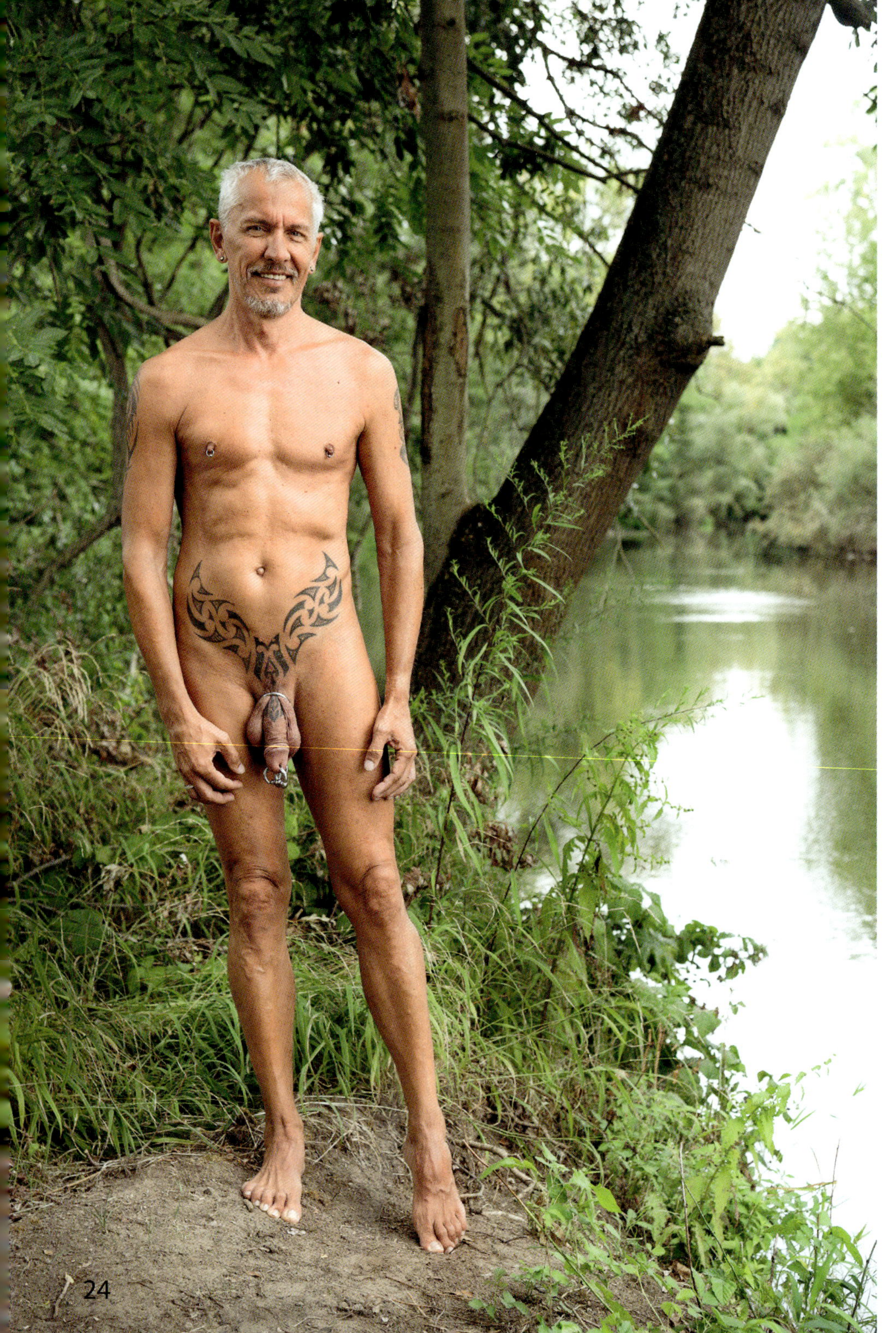

FKK ist Teil meines Lebens!

Im frühen Frühling 2021 macht Joachim aus Jena Zukunftspläne. Gemeinsam mit seinem Ehemann möchte er FKK-Urlaub in der großen Welt machen. Wenn das geht. Wegen Corona musste es 2020 ausfallen. „Aber dieses Jahr würden wir zwei gerne in eine FKK-Anlage fliegen. So um den Jahreswechsel macht es sich immer schön, dem kalten, dunklen Deutschland zu entfliehen." Hier spricht ein ausgesprochener Fan warmer Länder.

Joachim fährt so oft es geht, zu seinem Mann nach Leipzig. „Ich arbeite in Jena bei einer Firma, die Arbeitskleidung vermietet, fühle mich dort wohl und zufrieden, es stimmt einfach alles. Und meinem Besten geht es bei seinem Arbeitgeber in Leipzig ebenso. Also entschlossen wir uns dazu die Jobs zu behalten, eine Wochenendbeziehung zu führen. Das hat sich sehr gut bewährt" erklärt er. „Ich bin dadurch oft in Leipzig und kenne die tollen Seen dort. Beste Reviere für das Stand up Paddling, das ich seit zwei Jahren betreibe!" Auf Korsika machte er erste Erfahrungen mit dem Paddelbrett und belegte erfolgreich einen Kurs in Leipzig. „Ja, wo ich nun grade drauf stehen kann, habe ich mir selbst die Ausrüstung zugelegt und paddele häufig. Besonders gern nackt, was aber leider nicht überall geht. Ich könnte 365 Tage im Jahr nackt sein, im Schaltjahr 366!" lacht Joachim,

Als Teenager erfuhr er mit seinen Eltern das erste FKK-Erlebnis. „Damals war ich so um die 15 Jahre alt. Wir waren in Portugal im Urlaub gewesen und auf der Rückfahrt machten wir Station in Frankreich. Na ja, mein Vater und ich gingen dann nackt baden. Das war so der Anfang. Na ja, das mit dem Nacktsein setzte sich fort – In der Sauna und am Badesee ging ich dann öfter mal nackt. Gut, bei mir daheim in Karlsruhe gab es nicht so viele FKK-Möglichkeiten wie jetzt hier in Jena. Nach der Schule lernte ich Bäcker, probierte mich überall aus.

Im Allgäu, auf Lanzarote, in Düsseldorf und München. Die FKK-Bademöglichkeiten nutzte ich dort in meiner Freizeit gern. Mit der Zeit stellte sich eine Mehlallergie ein, etwas Schlimmeres kann einem Bäcker eigentlich nicht passieren. Aus der Traum! Ein Weiterarbeiten in diesem Beruf ist mit so einer allergischen Reaktion nicht möglich. Ich beschloss, nach Thüringen zu gehen, weil sich dort andere Arbeitsmöglichkeiten boten. Seit 1994 bin ich nun hier in Jena, es gefällt mir.

Wenn ich so baden gehe oder in der Sauna bin, werde ich natürlich ab und zu auf meine Piercings angesprochen. Im Gespräch ergeben sich dann Fragen. Ob es schmerzhaft war die Piercings stechen zu lassen, wie es sich so anfühlt und sich trägt. Neugierde halt. Mir gefällt das einfach, ich mag es: Deshalb trage ich das alles. Gleiches gilt für meine Tätowierungen. Sie sind ein Teil meiner selbst.

Generell bin ich völlig offen, was Nacktheit betrifft. Der CSD (Christopher Street Day) in Berlin steht jedes Jahr für mich auf dem Programm, da mache ich bei einer Gruppe Nacktivisten aus ganz Deutschland mit. Wir sind immer so zehn bis 20 Leute, die nackt im Umzug mitlaufen, allerdings mit Körperbemalung. Die Resonanz der Zuschauer ist einfach nur super. Da spielt es auch keine Rolle, ob die Hitze drückt oder ein Unwetter niedergeht. Alles schon beim CSD erlebt.

Hier in und um Jena nutze ich gerne den Schleichersee und die FKK-Möglichkeit im Freibad Stadtroda. Da darf man ja wenigstens nackt sonnen. Oft bin ich im Kristallbad Klosterlausnitz. Natürlich darf ich die Rabeninsel in Porstendorf nicht vergessen, oder die Sauna im Galaxsea in Jena".

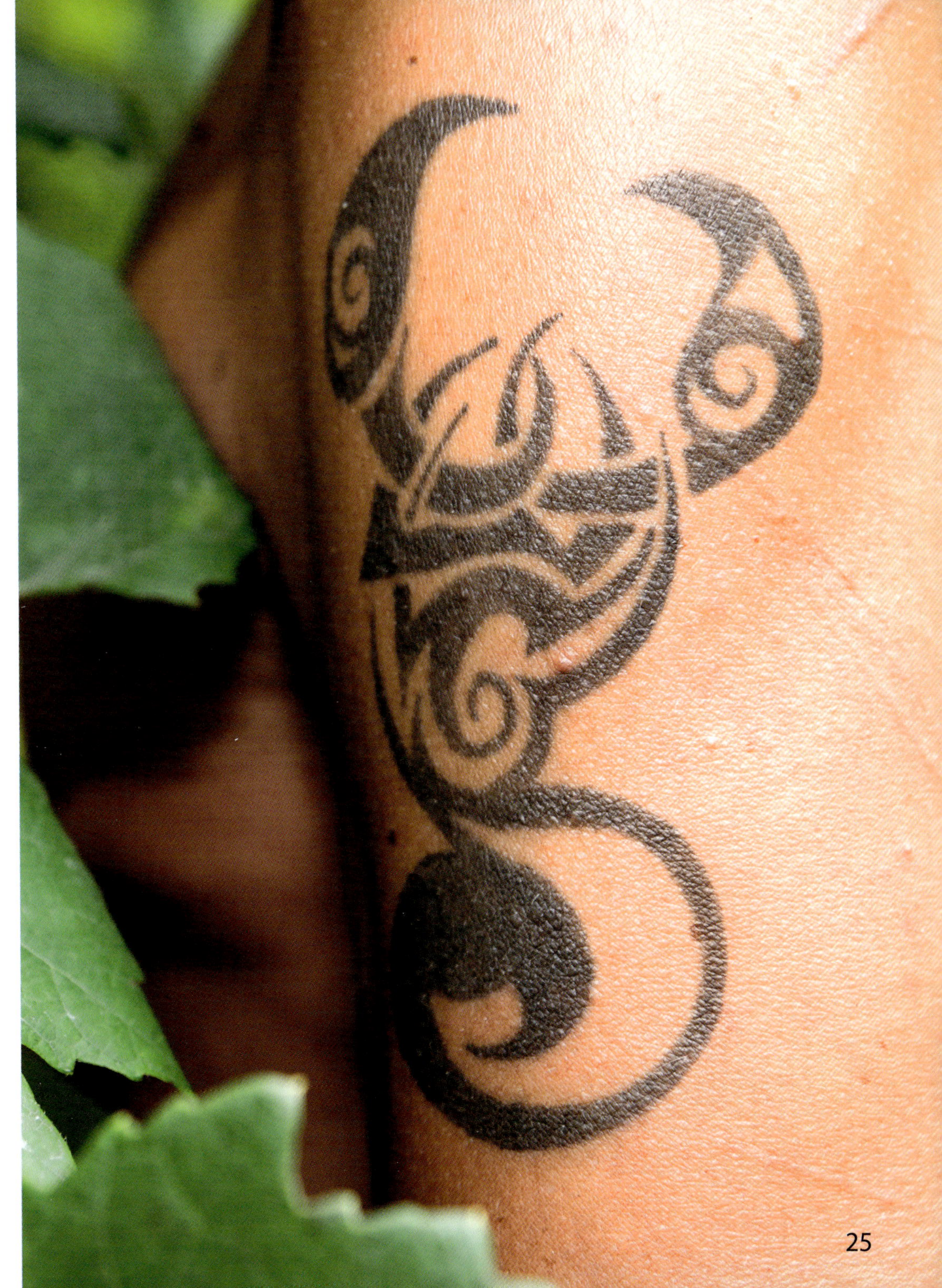

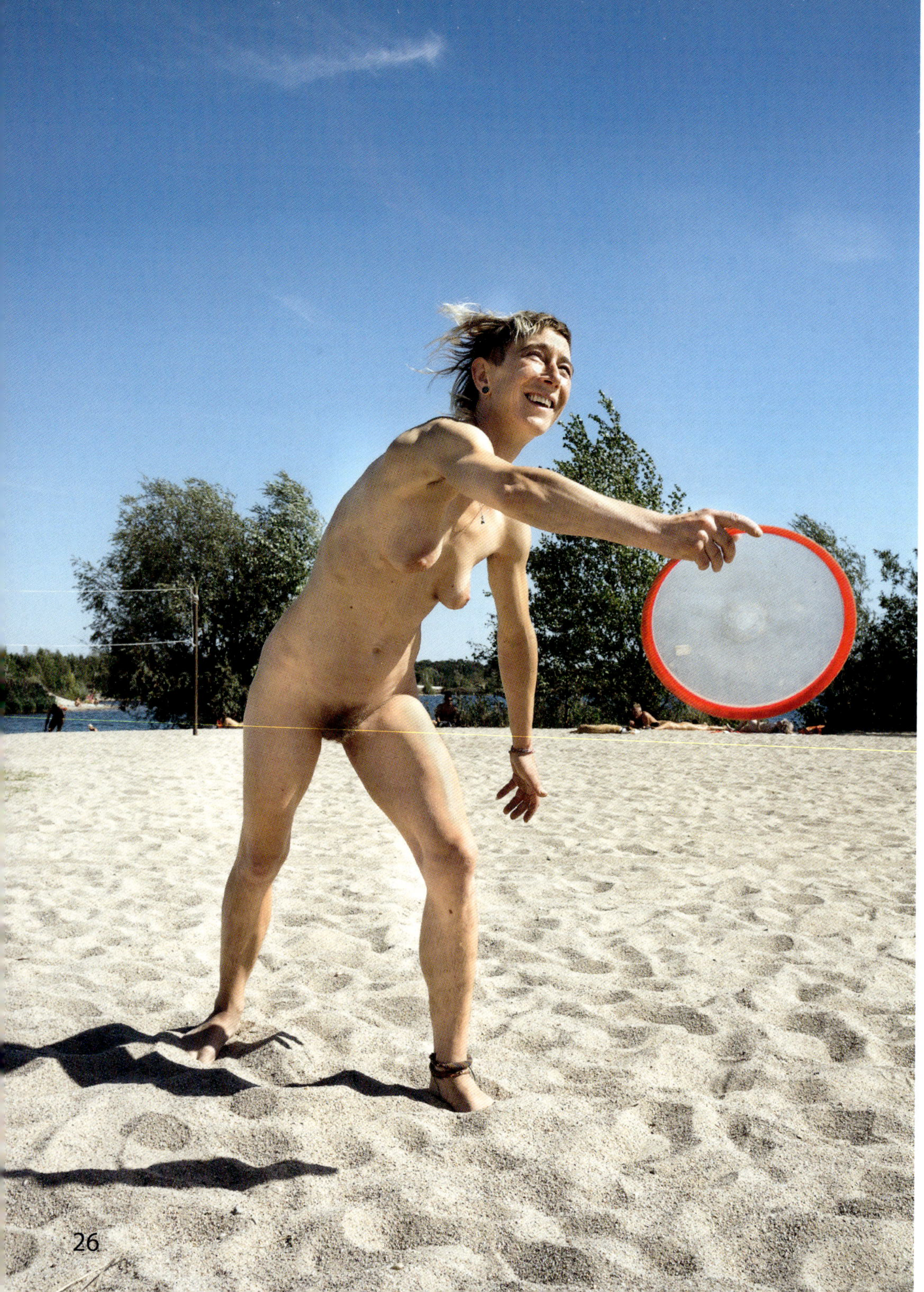

Diamanten im Sonnenlicht

Sandra von der Nordsee liebt das Wasser

„Ich finde es toll, wenn du so die Tropfen in der Sonne glitzern siehst" freut sich Sandra und saugt dabei wieder eine Menge kühles Nass in ihre Wasserpistole. Im nächsten Moment funkeln kleine Diamanten im spätsommerlichen Licht über dem Cospudener See. „Das Wasser habe ich schon immer besonders geliebt. Schließlich komme ich aus Bremerhaven an der Nordsee."

2003 zog Sandra nach Leipzig, einige Freunde und Bekannte waren bereits vorher zum Studieren in große Städte gegangen. „Ich wollte einfach dort studieren, wo was los ist. Russisch und Portugiesisch. Berlin war mir zu groß, so fiel die Wahl auf Leipzig. Ja, hier lebe ich jetzt, hier ist mein zu Hause" lächelt Sandra voller Elan. Mit einem Auge schaut sie aber bereits ein wenig nach Russland, zu Freunden im Altai. Sie gingen vor einiger Zeit dorthin, besitzen ein Grundstück. „Russland fasziniert mich mit seinen Weiten. Da ich ja die Sprache kann, klappt es mit der Verständigung. In Portugal war ich nur einmal, in Brasilien dafür sehr lange. Da fiel mir auf, dass Portugiesisch in Südamerika viel einfacher und verständlicher gesprochen wird."

Sandra, das bedeutet Bewegung. Ja, sie ist sportlich. Auf jeden Fall. „Etwas Bestimmtes mache ich nicht, aber ich sorge dafür, immer aktiv zu sein. Gern mal mit dem Fahrrad. Da stehen häufig Touren bis an die 100 Kilometer auf der Tagesordnung. Nach dem Studium habe ich eine Ausbildung zur Physiotherapeutin absolviert, seitdem mache ich noch zusätzlich Yoga und jogge. Ausdauersport. Nun ja. Das hatte ich ewig nicht mehr probiert. Nun also das Joggen. Da schwitze ich wieder mehr und das ist gut für mich" erläutert Sandra.

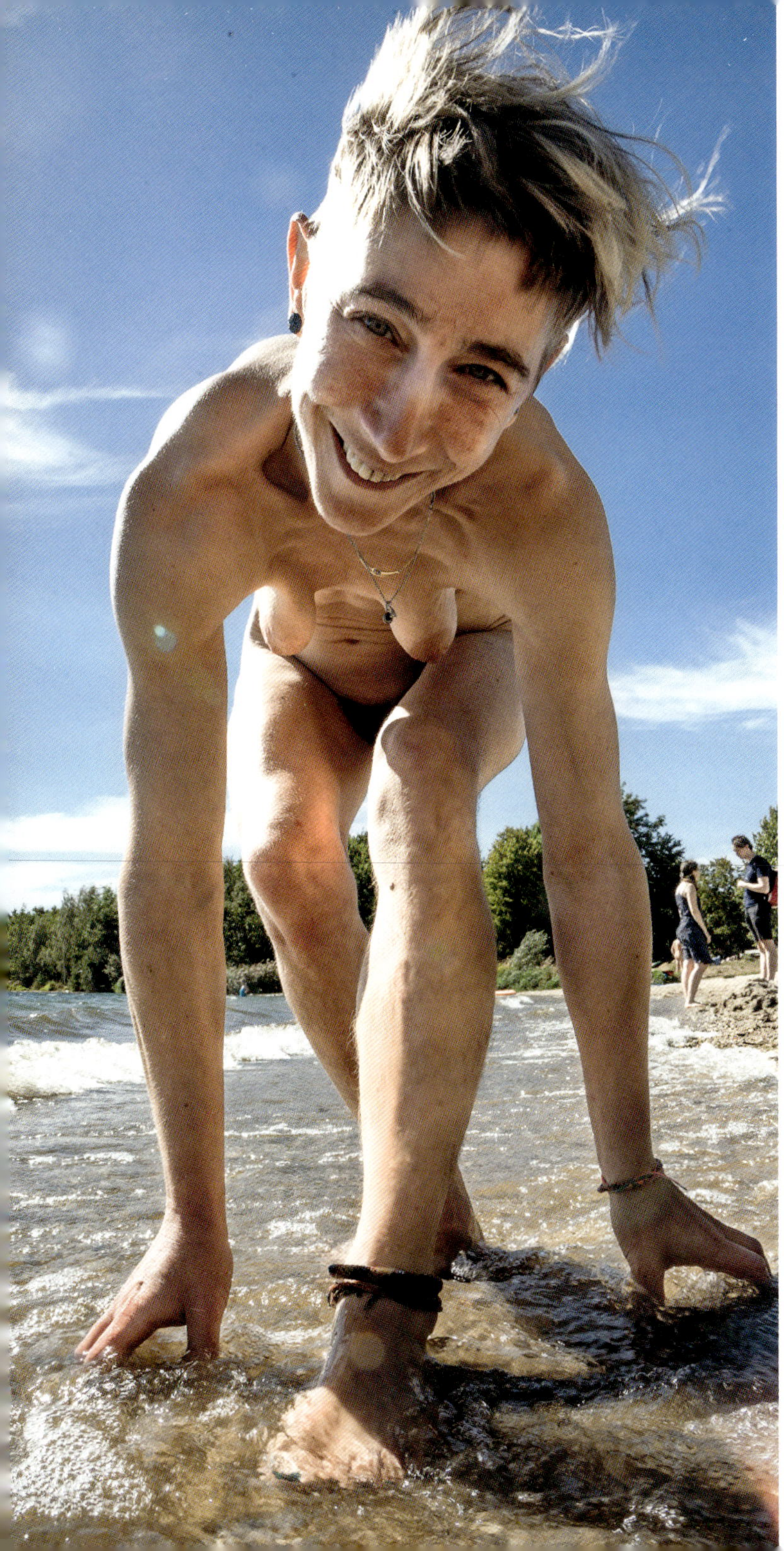

Überhaupt ist sie gut drauf, nicht nur heute am See. Und da macht sie gleich ein Geständnis, mit dem keiner so gerechnet hätte. „Eigentlich schwimme ich nicht gern in Seen. Jetzt, wo viele Freunde weniger Zeit haben oder weggezogen sind, komme ich gar nicht mehr so häufig an den Cossi. Ich brauche einfach das Meer mit Wellen, das ist Feeling. Bin schließlich ein Kind der Nordsee" feixt Sandra und gibt noch einen frechen Schuss mit der Wasserpistole ab. „Im See fetzt es nicht so richtig!" Ansonsten zieht die ehemalige Küstenbewohnerin ihre Runden liebend gern im Sportschwimmbad und zählt dabei ihre Bahnen.

Mit FKK hat sie als Kind und Jugendliche eigentlich wenig am Hut gehabt. „Unsere Familie hatte ein Wochenendhaus in Cuxhaven, dort war ich oft mit Eltern oder Großeltern. Unmittelbar in der Nähe befand sich ein Nacktcampingplatz. Im Watt verschwammen die Grenzen zwischen Textilbadern und Nackedeis. Ich fand das immer lustig, wenn man dann im Watt die Nackis traf!"

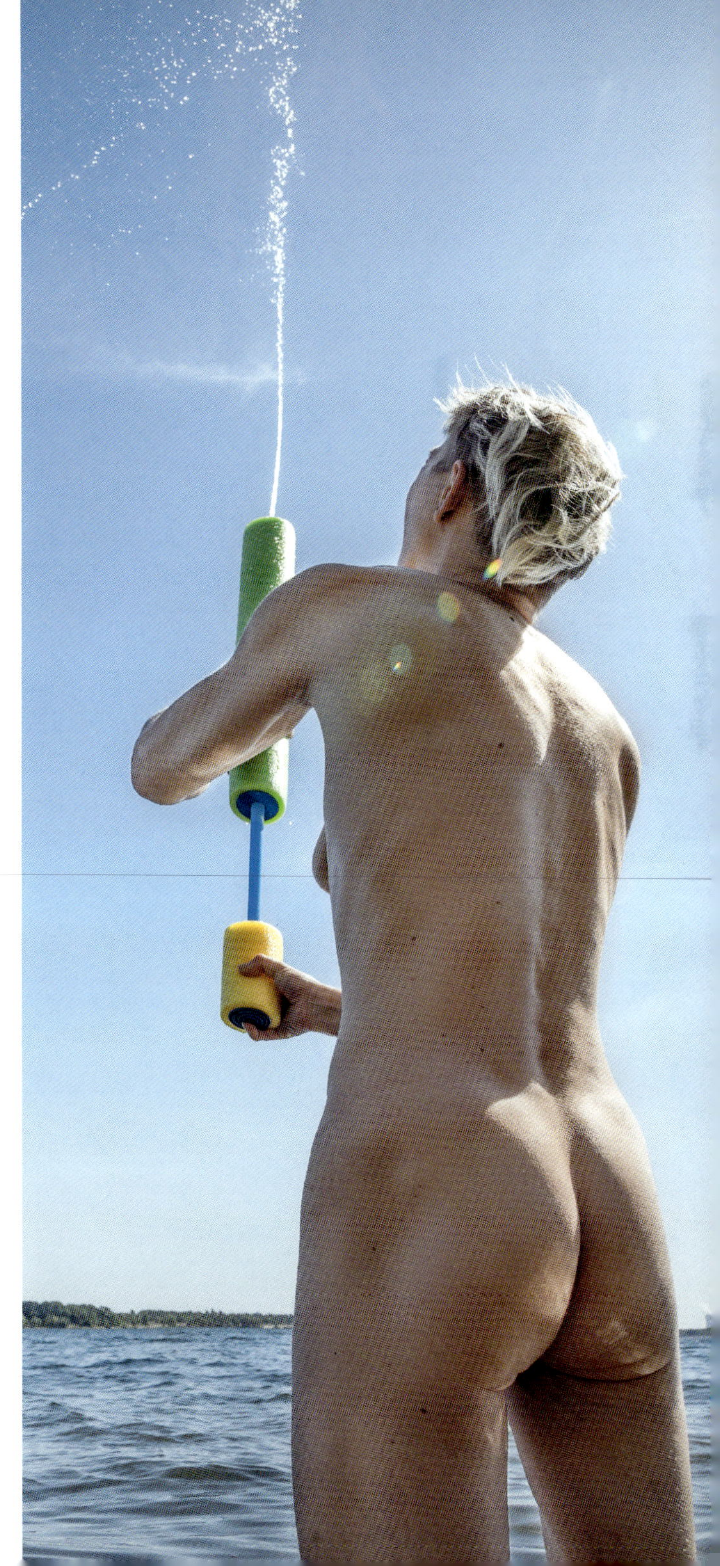

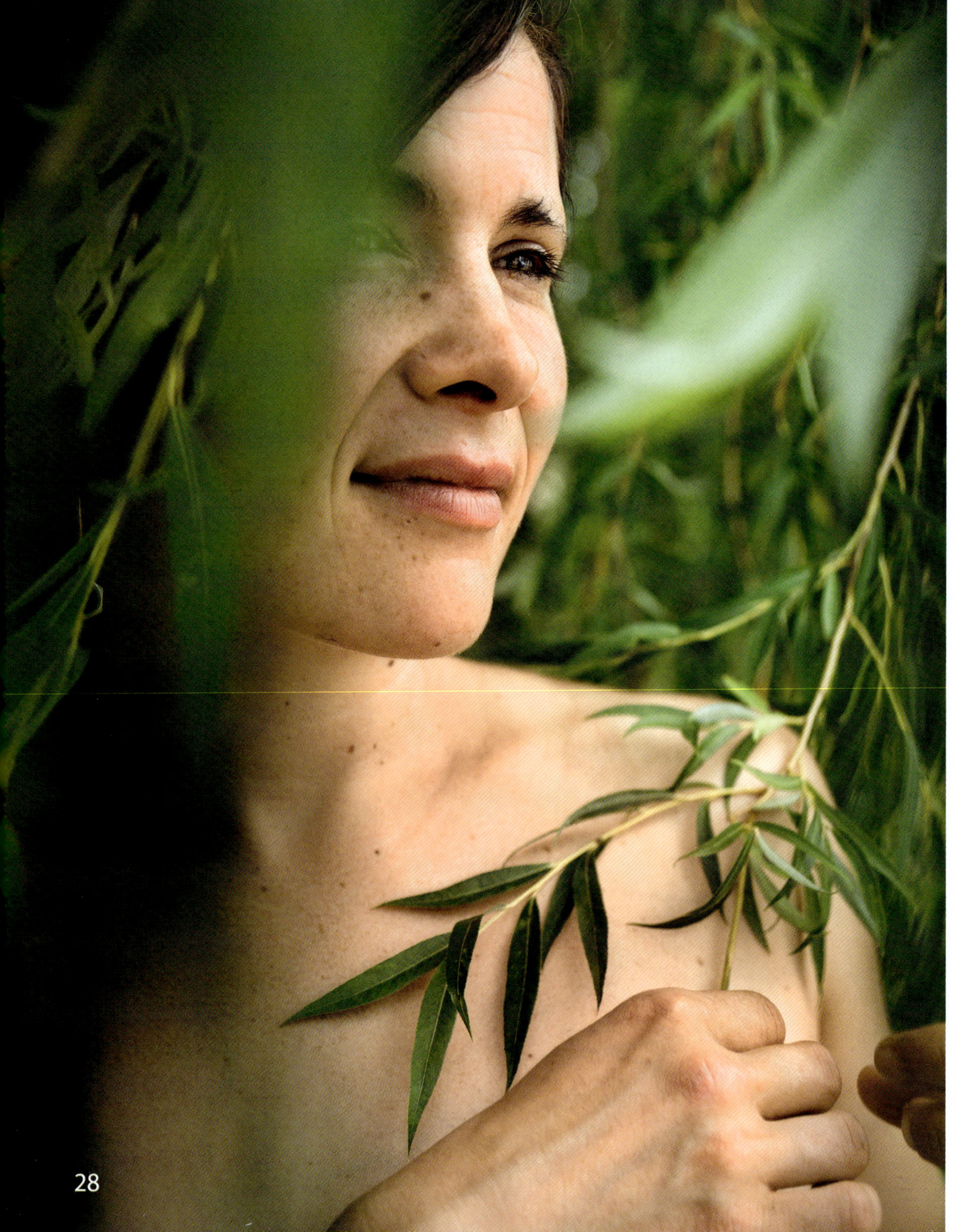

Den eigenen Körper positiv erleben

Ein toller Tag liegt hinter Franziska. „Also wirklich, dass sollten viel mehr von uns machen. Ich meine FKK und sich auch mal so ablichten lassen. Da bekommt man ein anderes, viel besseres Körpergefühl" meint sie. Gerade als Frau gibt es immer wieder die eine oder andere Körperpartie, die das eigene Nichtgefallen erregt. „Schnell finden wir uns dann unattraktiv. Das kann ich aus eigener Erfahrung sagen. Aber in Wirklichkeit sieht es viel besser aus. Ich hatte zum Beispiel vor den Fotos noch nachgedacht, doch lieber nichts zu essen. Um nicht zu dick auszusehen" lacht Franziska.

Gewiss, FKK macht sie schon lange. Als Leipzigerin hatte sie dazu ja gute Möglichkeiten, der Cospudener See hat es ihr da besonders angetan. „Dort gibt es vorne den Sandstrand, aber der ist immer so voll. Als ich noch direkt in Leipzig gewohnt habe, bin ich in der freien Zeit gern an die Ecken am See gegangen, wo die Bäume stehen. Da kannst du wunderbar die Seele baumeln lassen. Frei sein halt!"

Überhaupt, die Großstadt. Die war Franziska dann doch irgendwie zu laut und hektisch und so ist sie Mitte 2020, so kurz vor dem Sommer, raus nach Markleeberg gezogen. „Hier läuft das Leben einfach ruhiger. Man lebt mehr." Eine ganz besondere Perle befindet sich unmittelbar neben dem Städtchen, der Markleeberger See. Mit einer Tiefe von bis zu 58 Metern ist er der tiefste des Leipziger Neuseenlandes. Erst im Jahre 2006 war er vollständig geflutet, aus einem Tagebauloch entstand also eine traumhafte Naturlandschaft.

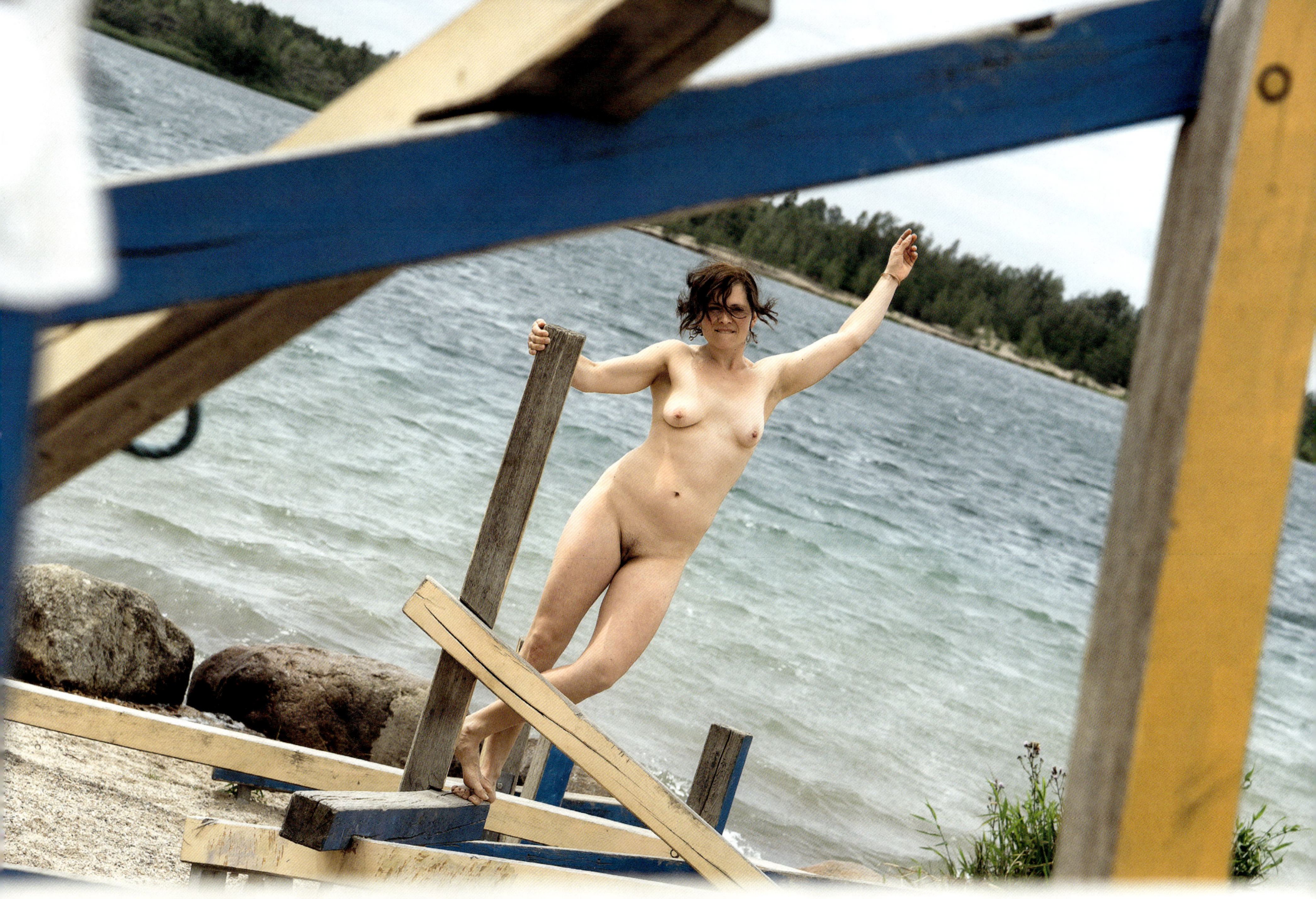

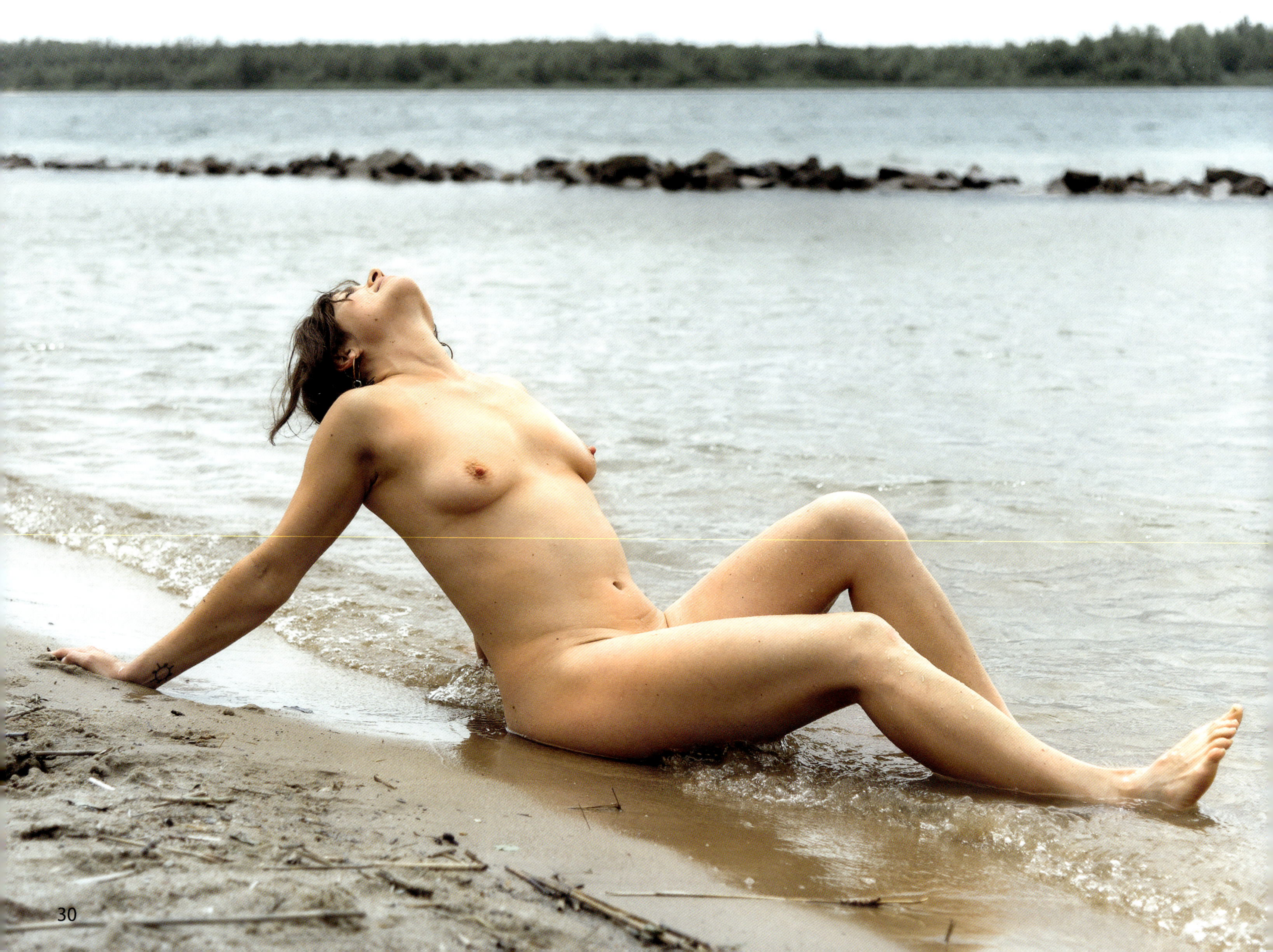

„Nun ja, ich habe irgendwann entdeckt, dass es die Nackedeibuchreihe gibt. Da ich schon reichlich Erfahrung in Zeichenkursen hatte, dachte ich, machst halt ein paar Fotos. Mal was Neues." In den Zeichengruppen stand man sich gegenseitig Modell. „Da fällt es schon schwer, bestimmte Posen 20 oder gar 30 Minuten lang zu halten. Die Leute wollen ja in Ruhe zeichnen. Beim Foto geht das schneller, aber man muss auch kurzfristiger auf die Anweisungen des Fotografen reagieren." Als dann nach dem Shooting die Bilder auf dem Tablet durchgeklickt werden, lacht Franziska. „Also, ich bin wirklich voll und ganz zufrieden mit meinem Körper" freut sie sich und springt noch einmal voller Energie in die Fluten.

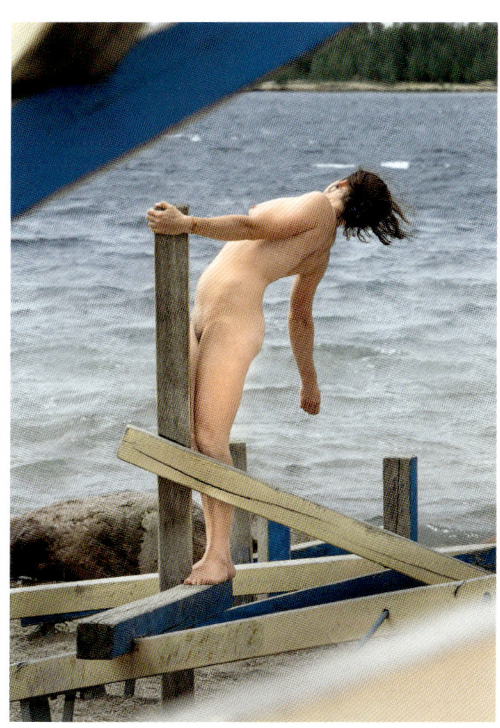

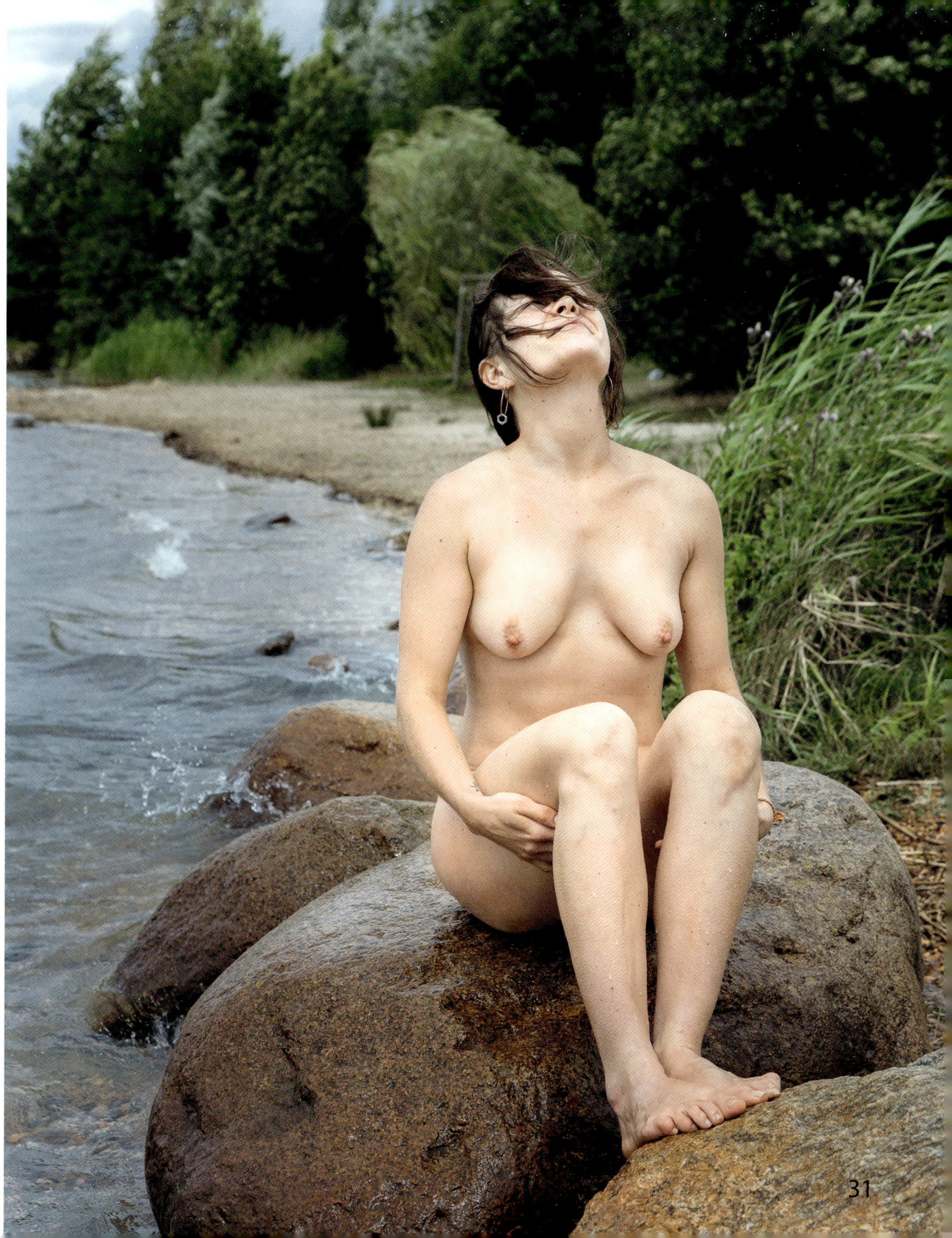

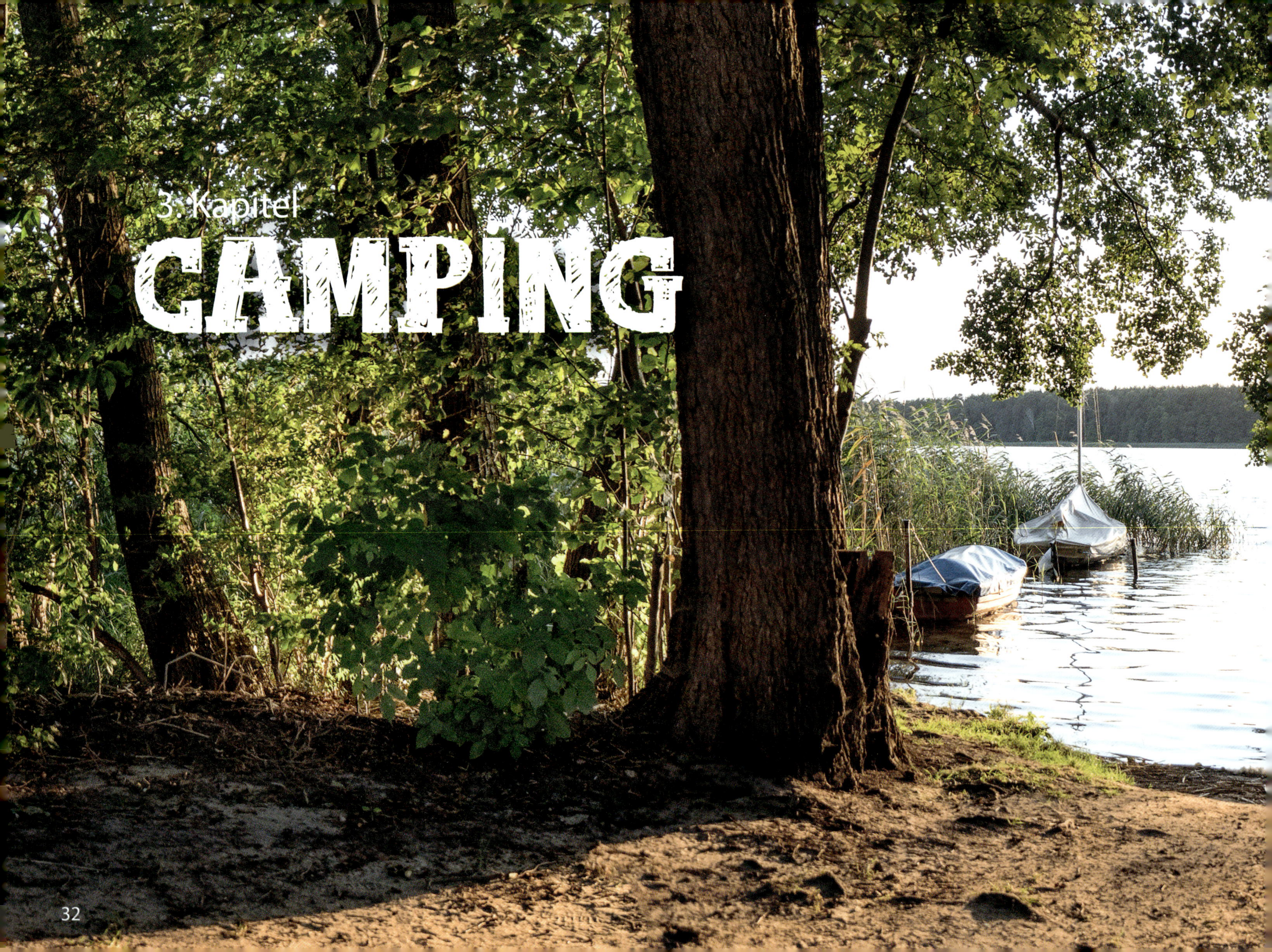

3. Kapitel

CAMPING

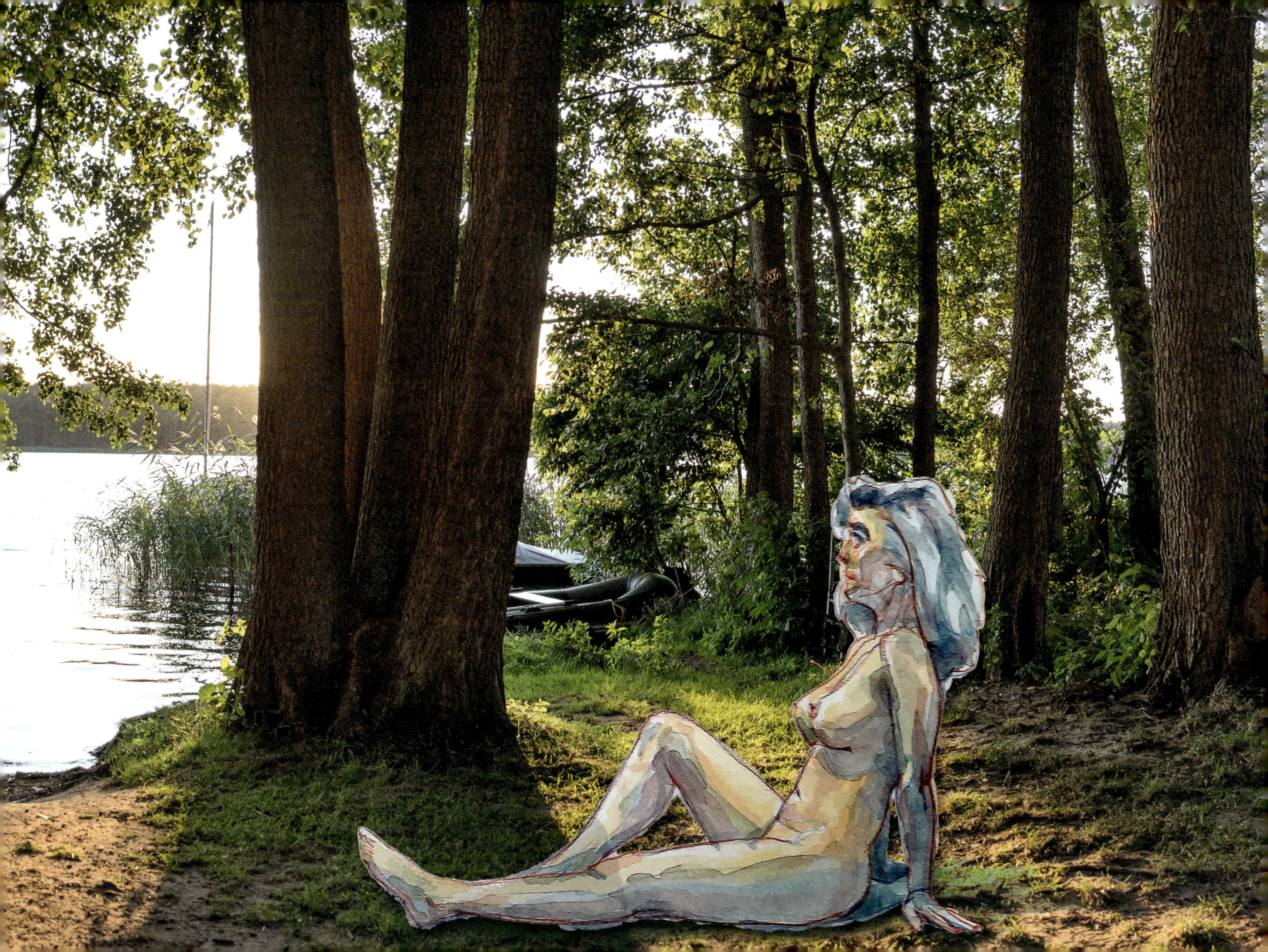

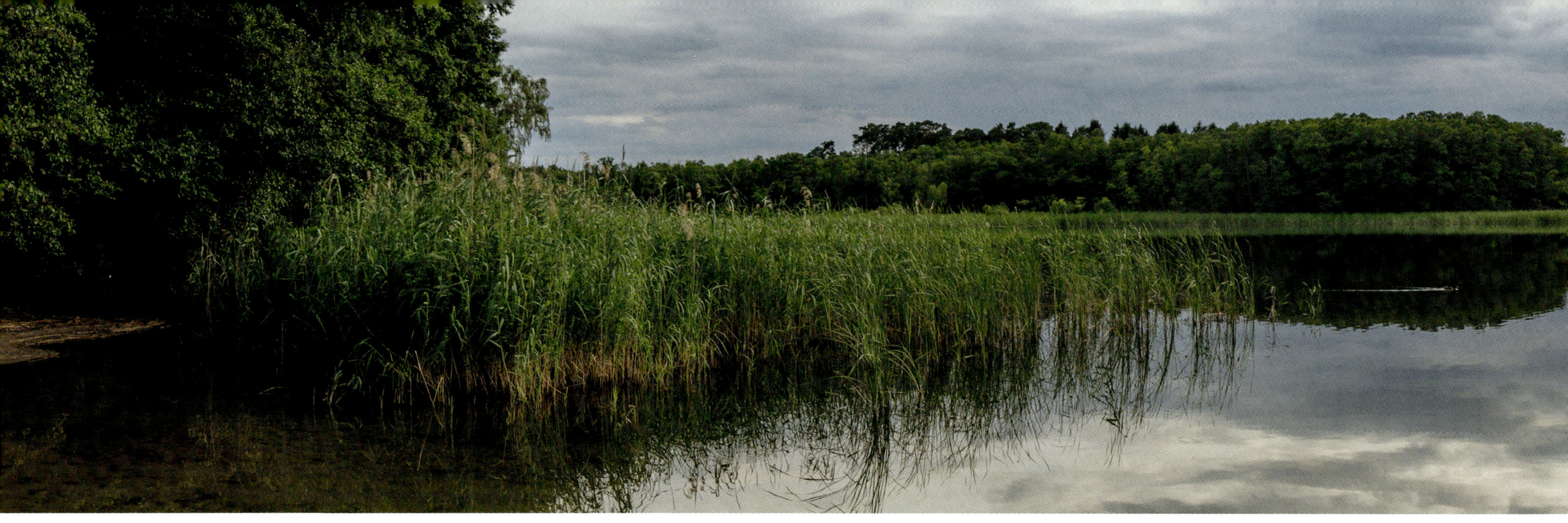

Ruhepol im schönen Mecklenburg

FKK Campingplatz am Rätzsee erschließt die Natur

Bucklige Alleenstraßen, es wird immer langsamer. Nicht nur mit der Autogeschwindigkeit. Ja, genauso haben wir uns Mecklenburg vorgestellt. Die Zeit vergeht auf dem Weg zum Campingplatz am Rätzsee in Zeitlupe, einem der zahlreichen schönen Gewässer der Mecklenburgischen Kleinseenplatte. Gestern noch im hektischen Alltag, geht es jetzt gemächlich in die Ruhezone. Unser Ziel liegt lediglich noch zwei Kilometer entfernt.

Seht mal her! Adam und Eva kommen gerade aus einem Waldweg gelaufen, gerade aus dem Garten Eden. Doch schon mal ein Superzeichen! Später erfahren wir, dass es problemlos möglich ist, in der Nähe des Campingplatzes textilfrei spazieren zu gehen. Nutzen wir dann auch gleich, was sonst. Dann das nächste Staunen. Es gibt keinen Zaun um den Campingplatz. Natur pur.

Bei der Anmeldung im Shop die nächste Überraschung: Die Campinggäste kaufen nackt ein und der Mitarbeiter hinter der Theke empfiehlt uns sofort ganz freundlich, Brötchen für den nächsten Morgen zu bestellen. Hätten wir fast vergessen, denn wir sind schon lange unterwegs und irgendwie aus der Zeit gekommen. Vorfreude auf den nächsten Morgen. Hektik und Verpflichtungen liegen ganz weit weg.

Im Wohnwagen, den wir gemietet haben, fliegen erst mal die Klamotten in die Koffer. Auf geht´s Platzrunde! Leute und Gelände kennenlernen.

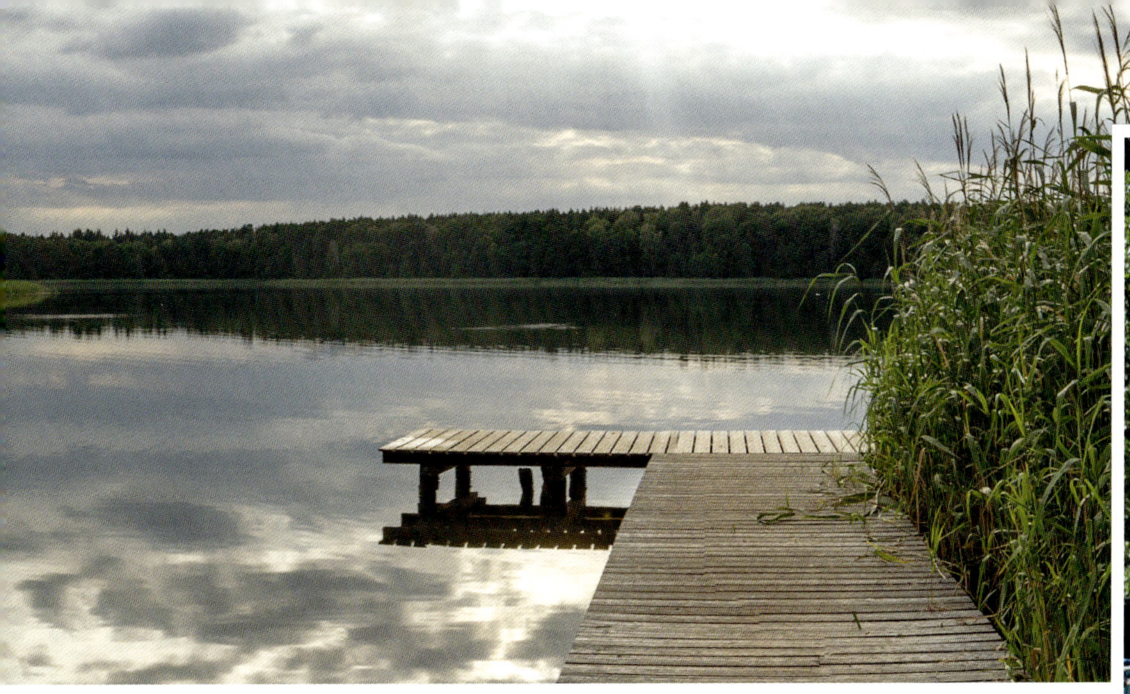

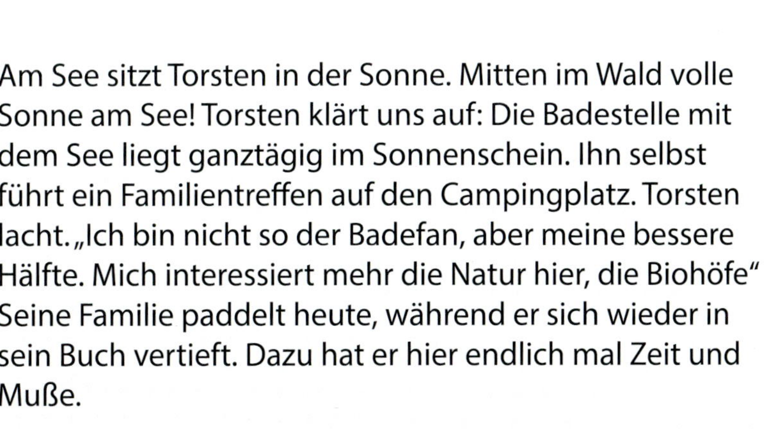

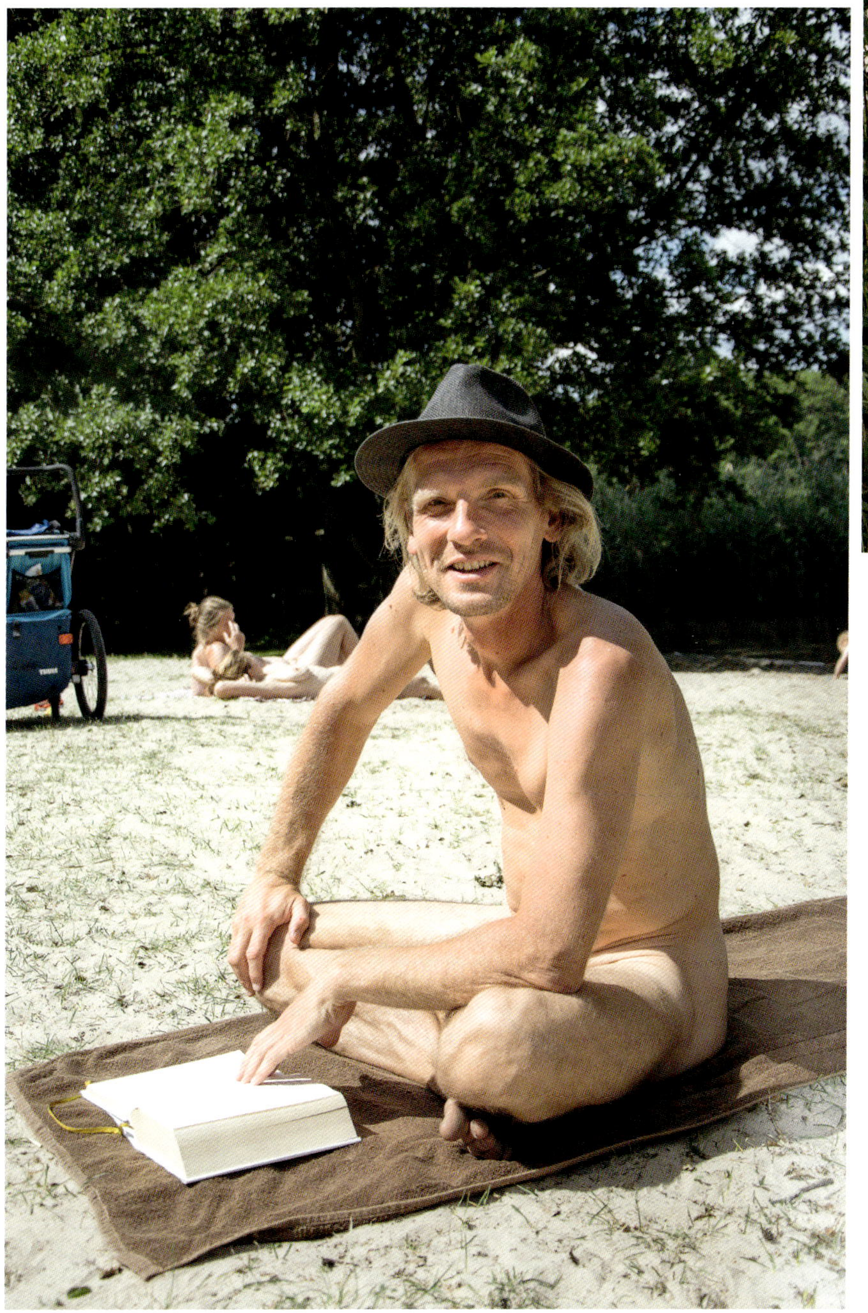

Am See sitzt Torsten in der Sonne. Mitten im Wald volle Sonne am See! Torsten klärt uns auf: Die Badestelle mit dem See liegt ganztägig im Sonnenschein. Ihn selbst führt ein Familientreffen auf den Campingplatz. Torsten lacht. „Ich bin nicht so der Badefan, aber meine bessere Hälfte. Mich interessiert mehr die Natur hier, die Biohöfe" Seine Familie paddelt heute, während er sich wieder in sein Buch vertieft. Dazu hat er hier endlich mal Zeit und Muße.

Ralf und Ute laden uns sofort zum Kaffee ein. Sie haben eine Menge zu erzählen. „Bei uns in Baden-Württemberg, bei Baden-Baden, da ist alles zugebaut. Alle wollen in den großen Betrieben arbeiten, die Lebenshaltungskosten sind hoch" erzählt Ute. Ralf berichtet weiter voller Freude. „Deshalb wollen wir neu anfangen und haben hier ein Haus erworben, das wir neu aufbauen und renovieren" „Nächste Woche ist der Notartermin!" lacht Ute. „Drei Autos voller Umzugskartons haben wir eingelagert, der Wohnwagen steht schon seit April auf dem Platz. Wir sind auch Auswanderer, so wie es immer im Fernsehen kommt. Immerhin sind es bis zu unserem alten Wohnort fast 900 Kilometer. Ja, so riesig ist Deutschland!"

Maik, Ivonne und ihre kleine Tochter kommen grade von der Ostsee. Dort waren sie in einer Ferienanlage, mit Pool, Animation und allen Drum und Dran. „Da waren wir im FKK-Bereich zum Sonnen. Am Rätzsee machen wir jetzt Station, auf dem Heimweg. Zum Runterkommen. Hier ist Erholung pur! Man steht mit dem Zelt am Wasser, knüpft schnell Kontakte, der See erfrischt" Das lassen wir uns nicht zweimal sagen und verbringen den Nachmittag schwimmend, paddelnd und sonnend. Natürlich mit Kaffee und Kuchen auf der Badewiese.

Am Abend wollen wir uns eigentlich ein wenig Alleinsein gönnen. Allerdings lockt auf halben Weg zum See ein Lagerfeuer. Im Wohnwagen wird überlegt. Hin oder doch nicht? Zu verlockend der Gitarrenklang. Also, noch einmal raus. Anziehen muss man an diesem lauen Abend nach dem kurzen Gewitter nichts. Cool.

Ein abwechslungsreicher Tag klingt aus, als der Schlaf im Zelt bei Grillenzirpen und Wellenrauschen Kraft für einen neuen Tag schöpfen lässt. Denn morgen soll es zur Rudertour gehen, mit den neuen Freunden vom Lagerfeuer. Auf den Seen: Natürlich nackt, was sonst.

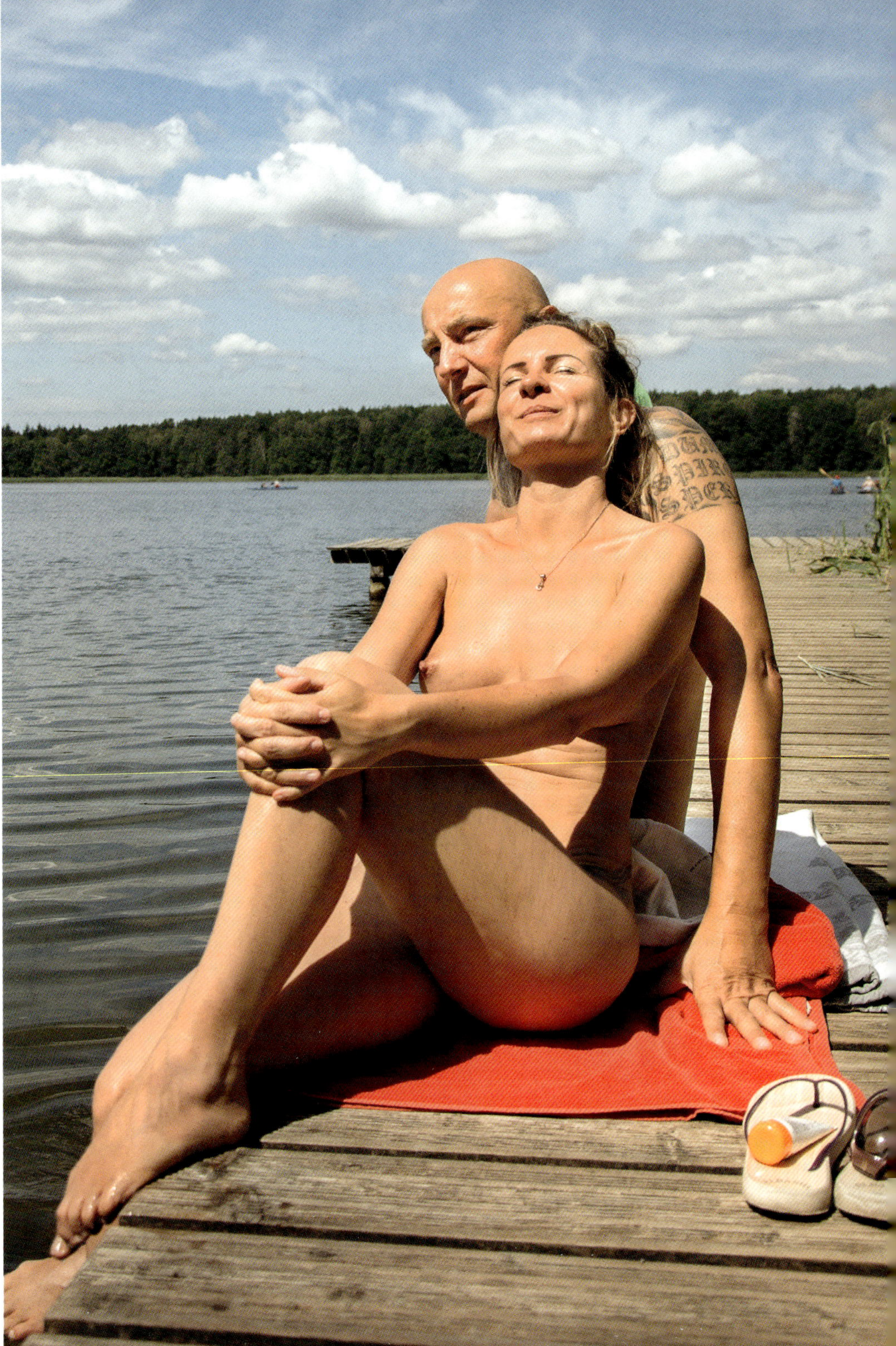

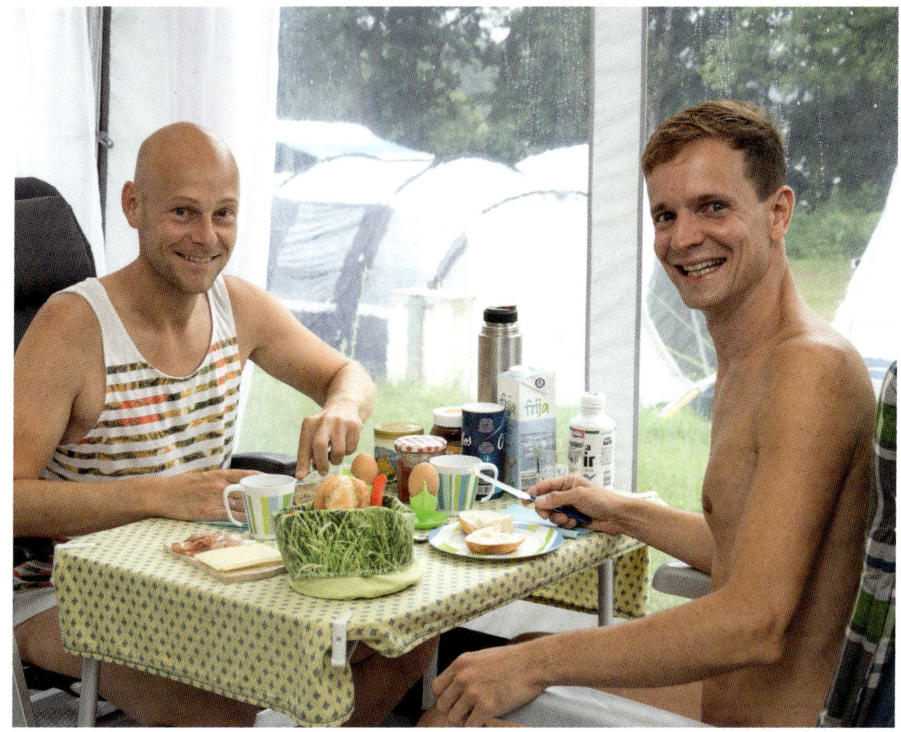

Fabian und Martin machen erholsame Tage am Rätzsee möglich

Sie sind so oft auf dem Platz, wie es nur geht. Fabian und Martin aus Hamburg haben als Campingplatzbetreiber einfach die richtige Wahl getroffen. Der Weg zum eigenen FKK-Campingplatz war für Martin ein gutes Stück eigene Lebensgeschichte. „Mit meinen Eltern war ich in dieser tollen Gegend bereits vor über 30 Jahren unterwegs. Bootsfahrten, Fahrradtouren, und angeln. Mit dem Fahrrad sind wir dann hier am FKK Campingplatz am Rätzsee vorbeigekommen und da bin ich auch das erste Mal einem nackten Radfahrer begegnet! Später haben Fabian und ich uns einen Wohnwagen gekauft, von Hamburg aus ist man ja in etwas über zwei Stunden hier. Ein gutes Ziel, um im Frühsommer und im Sommer zu entspannen. Aber auch in allen anderen Jahreszeiten."

Der Lieblingscampingplatz wurde erste Wahl

„Na ja, und dann kam Fabian und mir der Gedanke: Wir kaufen und betreiben einen Campingplatz. Eine genaue Vorstellung, welcher es denn sein sollte, hatten wir noch nicht. Aber wir dachten, fangen wir doch mal mit einer Nachfrage bei dem Platz an, der uns am besten gefällt."

Beim Vorbesitzer stieß die Anfrage auf Interesse und so kam man in Verhandlungen. „Wir fanden gerade FKK bewahrenswert und wollen es erhalten" erläutert Fabian. Der Platz war tatsächlich etwas in die Jahre gekommen, war einer von vielen in der Region, fiel jedoch durch die Freikörperkultur als Alleinstellungsmerkmal aus dem Raster. Die Traumlage mit viel Abendsonne, in dem waldreichen Gebiet der Seenplatte nicht unbedingt selbstverständlich, machte aus ihm eine besondere Perle. Noch dazu hat der Rätzsee eine FKK-Tradition, die bereits über sechs Jahrzehnte zurückreicht.

Der FKK-Platz am Rätzsee war ursprünglich relativ klein, nur das Stück hinter der Badestelle gehörte dazu. Nach der Wende wuchs er auf seine heutige, trotzdem noch sehr gemütliche Größe.

Klare Richtlinien fördern den Naturismus

Gleich nach dem Erwerb des Campingplatzes 2017 setzten sich Fabian und Martin zusammen, um klare Regeln für die Zukunft des Campingplatzes abzustecken. Kleine Schritte mit großer Wirkung. Das war klar.

Die allererste Maßnahme war, FKK wieder ernster zu nehmen. An der Badestelle besteht seitdem ausgesprochene FKK-Pflicht. Das Gespräch mit den Gästen steht seit der Platzübernahme besonders im Fokus, denn nur so erfährt man Wünsche, Vorstellungen, nur so kann Kritik bearbeitet werden. „Wir setzen den Akzent auf Freikörperkultur und freuen uns, dass das jetzt hier wieder zum

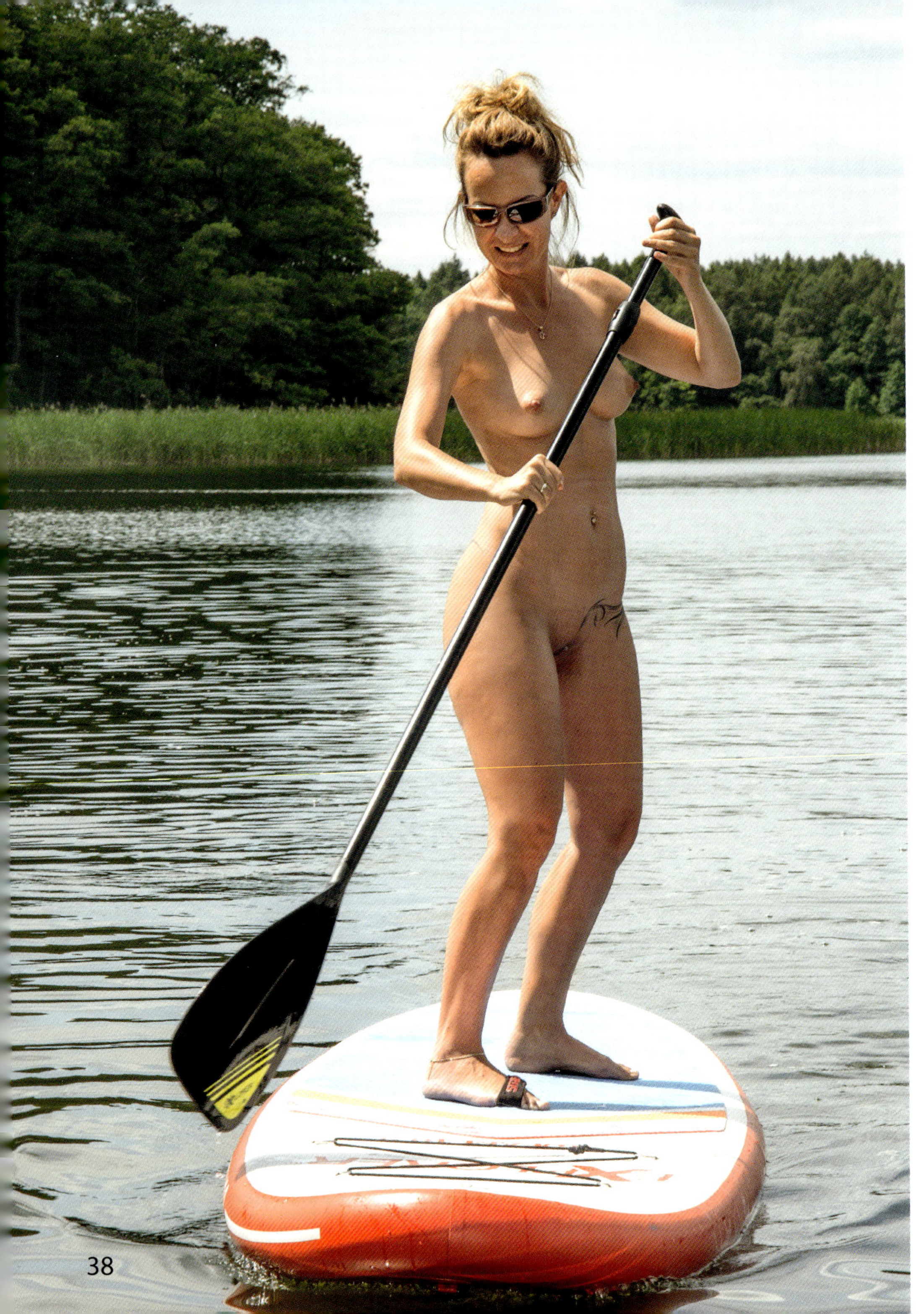

vollen Programm gehört. So kann auch der Shop, in dem alle wichtigen Waren und Lebensmittel des täglichen Bedarfs angeboten werden, nackt genutzt werden." Ein besonderer Hit sind die frischen Brötchen am Morgen. So wird das Frühstück zum gelungenen Einstieg in den Tag. Kaffee darf natürlich nie fehlen.

Dialog für gemeinsamen Weg

„Bei Aktionen stimmen wir uns mit der Gemeinde und den Menschen vor Ort ab. Das ist uns besonders wichtig. Wir wollen unseren Platz als Bereicherung der Region entwickeln."

So steht der Plan eines ausgeschilderten FKK-Wanderweges auf der politischen Agenda und wird öffentlich diskutiert. Fabian und Martin haben das Thema bereits im Gemeinderat vorgestellt und stießen auf Interesse, selbstverständlich aber auch auf einige Fragen und Diskussionspunkte. Nacktwanderungen durch die Landschaft, die komplett ein Naturschutzgebiet ist, gab es bereits in der Vergangenheit. Seit 2019 werden sie unter Leitung einer professionellen Landschaftsführerin angeboten, die natürlich ebenfalls nackt wandert. Viele Paddler auf dem See fahren nackt. Zäune oder gar Mauern grenzen den Campingplatz nicht ab. „Er ist total offen und Teil der Natur, die ihn umgibt" schwärmt Martin. Deshalb sind immer auch Tiere auf dem Platz.

Das Platzpersonal arbeitet als tolles Team zusammen. Der Platzleiter wird von seiner Frau und zwei weiteren Rezeptionisten und Platzwarten unterstützt. Zwei fleißige Reinigungskräfte sorgen für Sauberkeit. Das Team ist inzwischen größer als früher, denn bei steigenden Gästezahlen wird mehr Personal nötig. Initiativbewerbungen von überzeugten Naturisten, die gerne im Sommer auf einem FKK Campingplatz arbeiten möchten, sind daher stets willkommen. Das sind doch gute Aussichten!

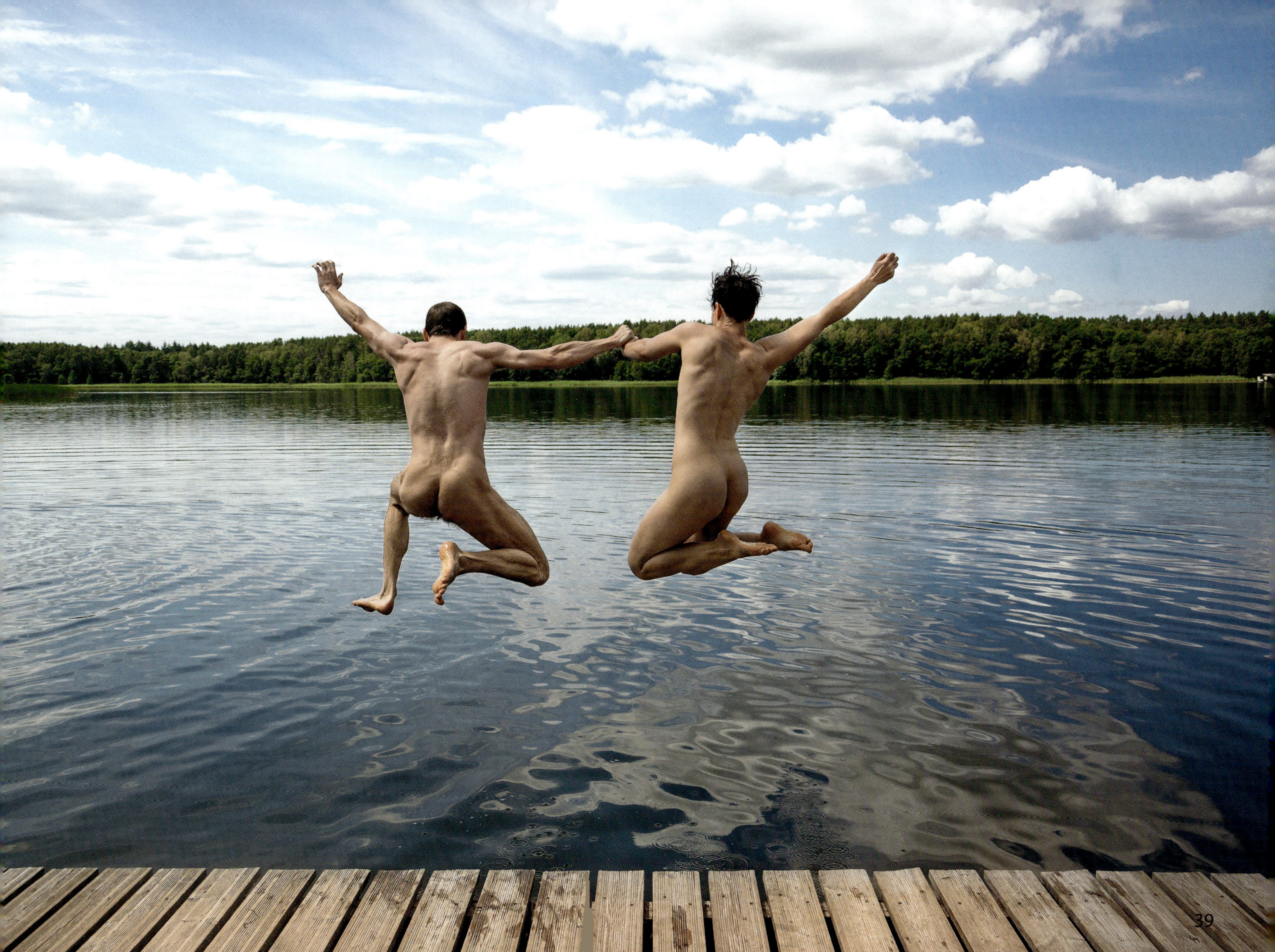

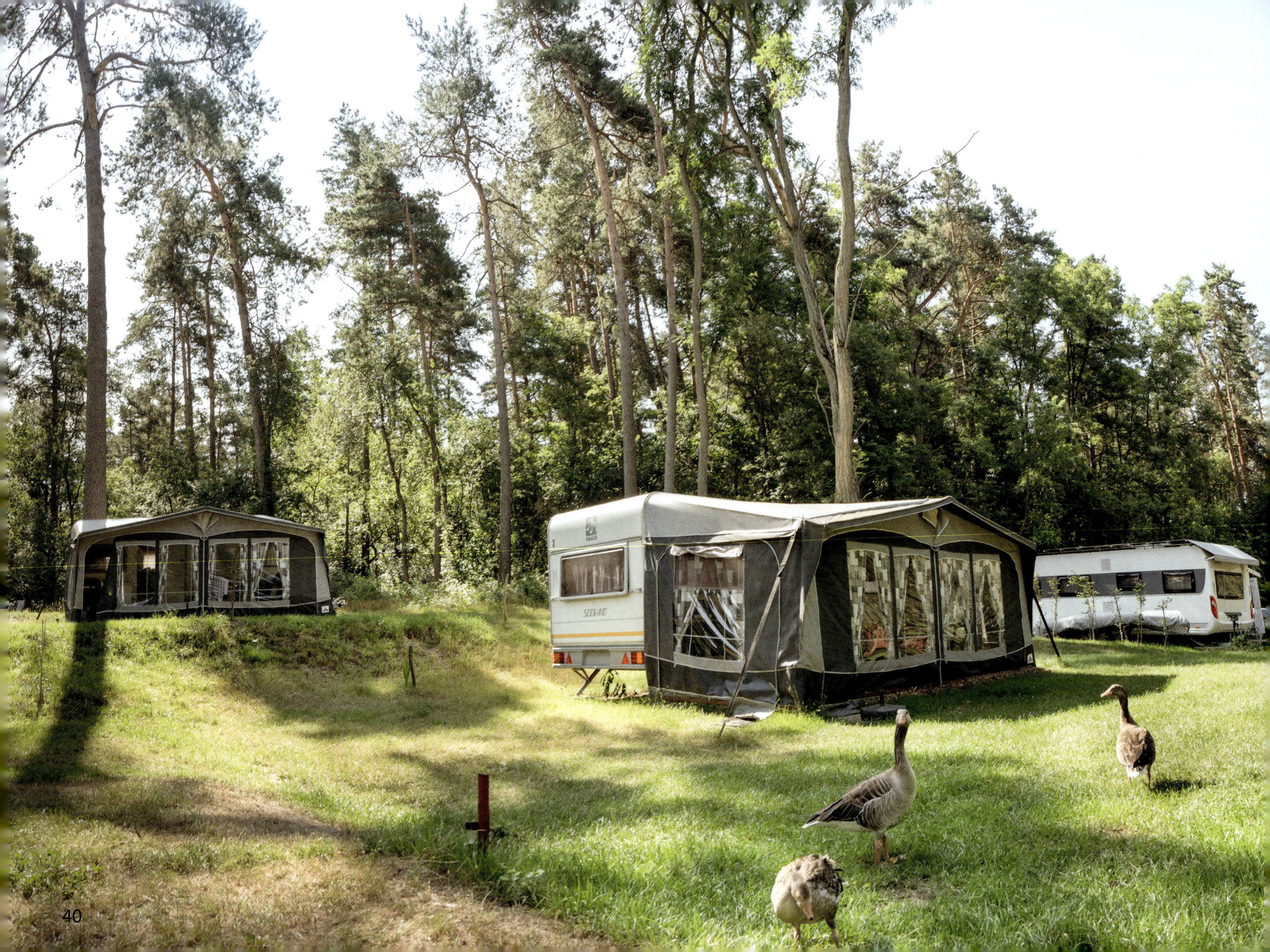

Attraktive Neuerungen zum Relaxen – Hundebesitzer: aufgepasst

Das neue Beachvolleyballfeld zieht große und kleine Spieler an, die Schachterrasse wird häufig belagert, die vier Mietwohnwagen auf Terrassen sowie die Ferienwohnung sind häufig gebucht. Die Wohnmobilver- und entsorgungsstation bietet willkommenen Service für Urlauber und Kurzbesucher mit Wohnmobil. Ein Miet-Wohnmobil und ein kleiner Stellplatz vor der Schranke runden die umfangreicheren Neuerungen ab. Hier sind auch Hunde das ganze Jahr über erlaubt. Auf dem Campingplatzgelände selbst sind Hunde seit diesem Jahr ebenfalls in der Nebensaison erlaubt, also von April bis Mitte Mai und ab Mitte September bis Ende Oktober. „Seit der Übernahme des Geländes haben wir viel investiert. Im Sanitärtrakt erfuhr die Warm- und Frischwasserversorgung eine umfassende Sanierung", so Fabian. Der Campingshop bietet ein gut sortiertes Angebot, so dass man auch mal auf den Einkauf verzichten kann. Für DFK-Mitglieder gibt es ein Rabattprogramm. Seit Saisonauftakt 2020 kann in einer Sauna mit Blick auf den See relaxt werden. 2020 stand auch die Verschönerung der Caféterrasse an, die natürlich auch nackt benutzt werden darf.

Campinzeit am Rätzsee GmbH

FKK Campingplatz am Rätzsee
Zum Campingplatz 1
17255 Wustrow OT Drosedow

Tel. 039828/266191
www.raetzsee.de
info@raetzsee.de

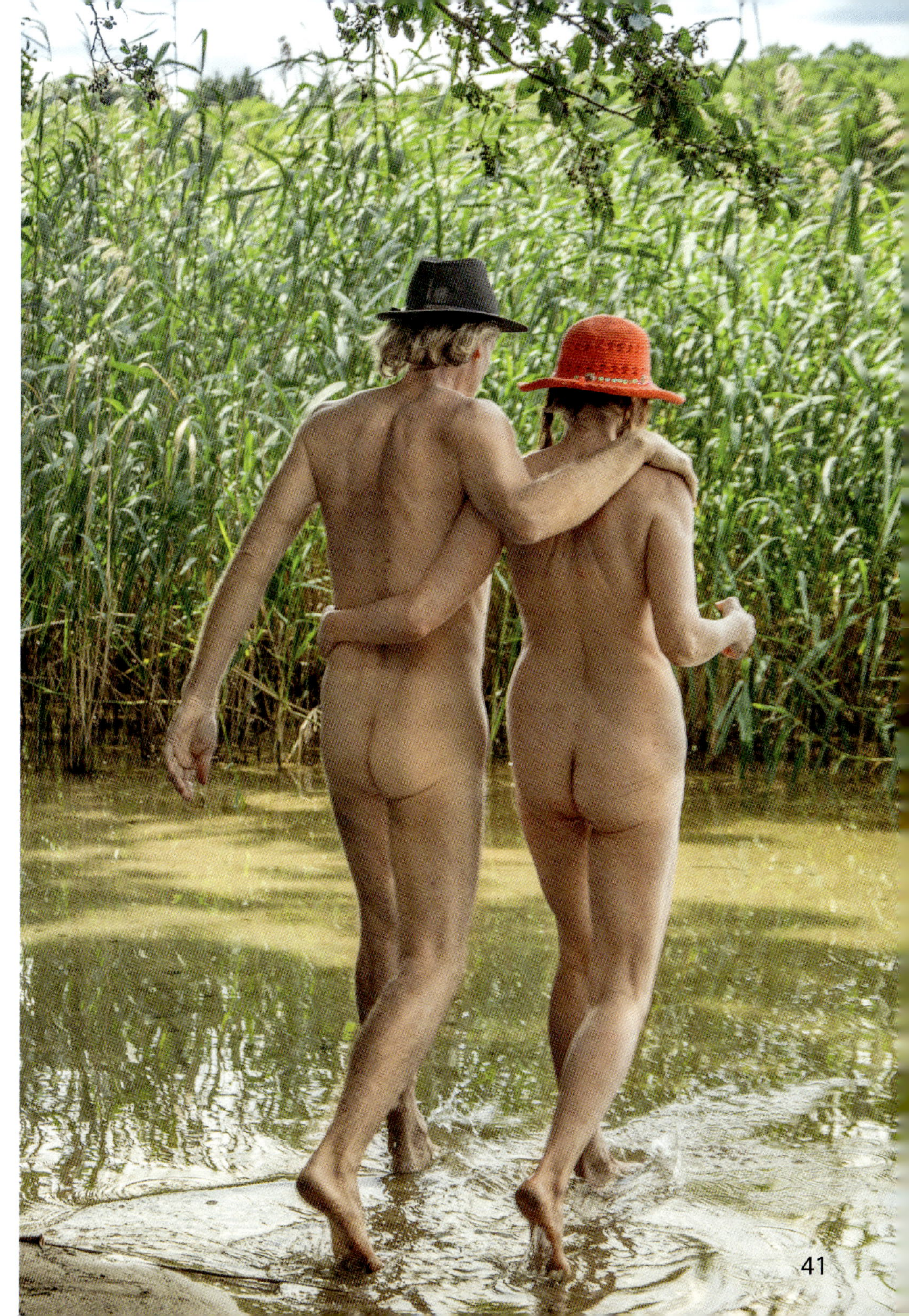

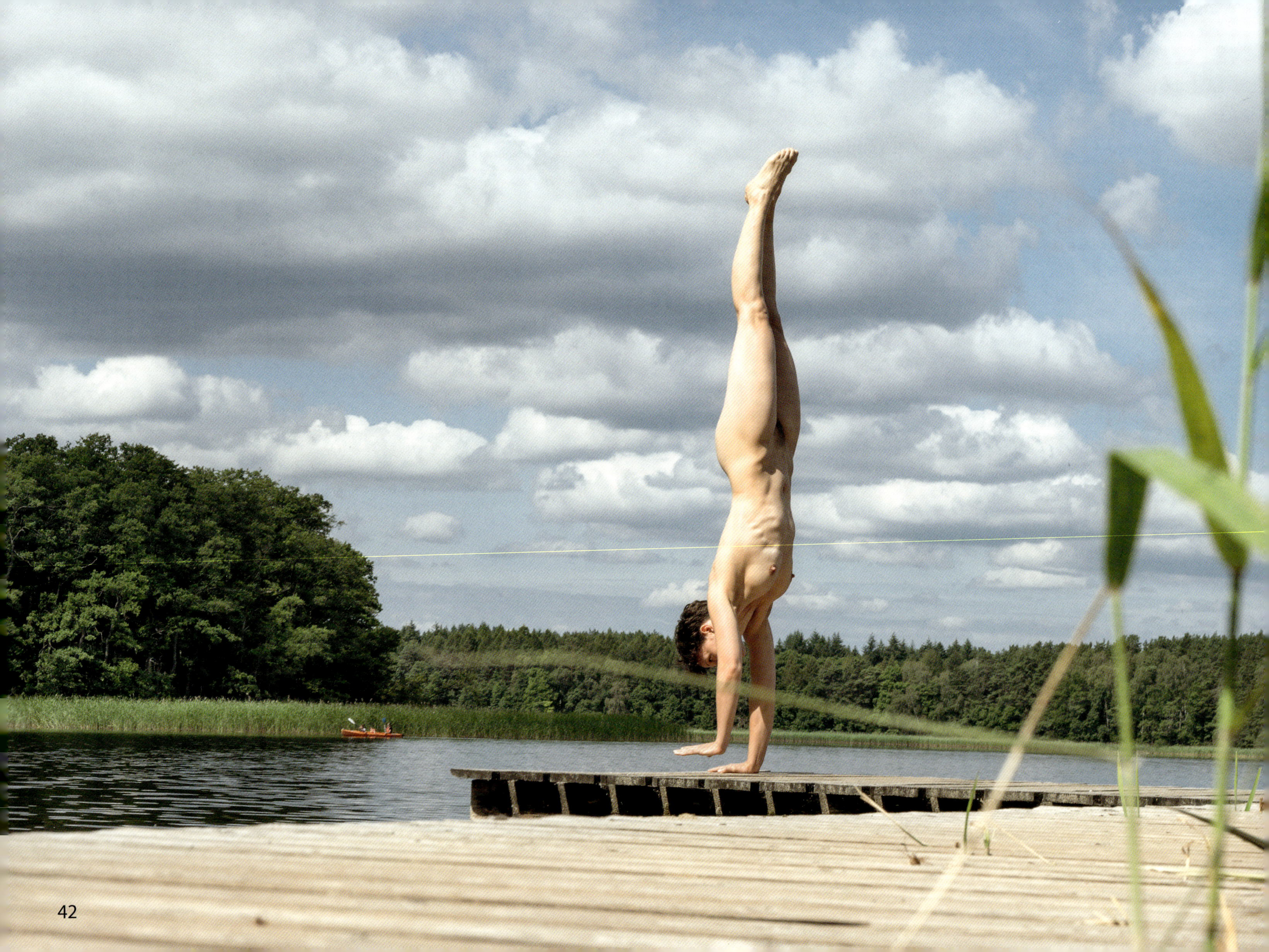

Knattercamping

Zeitloses Idyll am See unter Kiefern

Jungbrunnen für die 83-jährige Ingrid: Das morgendliche Bad im Bantikower See. Ihr Wohnwagen beim Knattercamping ist die sommerliche Residenz.

Die Sonne des durchwachsenen späten Augusttages bricht durch den lichten Kiefernwald, in dem sich die Zelte und Wohnwagen gemütlich ducken. Hier in der Prignitz läuft das Leben etwas langsamer, ganz besonders für die Urlauber. So soll es schließlich sein. Kaum zu glauben: Berlin liegt lediglich eine Fahrstunde entfernt!

Renate Siemer sitzt an diesem Tag eine halbe Stunde beim Kaffee hinter dem Rezeptionsgebäude des Knattercampings. Für sie seltene Momente. Aber es muss einfach sein. „Ich weiß es noch, als wäre es gestern gewesen. Mein Mann kam aus dem Gemeinderat und teilte mir mit, dass der Campingplatz zugemacht wird. Ich fragte ihn nur, was uns das angeht." Der Campingplatz sollte kurz nach dieser denkwürdigen Abendunterhaltung unumstrittener Lebensmittelpunkt der Siemers werden, denn sie nahmen sich des Objektes an. Eine folgenschwere Entscheidung, denn diese sollte alles Kommende der letzten 30 Jahre prägen.

Nach und nach wurden die baulichen Verhältnisse modernisiert. „In Eigenintitiative legte mein Mann neue Anschlüsse und neue Leitungen. Immerhin haben wir ja nebenbei auch noch unseren Ferienhof aufgebaut." Der Platz an sich hieß früher einfach nur Camping Bantikow. „Knattercamping" prägte sich aber besser bei den Leuten

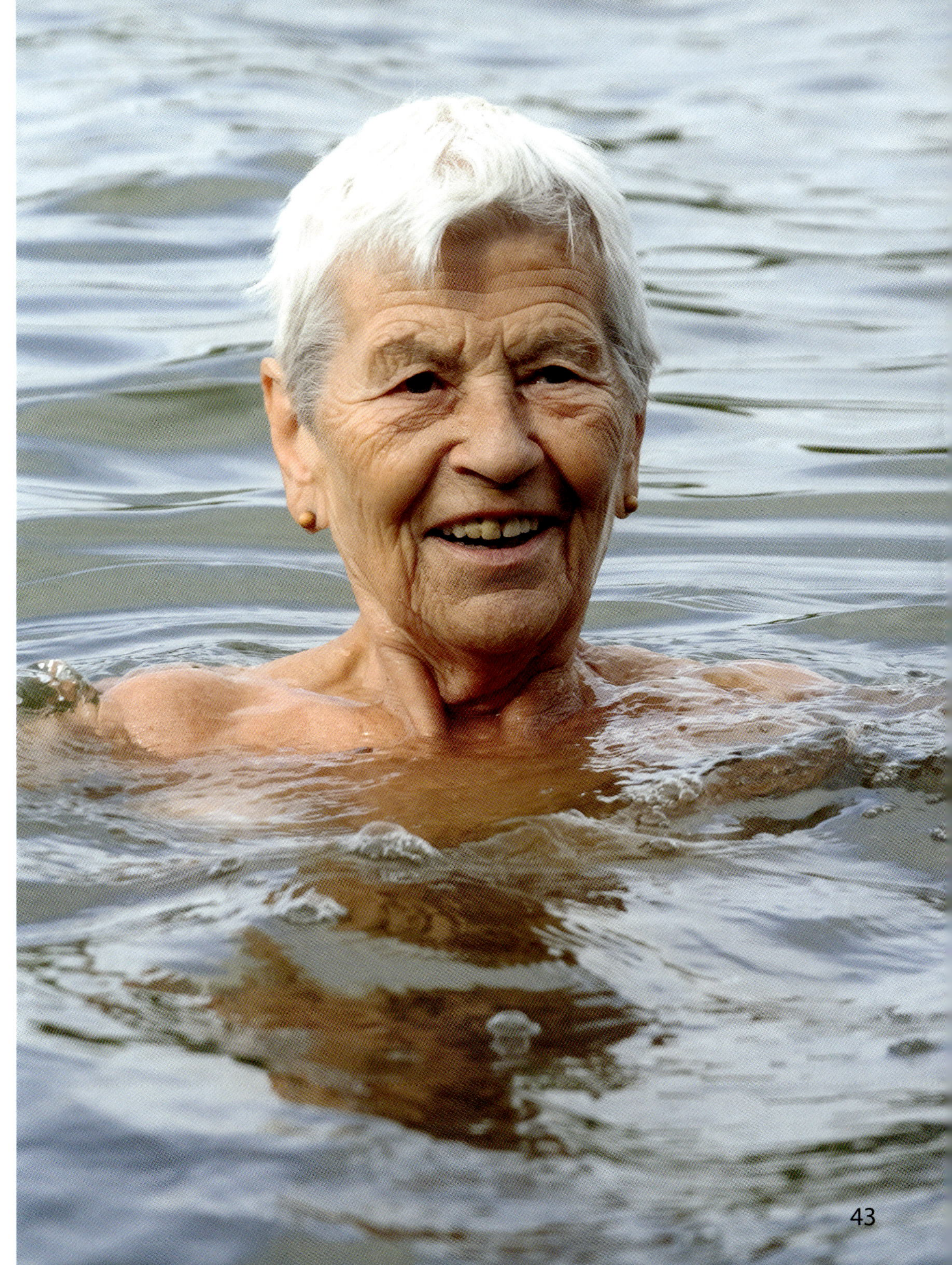

ein. „Die denken gleich, was knattert denn da?" lacht Renate Siemer. „Knattern gehört doch zum Handwerk, wenn man bekannt werden will!" Schließlich heißt es ja Kyritz an der Knatter. „Kyritz liegt ja nur einen Steinwurf von unserem Campingplatz entfernt. Die alte Postkutschenstrecke von Berlin nach Hamburg führte einst über Kyritz. Dort machten die Kutschen planmäßig Station und Rast und die Reisenden machten sich über manche Dinge in der Provinz lustig." An einem Nebenarm des Flusses Jäglitz gab es eine Menge Mühlen, die knatterten und diesem Nebenarm den Namen ‚Knatter' gaben." Weil nun ‚Kyritz an der Knatter' so ein geflügeltes und bekanntes Wort ist, heißt der Bantikower Campingplatz nun Knattercamping.

Acht Waldstücke am See gab es, eines davon gehörte den Siemers. Nach dem Erwerb des Campingplatzes war es für den Campingplatzbetrieb zweckmäßig, nach und nach alle Waldgrundstücke anzukaufen. „Na ja, und am Ufer da war schon immer FKK, das ist ja in der Gegend üblich. So entschlossen wir uns, einen Teil unseres Campingplatzes für FKK-Urlauber bereitzuhalten. Das wurde von Anfang an gut angenommen. Bereits zu Beginn gab es viele Dauercamper, dazu gesellten sich mit den Jahren die Saisongäste, die immer wiederkommen. Die Zusammenarbeit mit dem DFK e.V. macht uns bekannter. 2020 war sowieso gut nachgefragt. Wegen Corona waren die typischen Urlaubsziele im Ausland nicht so begehrt." Dazu wuchs noch der Komfort im FKK-Bereich. Neueste Sanitäreinrichtungen für den ganzen Platz gibt es im Textilbereich, aber seit 2020 hat der FKK-Bereich ein eigenes, sehr komfortables WC-Häuschen. Da sind die Wege nicht mehr so lang. „Dazu ist jeder FKK-Stell- und Zeltplatz nicht mehr als 40 Meter vom See entfernt. Die Urlauber können sich nackt vom Zelt oder Wohnwagen zur Badestelle bewegen. Vom Textilbereich des Platzes wird die FKK-Zone durch eine natürliche Hecke abgetrennt." Auf dem Gelände des Campingplatzes, allerdings im textilen Bereich, gibt es einen kleinen Streichelzoo, der nicht nur die Kinder magisch anzieht.

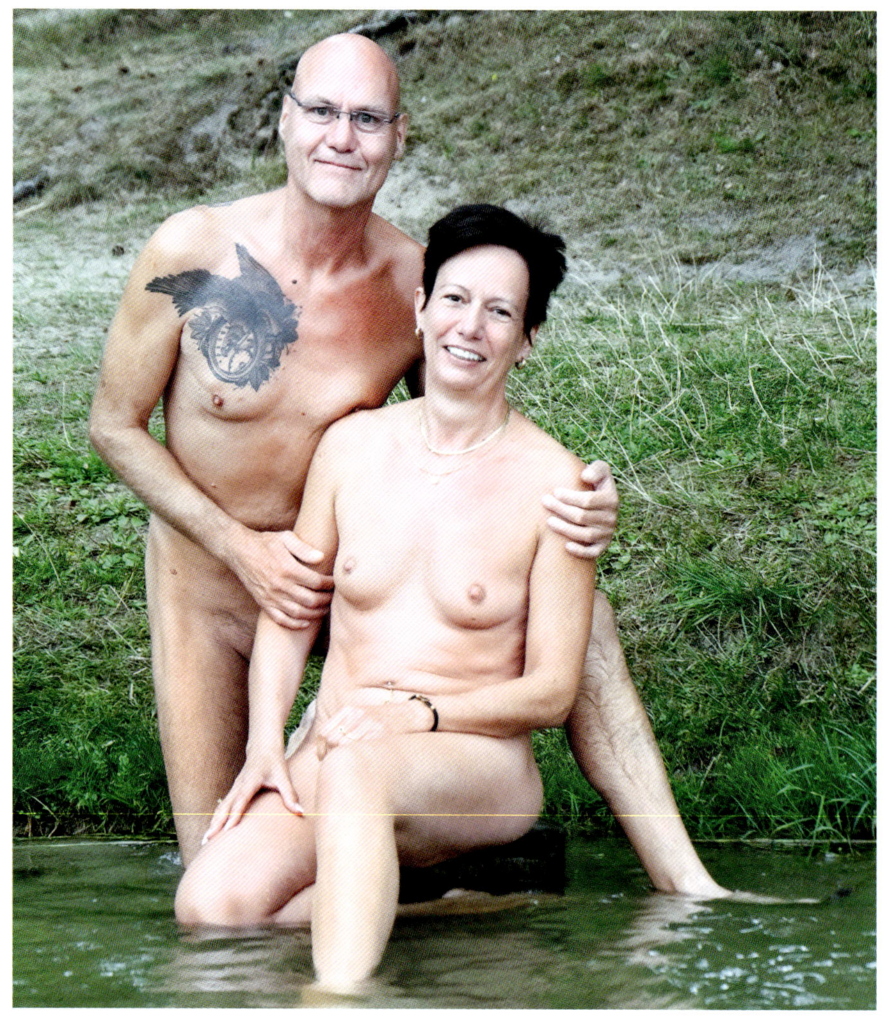

Knattercamping in Bantikow am See

Wusterhausener Str. 14
16868 Bantikow

Tel. 033979/14361
www.knattercamping.de
E-Mail: info@knattercamping.de

Selbstverständlich tierfreundlich

Angelina hat es gut. Sie ist unbestritten der Liebling von Alexandra und Albrecht aus dem Saarland. „Unsere Hündin muss unbedingt mit zum Campen. Beim Knattercamping geht´s. Prima!" freuen sich die zwei Tierfreunde. Die vierbeinige Freundin mit kalter Schnauze und weichem Fell gehört einfach dazu. Da Knattercamping Hunde erlaubt, wurde der Platz natürlich zur ersten Wahl. Die wunderschöne Umgebung lädt dazu noch zu langen Spaziergängen ein? Wo könnte es besser sein? Camper sind Alexandra und Albrecht erst seit einem Jahr. „Da haben wir uns die Campingausrüstung gekauft." Albrecht hat im Rhein-Main Gebiet seine ersten FKK-Erfahrungen gemacht. „Dort gibt es viele Kiesgruben, bei uns im Saarland dagegen wenig. An der hessisch-bayrischen Grenze habe ich einen See entdeckt, wo wild FKK gebadet wird. Aber der wird trotzdem von der Touristinformation empfohlen" schwärmt Albrecht.

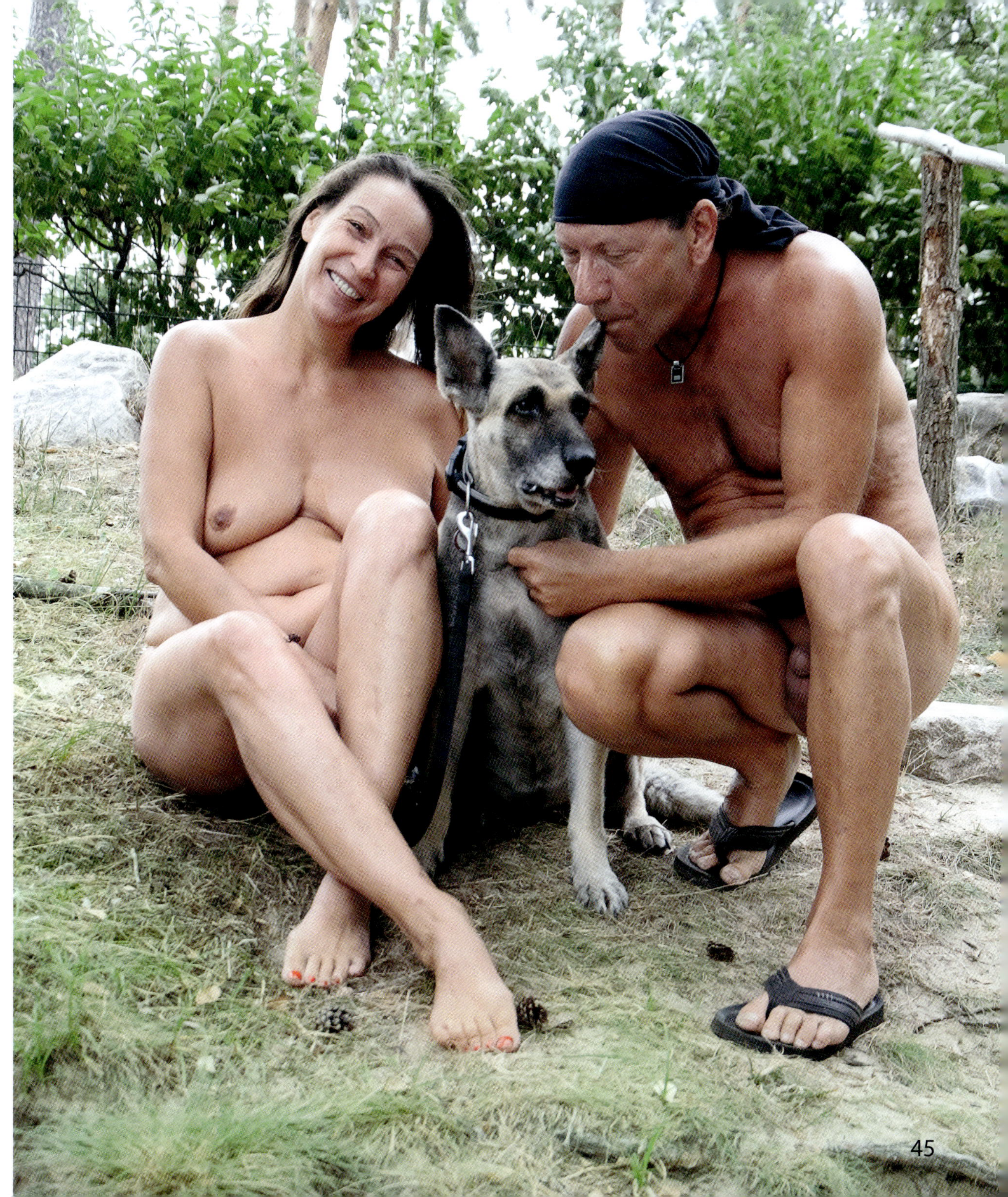

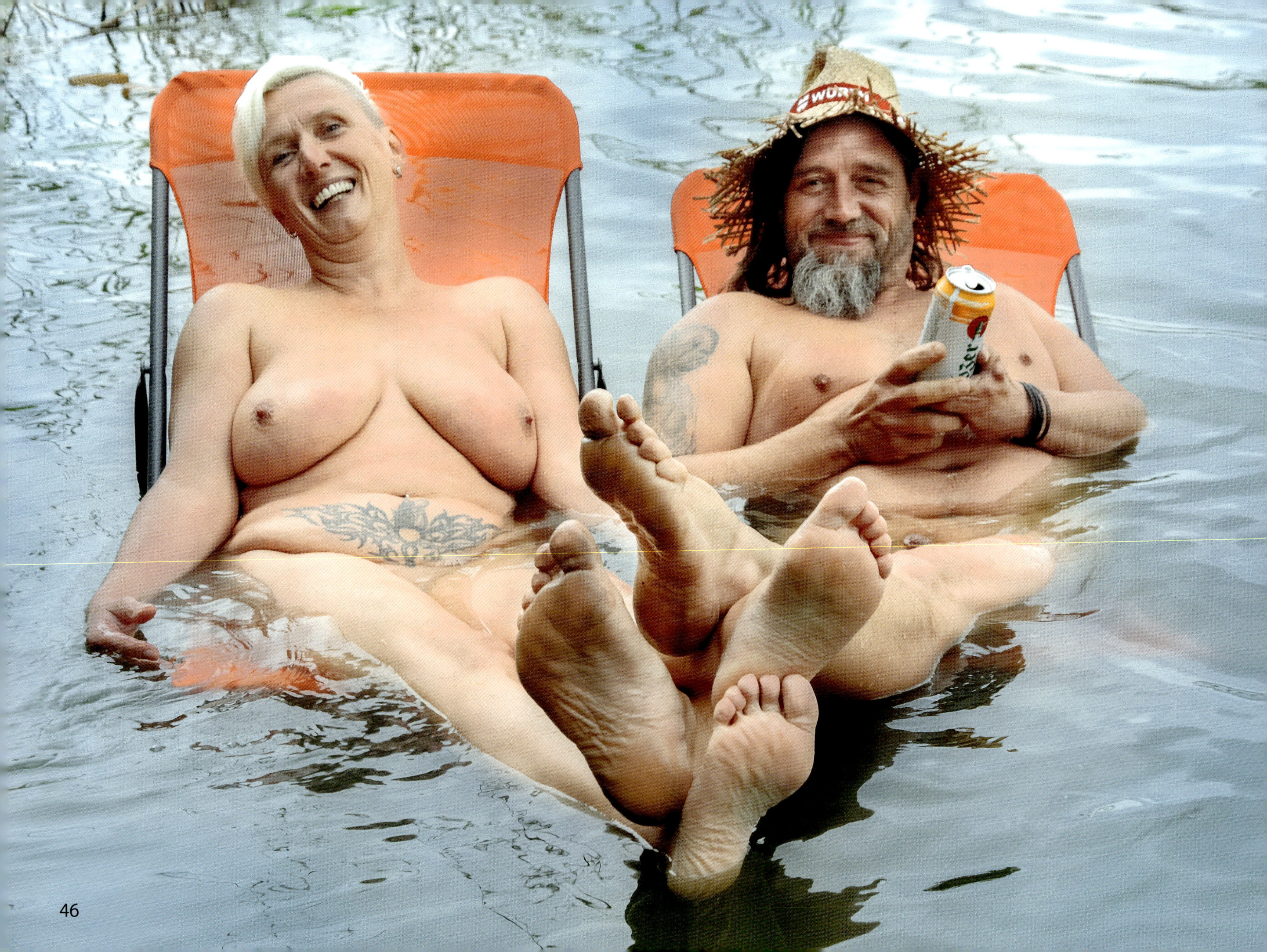

Mr. und Mrs. Love on tour

Annett und Helko sind schon drei Wochen auf dem Platz. Knattercamping? Forever. Heimfahrt? Wenn´s denn mal sein muss…

Erst vor zwei Jahren haben sich die Beiden auf einer Zugfahrt kennengelernt, es ging zur Sektverkostung zur Rotkäppchen-Sektkellerei nach Freyburg an der Unstrut. Der Zug stand übrigens unter Dampf, so richtig historisch. Neben Annett war ein Plätzchen frei. „Da habe ich einfach den Helko rangeholt!“ So begann alles.

Danach wurde er in Annettes Haus in Ostthüringen ein gern gesehener Dauergast und schließlich Mitbewohner. So ein altes Bauernhaus kann doch ganz schön heimelig sein. „Die Zimmer sind niedrig, ich komme grade noch so durch die Tür“ feixt Annett. „Mit meinem Helko läuft´s prima. Ich meine, wir sind eine Patchworkfamilie par excellence.“

In ihrer Jugendzeit knatterte Annett mit ihren Freunden per Moped oft zum FKK an die Patschmühle bei Quirla. „Den Badeplatz gibt es heute leider nicht mehr. Ich war oft an der Talsperre Pöhl, weil ich früher in Netzschkau gelebt habe“ ergänzt Helko.

„Wir beide schätzen die familiäre Atmosphäre beim Knattercamping und entspannen hier total. Eine echte Auszeit“ Das Motto des Lebens steht am Wohnmobil. „Mr. und Mrs. Love on tour“ So weiß jeder sofort, wie die Besitzer drauf sind. Sie genießen das Dasein und kommen mit allen gut aus, nicht nur hier auf dem Platz.

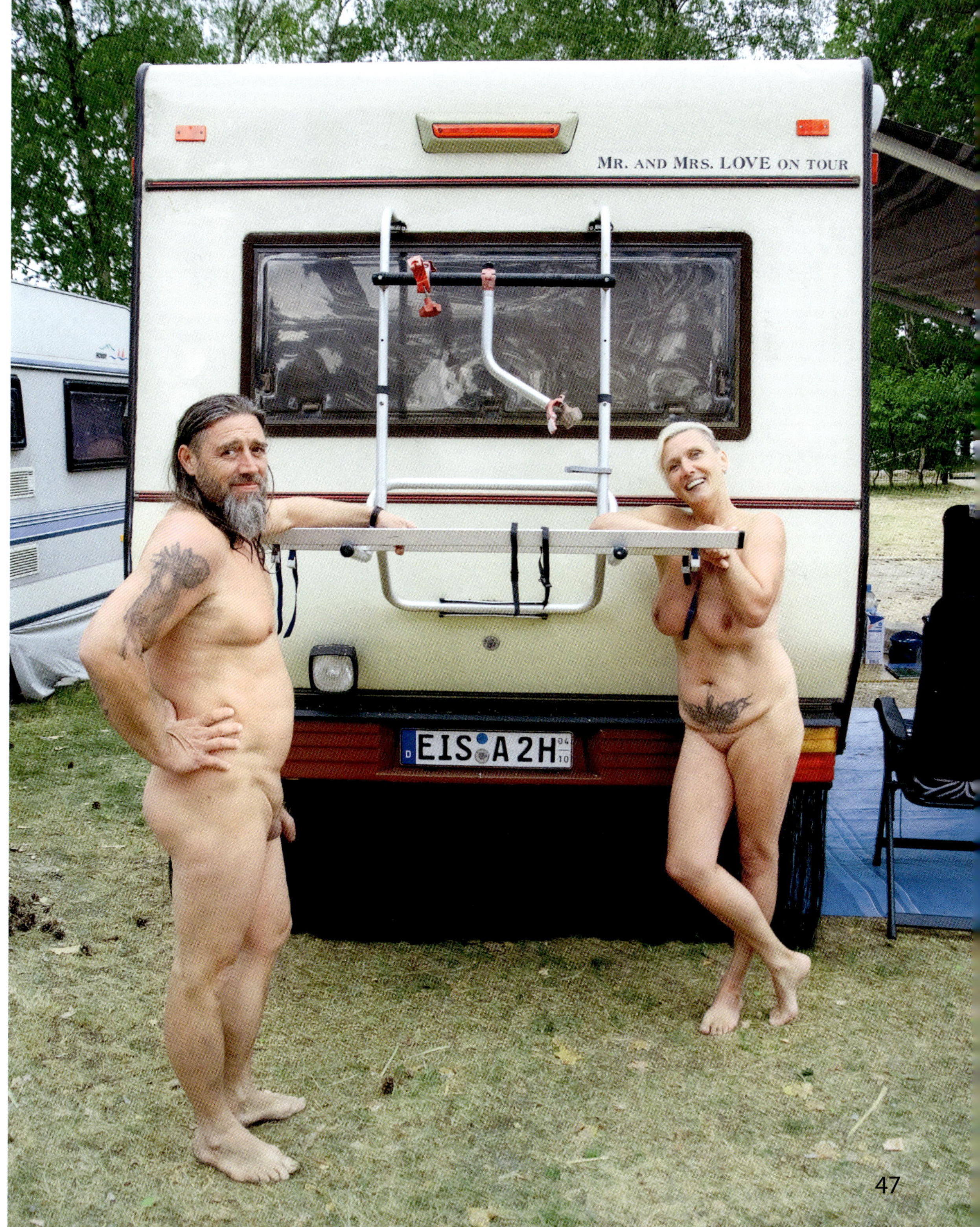

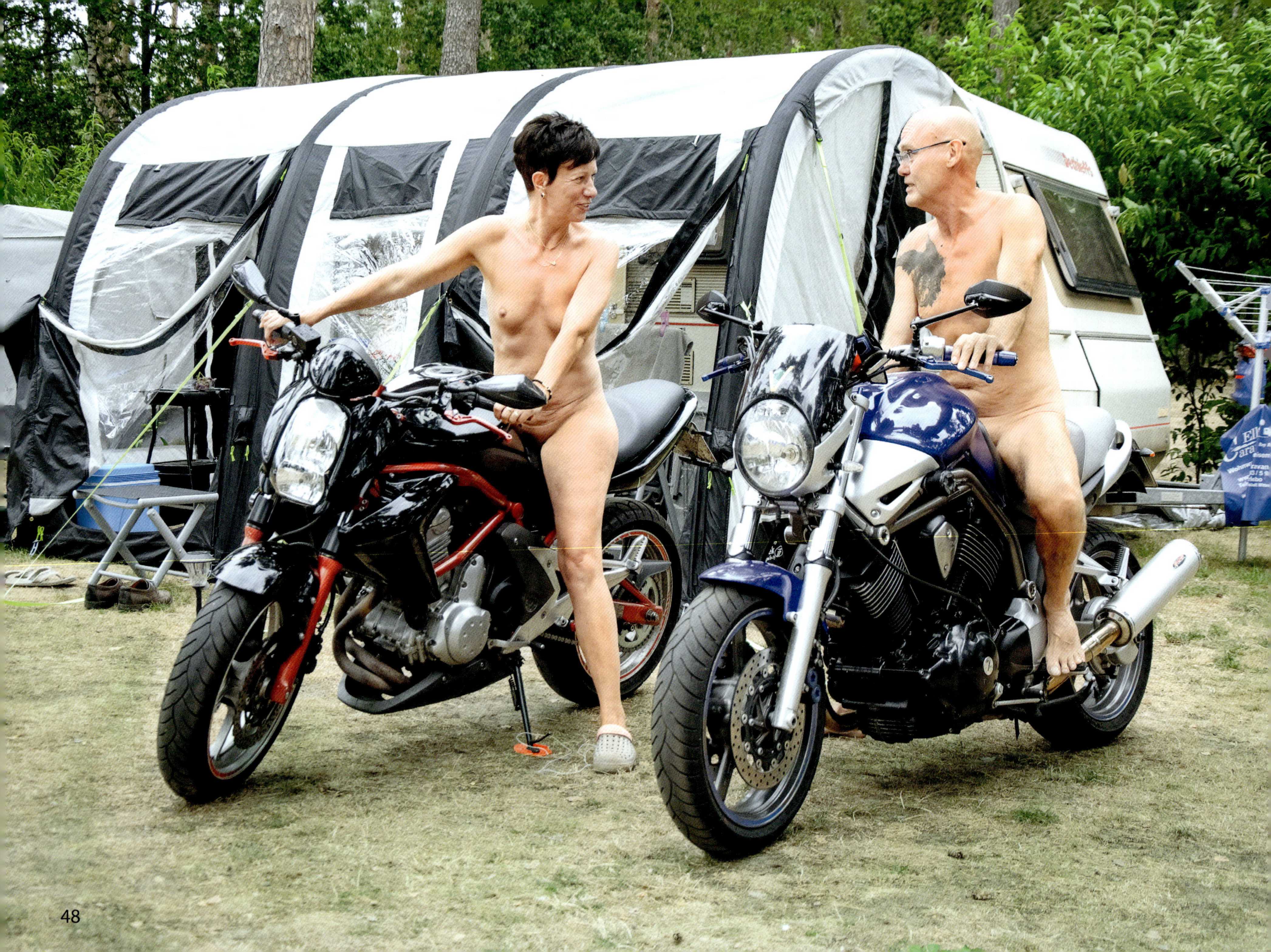

Ohne Knattern geht es nicht

„Unser Jahresablauf wäre unvollständig, wenn wir nicht zum Knattercamping fahren würden. Man kennt mit den Jahren andere Urlauber, die regelmäßig kommen. Die freundliche und familiäre Atmosphäre des Platzes vermittelt Heimatgefühl" schwärmt Henry und seine Frau Kerstin schaut dabei aus ihrer Lektüre auf und nickt zustimmend. „Das kann ich so voll und ganz unterschreiben" lächelt sie ihrem Mann zu.

„Wir sind passionierte Mopedfahrer, na da knattert es ja ganz schön. Das Gefühl der Freiheit ist auf den Straßen unbeschreiblich. Allein schon die Tour zum Knattercamping von unserem Wohnort bei Dessau gestaltet sich zum Erlebnis. Dazu kommen die Ausfahrten hier in der Gegend. Kann das Leben schöner sein?" Knattern also im doppelten Sinne: Auf den schnellen Maschinen und beim Knattercamping.

FKK kennen und schätzen sie seit Jahren, haben damit ganz einfach an der heimischen Kiesgrube begonnen. Wo sonst? Es gibt schließlich im Dessauer Land viele wilde Bademöglichkeiten. Die Zeit beim Knattercamping bereiten Kerstin und Henry gut vor. Sie schaffen erst einmal das Wohnmobil und ein Motorrad zum Platz. Der Aufwand lohnt sich immer, denn sie kommen mehrmals im Jahr.

„Über zehn Jahre reisen wir hier hoch, schätzen das freundliche Team, die Saison- und Dauercamper sind uns gut bekannt. Die Wiedersehensfreude ist immer wieder groß. Zwei- bis dreimal jährlich knattern wir!" lacht Kerstin. Mit den Motorrädern geht es dann zu Aktivzielen, z.B. in den Kletterwald oder zur Sommerrodelbahn. Die Müritz lockt mit ihren kühlen Fluten.

Überhaupt, die Berge. Enge Straßen, steile Kurven. Die große Freiheit, wenn man oben ankommt. Mit diesen Eindrücken verbindet sich für Kerstin und Henry die Villacher Alpenstraße in Österreich, die sie vor ein paar Jahren abfuhren.

Ihre besondere Vorliebe gilt jedoch den Motorradtouren in den Harz. Das nördlichste Mittelgebirge Deutschlands hat einen wilden Reiz. Mit Übernachtungen in Pensionen kann solch eine Wochenendfahrt zum Highlight werden.

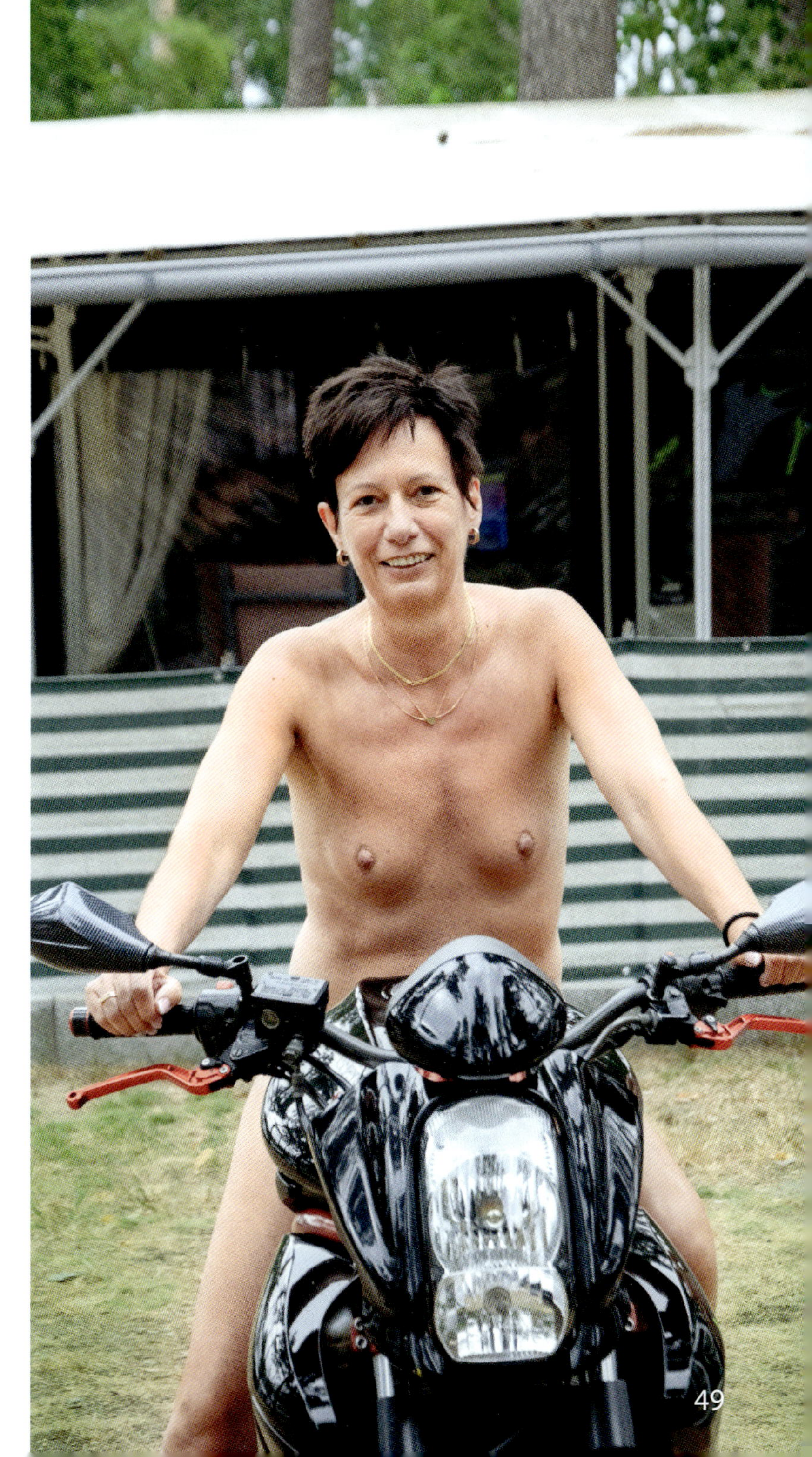

Traumziel FKK

FKK-Campingplatz Rosenfelder Strand hat treue Gäste und stets neue Fans

„2014 war ich zum ersten Mal in Rosenfelde", so schwärmt Werner aus Hannover. Gleich im Gespräch mit den anderen Campern, eine tolle Gemeinschaft, einfach super." Alexander aus Erfurt ist der gleichen Meinung. „Früh aus dem Zelt, an den Frühstückstisch bei einem leichten Seewind. Einfach toll. Die Fahrt nach Rosenfelde, mal alleine oder mit Freundin, steht jetzt jährlich auf dem Programm." Dabei lockt auch die manchmal fast schon südliche Sonne über Deutschlands größtem FKK-Campingplatz im Land zwischen den zwei Meeren. Stammgäste meinen, das Wetter hier lockt immer mit viel Sonne. Familienfaktor, viele Breitensportmöglichkeiten und absoluter Wiederholungswert. Das ist Rosenfelde, oder kurz der „Rosi", wie eingefleischte Fans sagen.

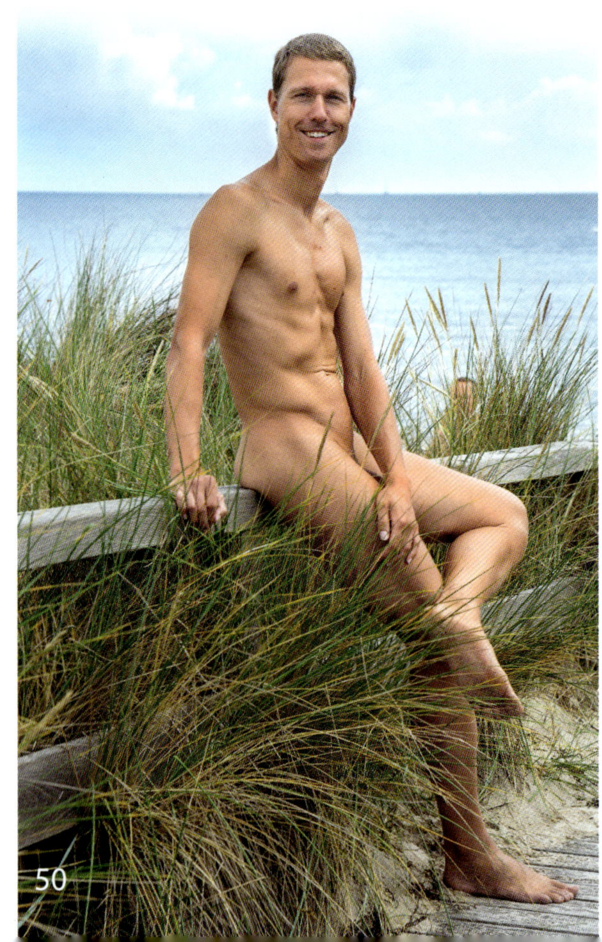

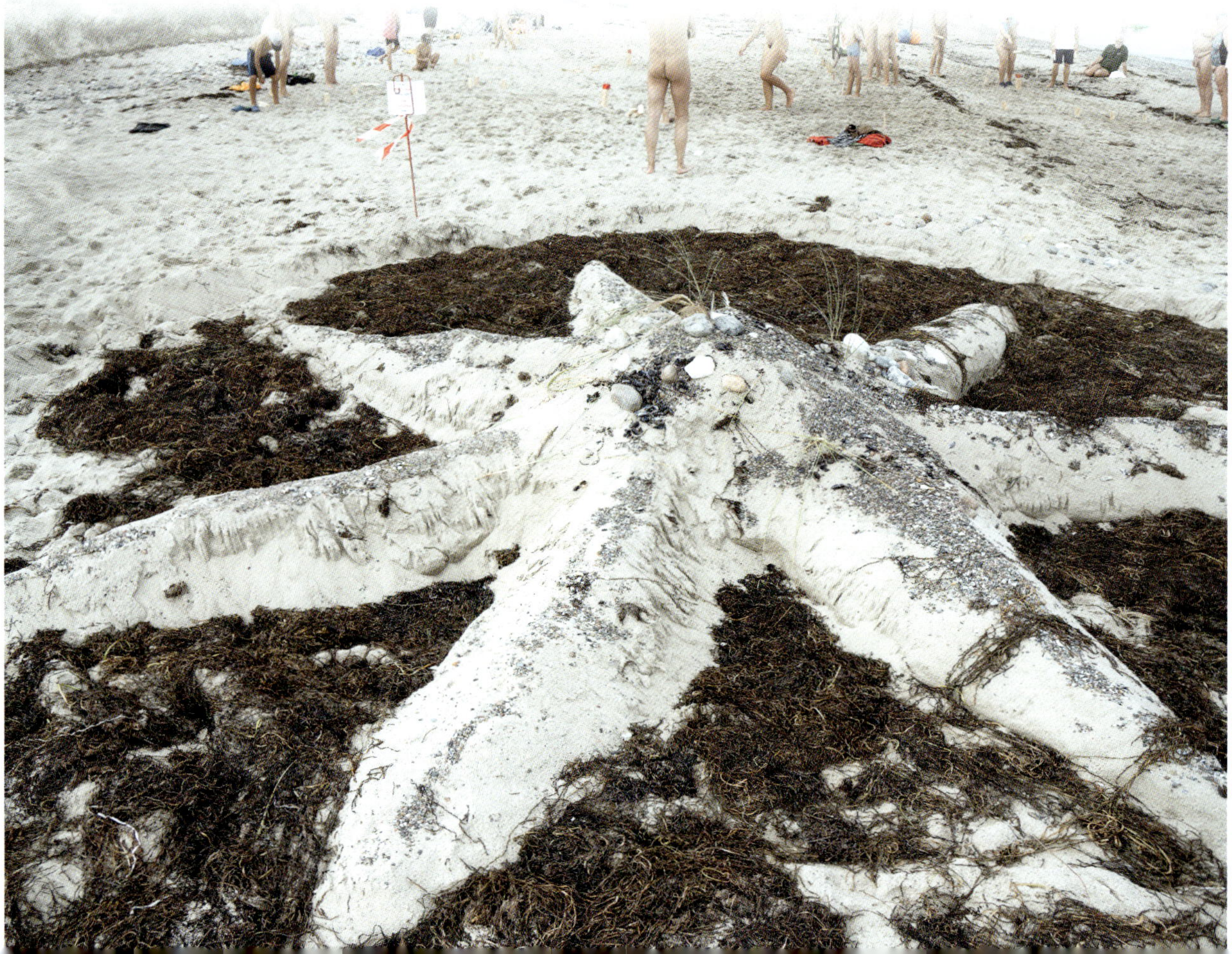

Zweite Heimat in familiärer Atmosphäre

„Es ist einfach die familiäre Atmosphäre, die uns hier fasziniert", so schildert Veronika aus Potsdam ihren Eindruck um den FKK-Campingplatz Rosenfelder Strand an der Ostsee bei Grube. „Das Lachen der drei Kleinen, Sven, Erik und Janina, bestätigt Mamas Aussage. Auch Papas Lächeln unterstreicht noch einmal alles ganz deutlich. „Wir fühlen uns hier einfach gut! Bereits wenn wir vor Rosenfelde die reetgedeckten Katen sehen, wissen wir, dass wir gleich wieder daheim sind." Irgendwie zum Ortsnamen passen natürlich die kleinen roten Früchte an den Hagebuttenbüschen. Ja daheim. Rosenfelde wird zum Aufenthaltsort, um den sich das Jahr dreht. „Wenn wir unsere freien Wochen nicht auf dem Campingplatz verbringen würden, dann wäre unser Jahr unvollständig!"

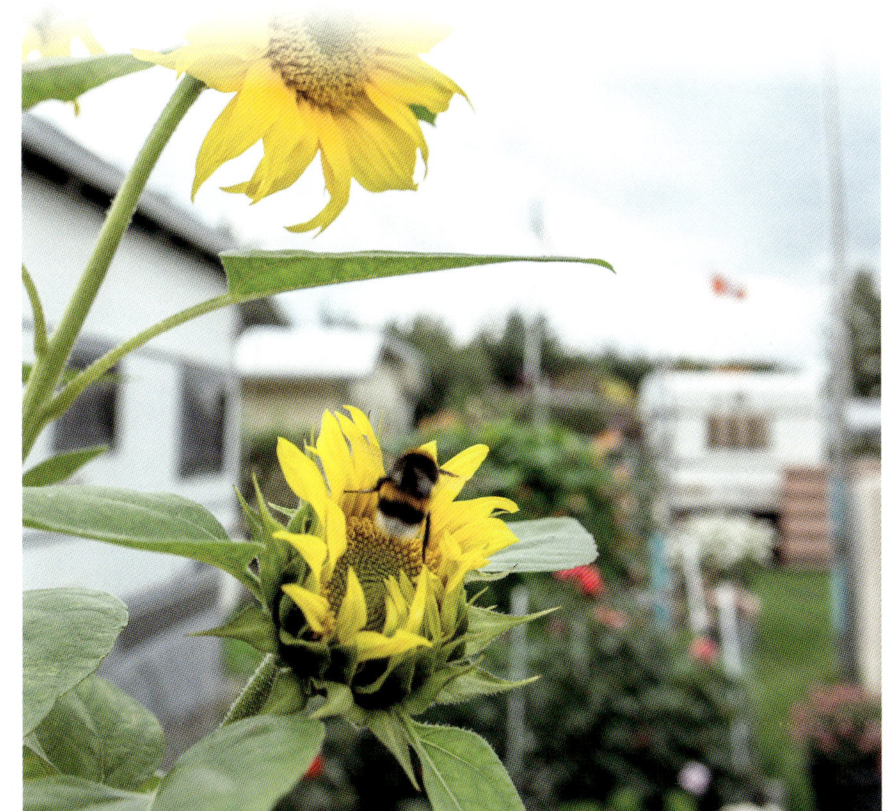

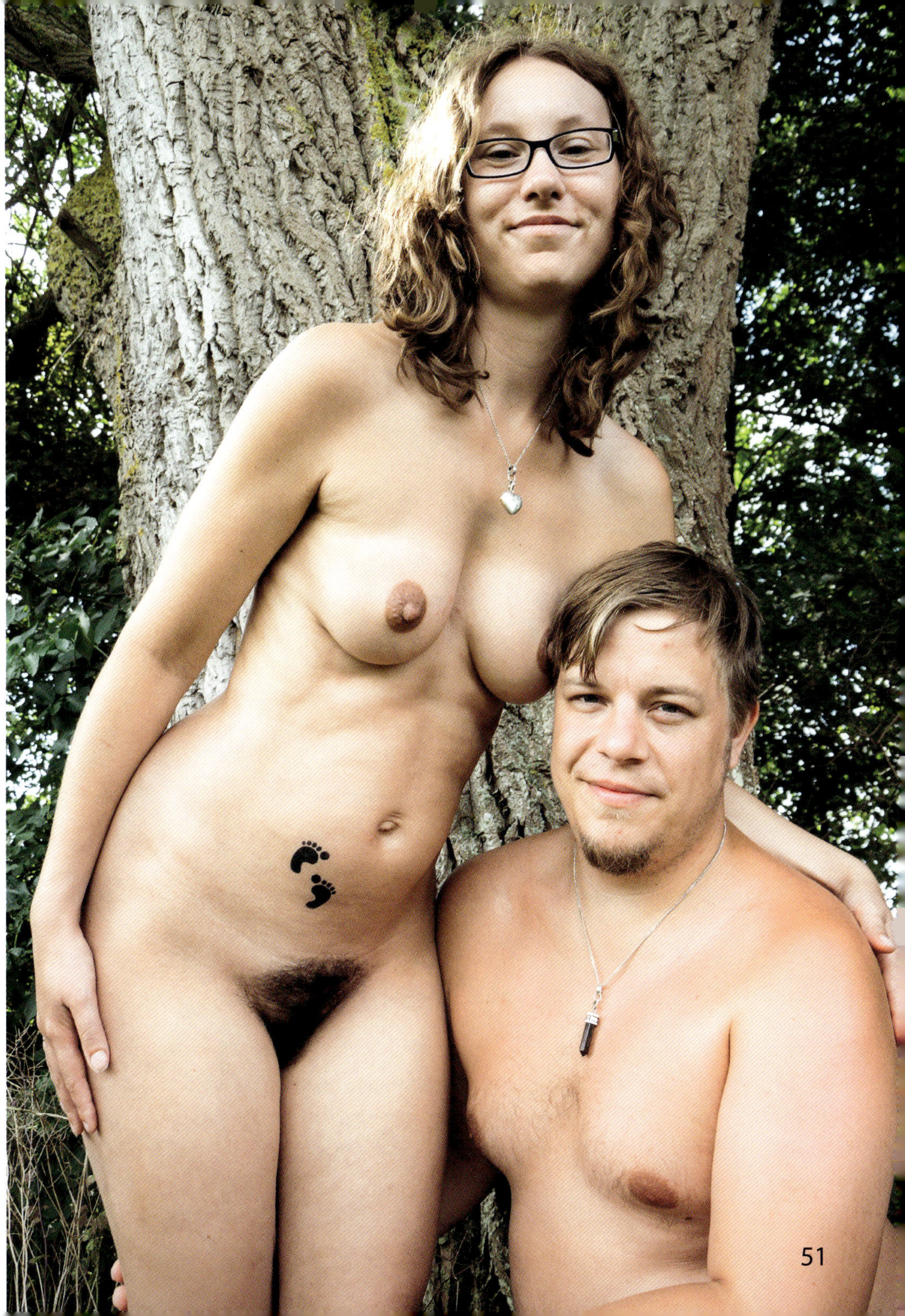

Wie eine kleine Stadt am Meeresstrand

Der einzige FKK-Campingplatz an der deutschen Ostseeküste wird zum Treffpunkt von FKK-Freunden nicht nur aus Deutschland und Europa, sondern aus aller Welt. „Der Rosenfelder Strand hat schon was. Die Hasen auf dem Campingplatz, die überall herumflitzen, die Schafe auf dem Deich und die Rinder auf den Wiesen. Tolle Eindrücke", schwärmt Daniel. „Unseren ersten FKK-Urlaub haben wir in Frankreich verbracht, aber Rosenfelde überzeugt uns ebenfalls voll!" Also sehen sie sich alle, abseits touristischer Wege an der Lübecker Bucht. Mit einer Größe von 30 Hektar ist der Campingplatz zudem eine echte kleine Stadt, in der man sich beim ersten Mal durchaus verlaufen kann. Aber die Wegweiser, das Platzpersonal und die Mitcamper bringen den Verirrten gern ans Ziel. Gegenseitige Unterstützung wird groß geschrieben. Das beginnt schon beim Frühstück am Morgen in der Gemeinschaftsküche. Da borgen sich die Frühaufsteher, Kaffee, Tassen oder Milch und spontane Touren werden geplant. Vor der Küche lässt es sich gut in Gemeinschaft essen und so werden die Mahlzeiten durchaus mal etwas länger. Nachher am Strand geht´s weiter, oder? Na klar! Aber vorher noch fix in den campingplatzeigenen Lebensmittelmarkt, wo es übrigens frische Brötchen in großer Auswahl gibt. Zum lauschigen Abend lädt die heimelige Gaststätte des Campingplatzes mit nationaler Küche ein.

Mehrere Sanitärgebäude sorgen für die notwendige Erfrischung und sind teilweise behindertengerecht eingerichtet. Die Wickelräume für den Nachwuchs werden ebenfalls gern genutzt.

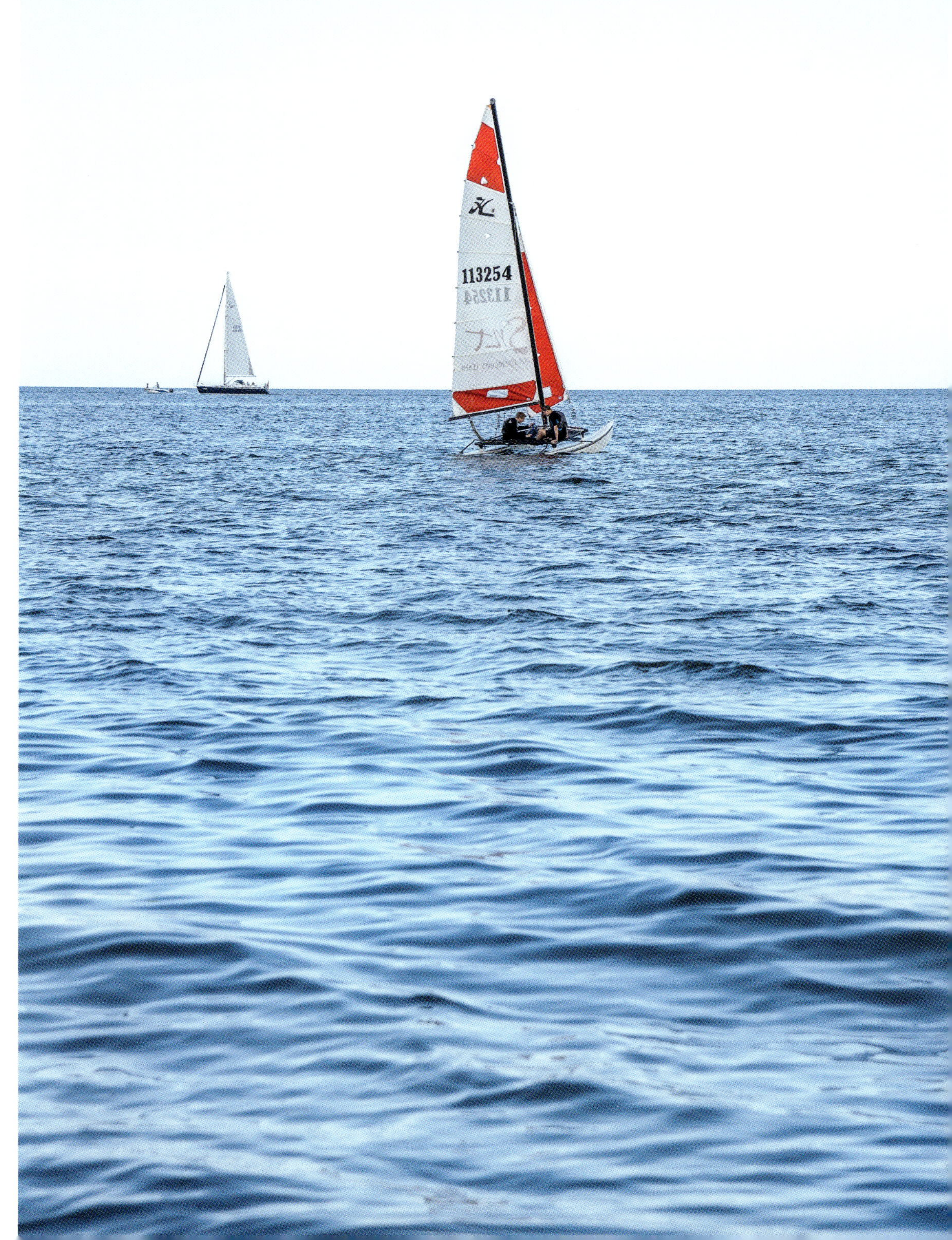

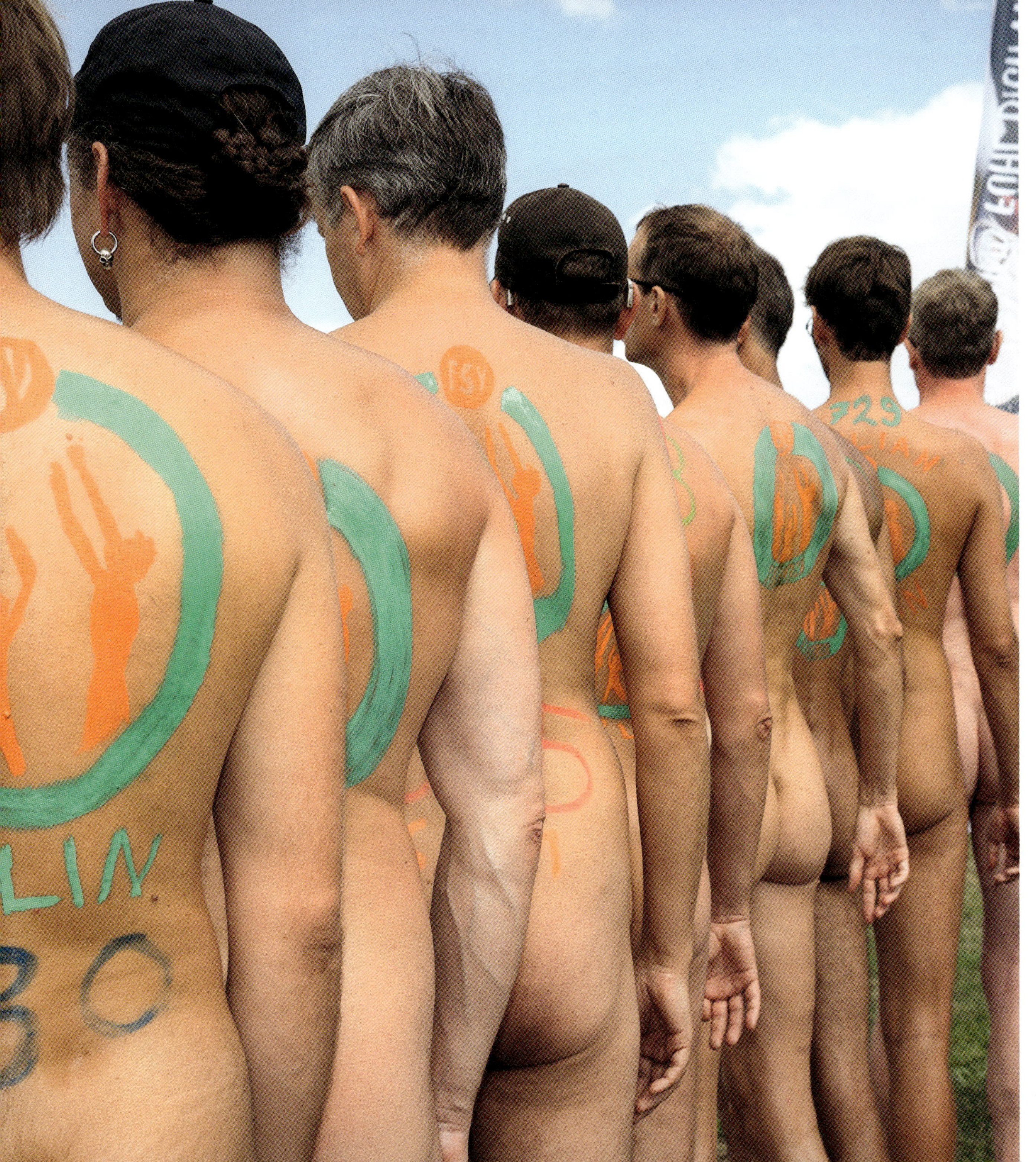

Höhepunkt Naturistenlauf

„Johanna, gib alles!", so ist aus den Zuschauerreihen zu vernehmen. Die Kinder werden ganz besonders angefeuert, die unter 9-Jährigen starten zuerst und geben ihr Bestes. „Oh, das war eine Superleistung!" Nach dem Zieleinlauf umarmen so manche Eltern ihre kleinen Sportler. Von den Großeltern gibt es Lob und Anerkennung. Irgendwann werden es dann in ein paar Jahren die 5000 oder 10000 Meter. Der Naturistenlauf, das Original, findet jährlich Ende Juli, Anfang August an einem Samstag in Rosenfelde statt. Also: Immer informieren, im Prinzip steht der Termin bereits ein Jahr eher fest.

Apropos Erwachsenläufe: Es gibt tatsächlich einige Sportbegeisterte, welche beide Laufdistanzen in den vorderen Reihen meistern! Die Laufhelfer motivieren zum Durchhalten und Weitermachen, aufmunternde Worte schaffen kleine Wunder. Getränke am Wegesrand bringen spürbare Kräfte. Mittlerweile eingespielt ist die Geschwindigkeitsmessung beim Lauf per Transponder. Schneller und genauer geht es nicht. Bereits wenige Minuten nach dem Zieleinlauf können die Zeiten an der Tafel ausgehängt werden.

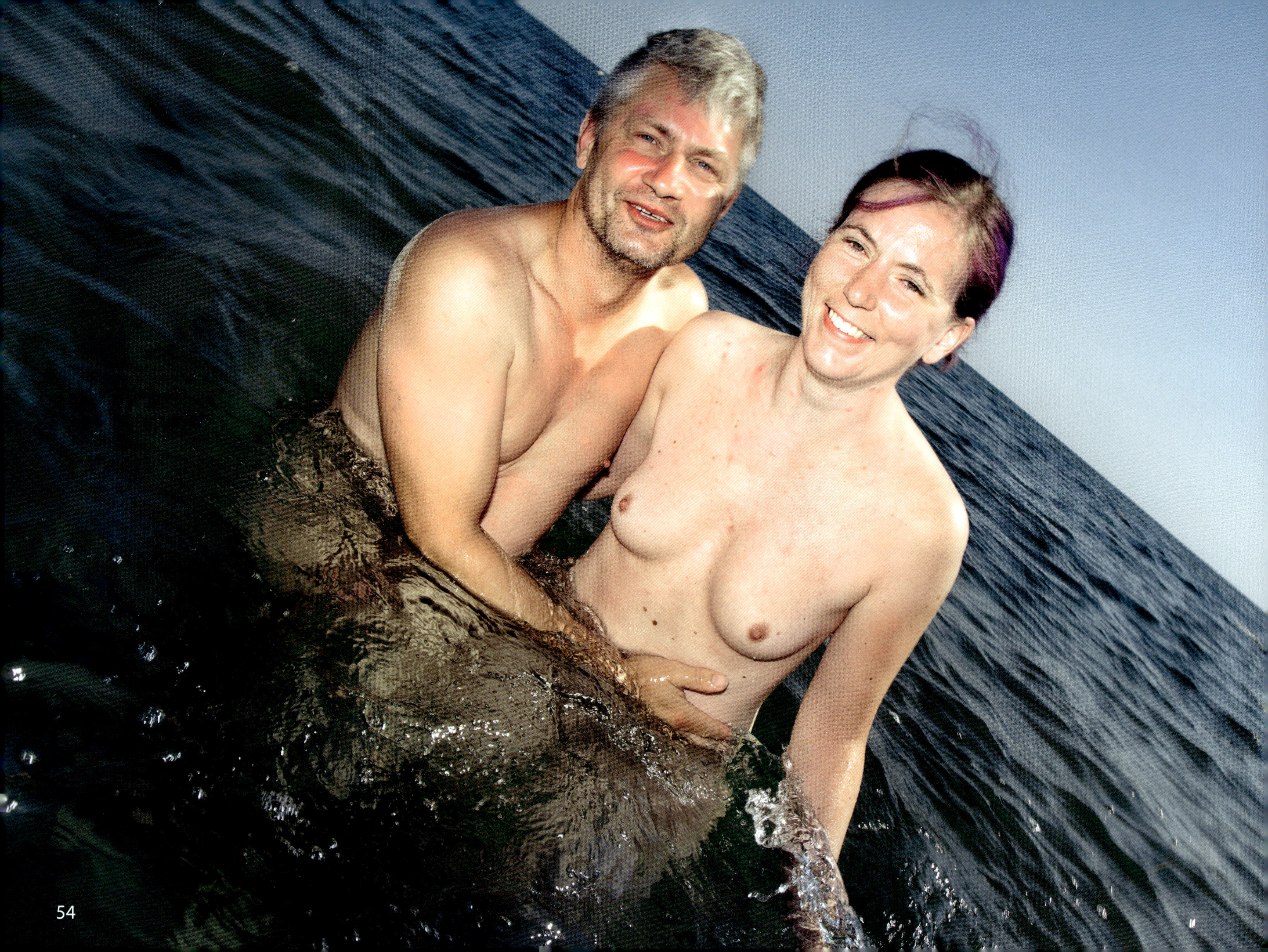

Nicht nur FKK Sport- und Aktivtage, sondern stets sportlich und bewegungsfreundlich

Eine legendäre Veranstaltung, die zur Monatswende Juli/August über Jahre eine Woche lang zahlreiche Fans anzog, war das Mee(h)r erleben. Weil es so schön war, wurden 2020 die FKK-Sport- und Aktivtage ins Leben gerufen, die nun gleich ganze zwei Wochen dauern. So lohnt es sich noch mehr, an den Rosenfelder Strand zu kommen. Einige Programmpunkte haben schon Tradition, unter anderem der Petanque-Ostsee-Pokal, Qi-Gong, Schach oder Airbrush. Dazu kommt das abwechslungsreiche Abendprogramm im Festzelt, unter anderem mit Karaoke, Bingo, Discohits oder Ostseeparty. Besondere Aufmerksamkeit bekommen die Kinder, für die sich ein Team speziell Höhepunkte und Veranstaltungen einfallen läßt und ausrichtet. Da gibt es Treckerfahrten, Kinderdisco, Bauchtanz, Zirkusschule mit anschließender Aufführung oder ganz einfach die Gute-Nacht- Geschichte.

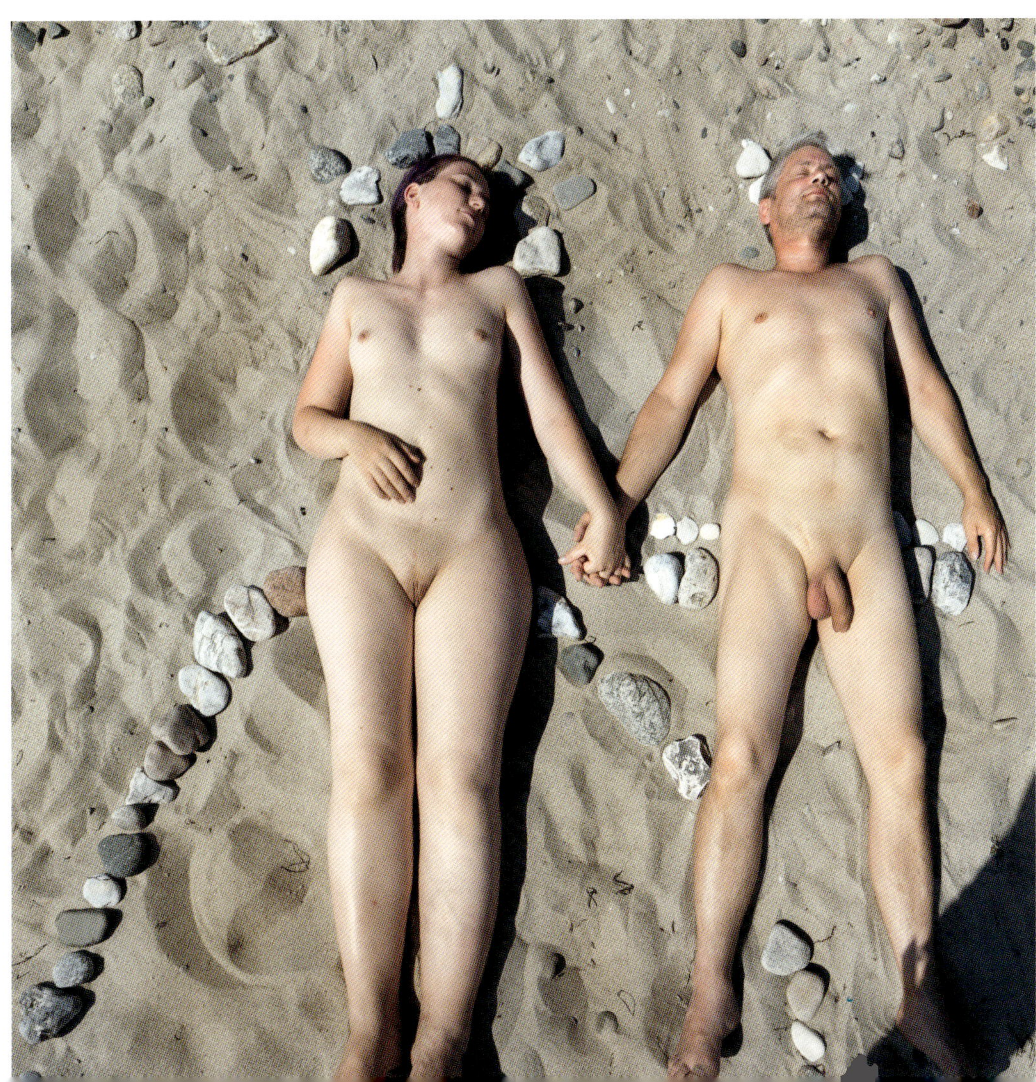

Aber nicht nur zu den FKK- Sport- und Aktivtagen, zum Schwimmen oder zum Stehpaddeln bietet der Rosenfelder Strand beste Möglichkeiten. Dem FKK-Sporturlaub steht also nichts im Wege. So können unter anderem Volleyball, Fußball oder Street-Basketball gespielt werden. Das gemütlichere Boule strengt nicht so an. Auch Tischtennis oder ganz besondere Sportarten wie Ringtennis werden auf dem Ostsee-Campingplatz gerne und viel ausgeübt.

Der FKK-Campingplatz Rosenfelder Strand bietet sich als Ausflugsbasis zu den tollsten Zielen in Schleswig Holstein an. Für Radtouren ist er sowieso ein einmaliger Startpunkt. Wie wäre es mit der Ostsee-Erlebniswelt Heiligenhafen, dem Haus der Natur in Cismar, dem Kloster Cismar, der Insel Fehmarn, dem SEA LIFE Timmendorfer Strand, dem Esel- und Landspielhof Nessendorf, dem Hansa-Park Sierksdorf, der Ostsee-Therme Scharbeutz oder der Lübecker Altstadt?

Gibt es jetzt noch eine Frage, wo der nächste FKK-Urlaub stattfindet? In Rosenfelde natürlich, klar. Ein eigenes Zelt oder ein eigener Wohnwagen müssen gar nicht sein. Wohnwagen werden vermietet, wer es ganz bequem möchte, kann sogar ein Mobilheim mieten. Also, auf geht´s!

Wohlverdiente Pause für Aktiv-Königin und -König

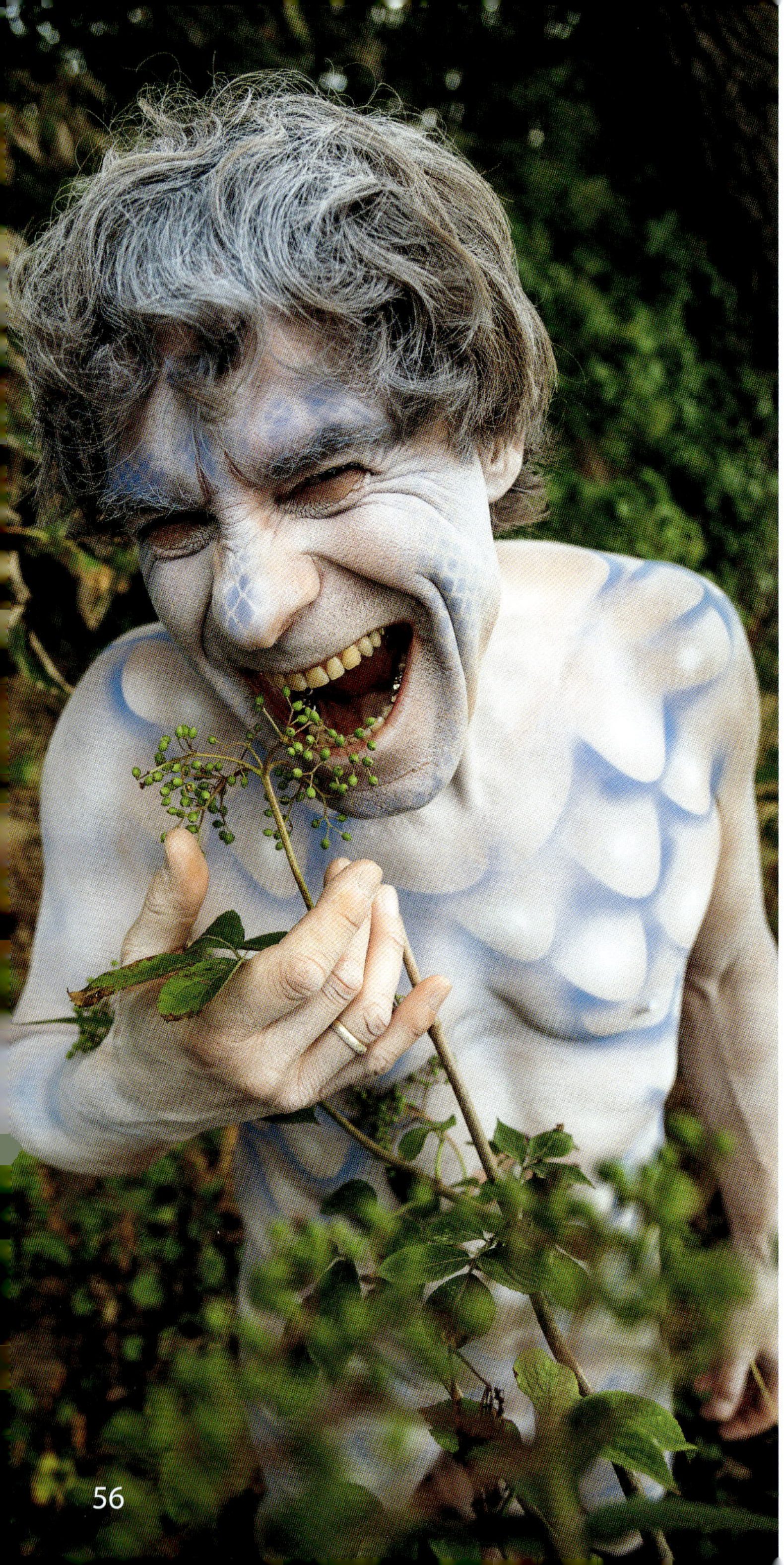

Der Mutant: Echsenmensch Stephan

Campingplatz Rosenfelder Strand an einem schönen Augusttag. Eine geschuppte Spezies bewegt sich über den Rasen. Ein Außerirdischer? Eine unbekannte Daseinsform? Ein Fisch oder eine Echse? Nein, ein lebendiges Werk von Detlef Schleicher, der neben seiner Tätigkeit als beliebter Fotograf beim DFK diesmal FKK-Fan Stephan mit eindrucksvollem Speed-Painting verziert hat. Täuschend echt, muss der Betrachter da schon sagen. „Wie gesagt, das ist mal ein schnelles Werk; zwei Stunden habe ich dafür benötigt. Wenn es was Richtiges werden sollte, hätten wir schon eine richtige Ganztagesgeschichte gebraucht" lacht Detlef. Auf jeden Fall verbreitet seine quicklebendige künstlerische Arbeit schon mal eine Menge Frohsinn auf dem gesamten Platz. Stephan fühlt sich in seiner gemalten Schuppenhaut sichtlich wohl.

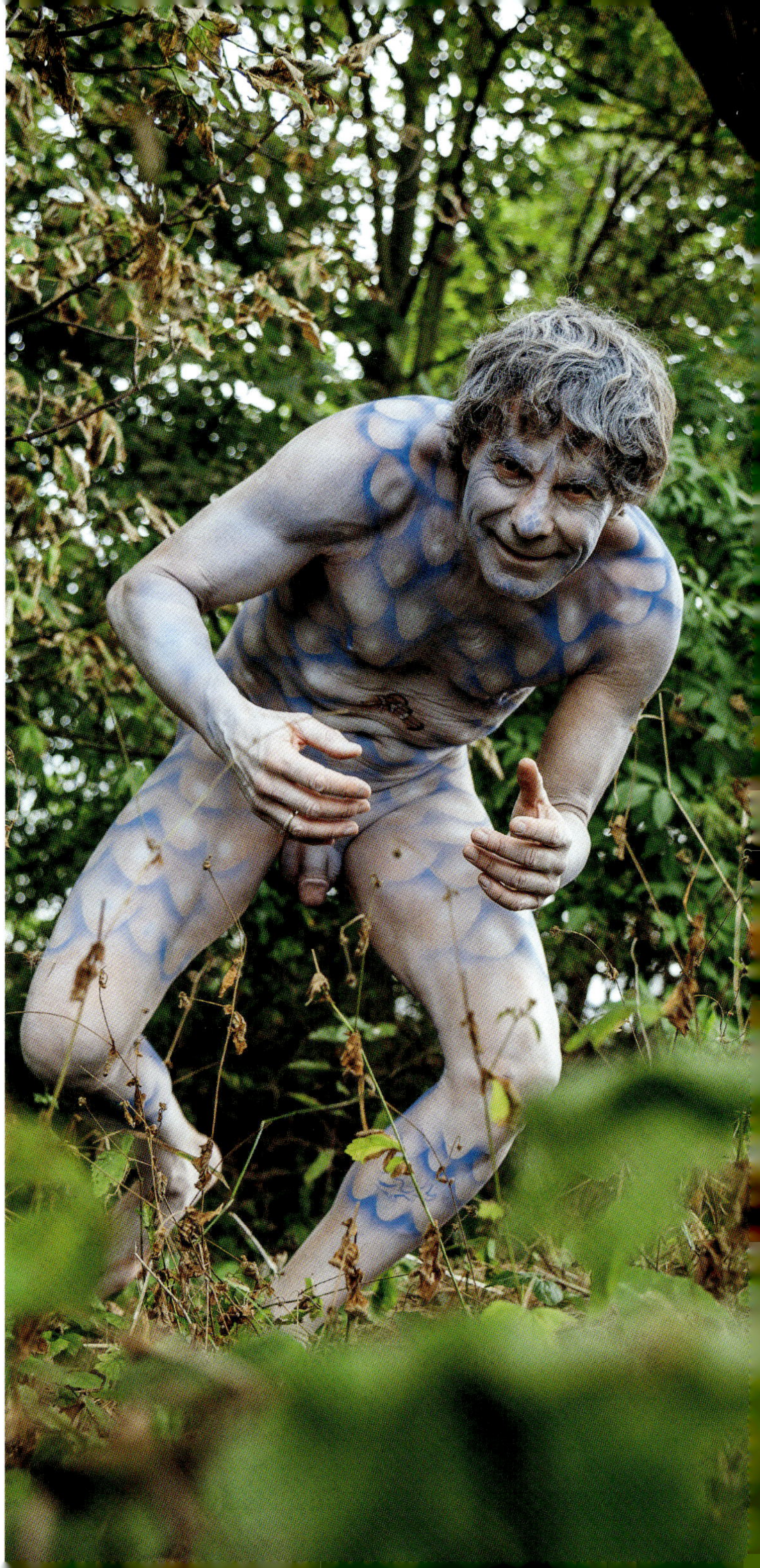

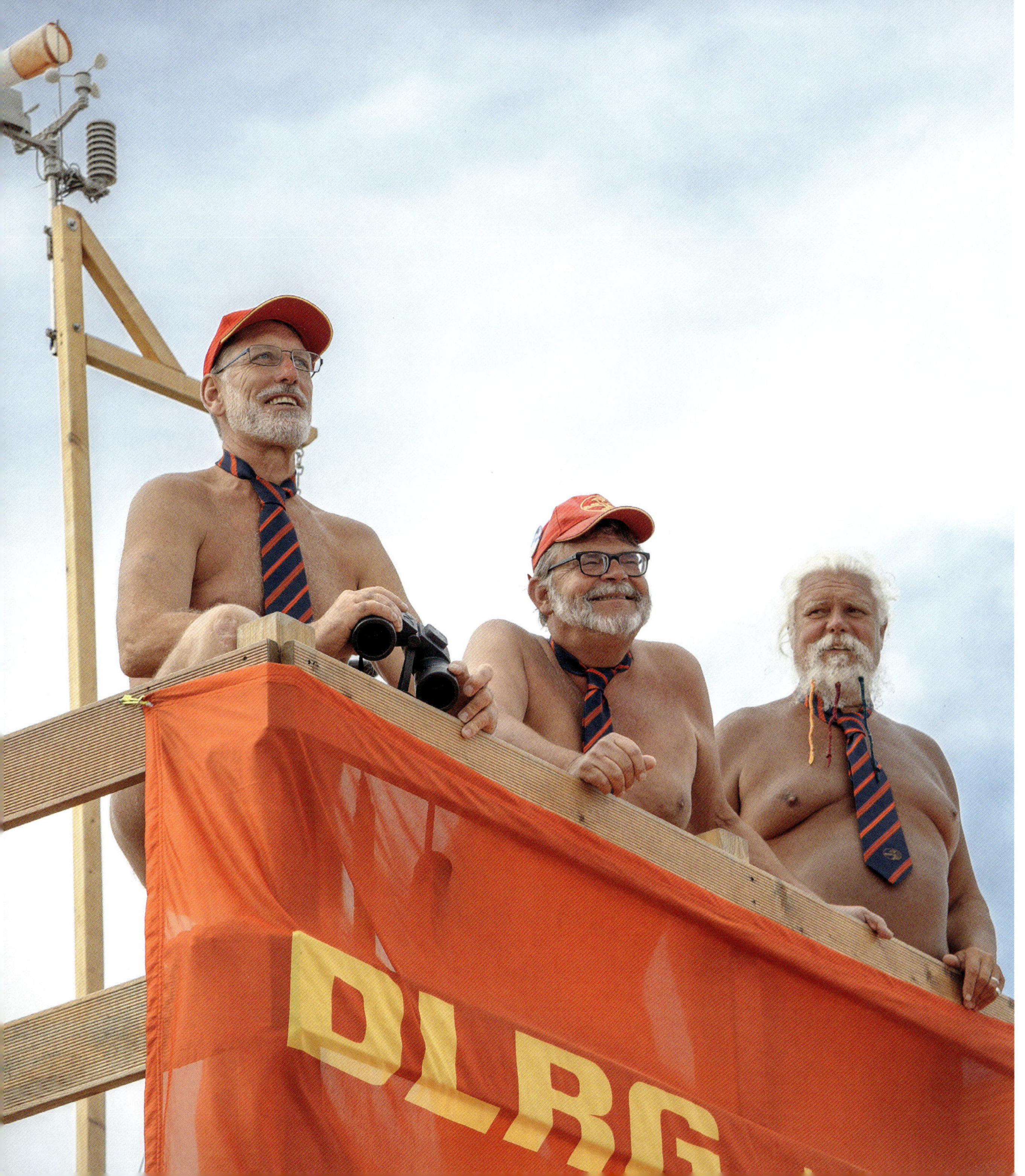

Am DLRG-Häuschen am Strand steht die Lufttemperatur mit 22 Grad angeschrieben, dem Wasser werden satte 21 Grad bescheinigt. Thorsten gehört zum DLRG-Team, welches jetzt den Strand sichert. „Vor allem die Badegäste, die die Gegebenheiten vor Ort nicht kennen, weisen wir auf Vorsicht hin. Es ist in diesem Jahr nichts Ernsthaftes passiert. Eine tolle Bilanz. Wir beugen vor und teilen den Leuten mit, worauf sie achten müssen. Am Montag und am Sonntag blies der Wind mit Stärke 7, da haben wir vorsichtshalber das beliebte Wassertrampolin ans Ufer geholt."

Am Strand herrscht derweil emsiges Treiben von Jung und Alt, direkt neben den tollen Sandburgen. Ein Seestern aus Sand, stilecht mit Seetang umgrenzt, sticht ins Auge. Daneben sitzen Daniel und seine Freundin aus Hamburg. Sie gehören zum Verein Segler-Gemeinschaft-Rosenfelde, der auf dem Campingplatz seine Heimat hat und gern noch neue Mitglieder begrüßen würde. Sie schätzen außerhalb der Vereinstätigkeit die Ruhe und den Naturstrand. Ab und zu bieten die Segler Schnuppersegeln auf ihren Booten an, über Vereinsboote verfügen sie bis dato noch nicht.

Bilder auf der Haut

„Lust auf Farbe?", so lautet die Frage von Heidrun. Sie ist bestens für ihre Angebote zum Bodypainting bekannt, die schon seit einigen Jahren bei den Aktionen des DFK am Rosenfelder Strand begeistert angenommen werden. „Mir geht es dabei nicht so sehr um das künstlerische Ergebnis, sondern um den Prozess des Malens. Der Spaß am Schaffen und das Erlebens des Malens auf der Haut stehen im Mittelpunkt. Ein achtsamer Umgang miteinander ist besonders wichtig" erläutert Heidrun ihr Hauptanliegen. „Also, los geht´s! Wagemutige Künstler sind gefragt!"

Die Haut als größtes Organ des menschlichen Körpers ist sensibel und wird durch das Bemalen mit weichen und harten Pinseln, Schwämmen Stiften anders als sonst wahrgenommen. Das Gefühl auf der Haut und das Entstehen eines Bildes, das man zuerst gar nicht sehen kann, macht den Reiz aus. Gemalt wird mit speziellen wasserlöslichen Bodypaintingfarben, die beim Baden oder Duschen abgehen. Ganz hautverträglich, so muss es sein.

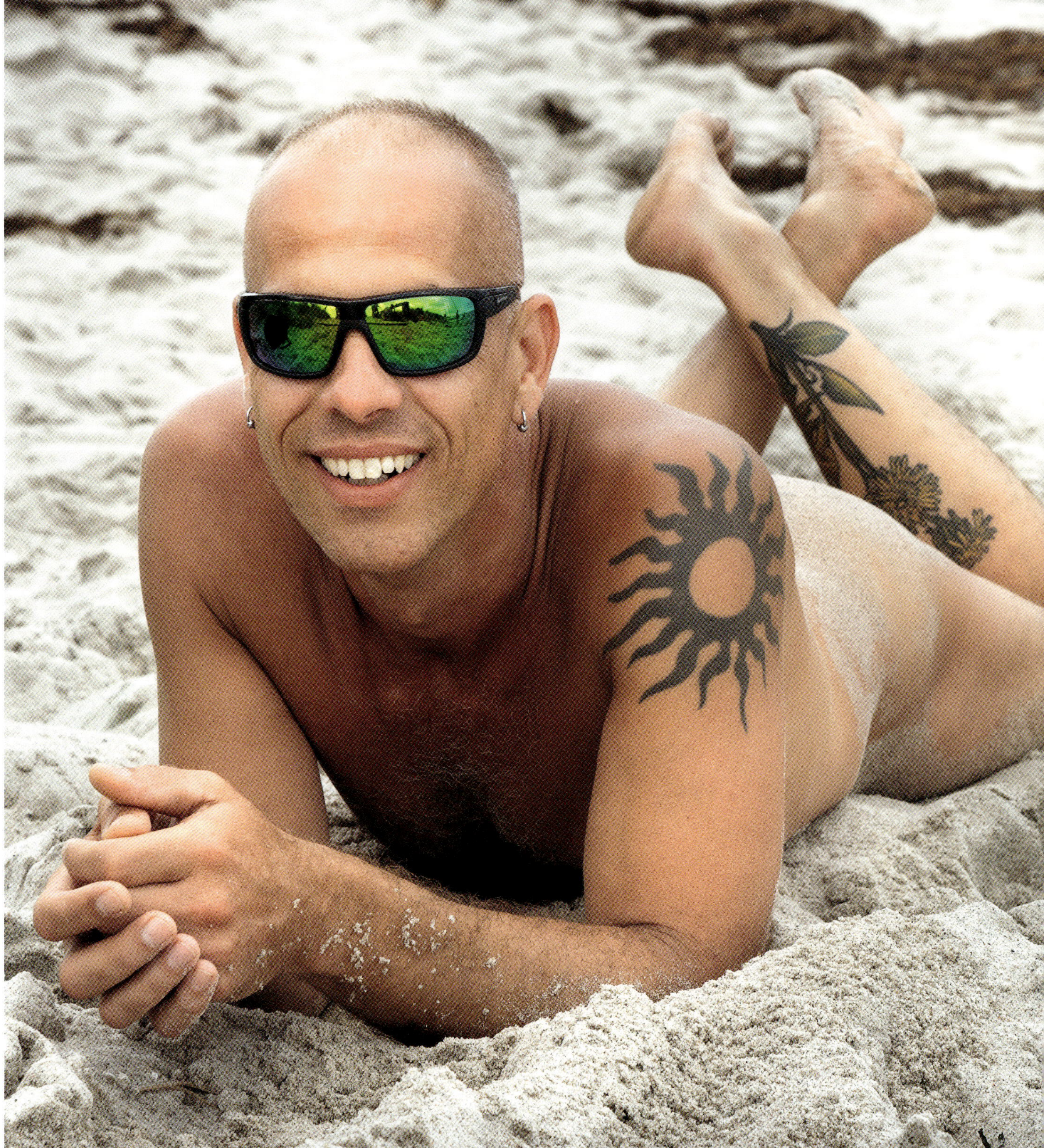

Vorteilhaft wird es, wenn sich bei der Entscheidung für den Kurs bereits zwei Personen gefunden haben, die sich gegenseitig bemalen. „Vertrauen muss schon da sein, das macht es leichter:" Natürlich sind spontane Kombinationen stets möglich. Bäume, Wasser und Landschaften werden zu beliebten Motiven, aber auch Palmen sind mal angesagt. Gesicht, Hände und Rücken machen dabei das Rennen als beliebteste Malgründe. Sonnenblumen werden so zu Highlights. Gern kommt Heidrun auch zu den Veranstaltungen anderer DFK-Vereine, wenn ihre Workshops dort gewünscht werden. Dann sollte allerdings das Material gestellt werden, was jedoch nicht teuer ist.

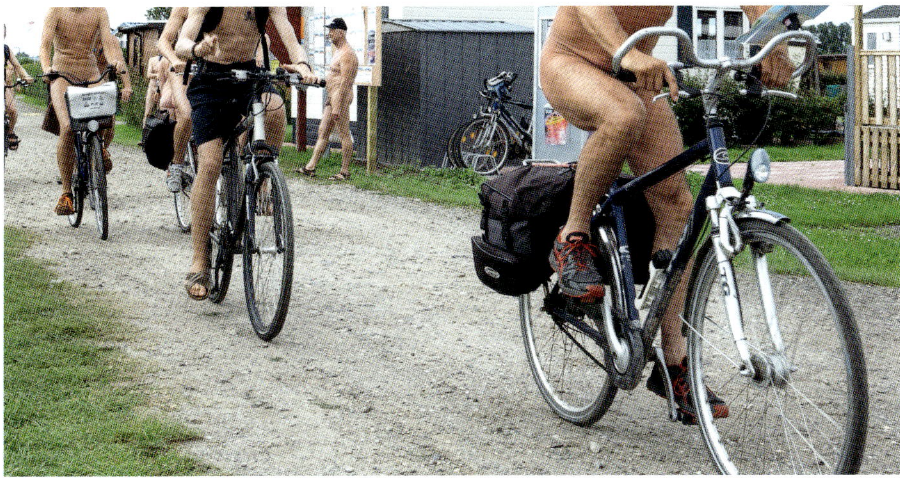

Peter und seine Fahrradtouren fanden wieder guten Anklang. Er gestaltet sie immer so, dass ein Großteil davon nackt absolviert werden kann. So ging es heute erst nach Heiligenhafen, eine Tour, die mit ca. 50 Kilometern zu Buche schlägt. „Mit 12 Leuten bin ich losgefahren, mit 13 zurückgekommen. Einem hat es so gut gefallen, dass er dann spontan mit uns mitradelte!" Das spricht doch für die Touren.

Am Dienstag führte die Tour auf den Bunksberg, hier schlugen zum Tagesende 85 Kilometer zu Buche. „Durch die entsprechende Streckenführung wurde auch hier ein Großteil nackt absolviert. Da suche ich Wege aus, die durch Feld und Wald führen und wo wir erfahrungsgemäß niemanden treffen. In Ortschaften und auf Straßen ziehen wir natürlich etwas über, das ist doch klar" erläutert Peter.

Bei der Rückfahrt am Dienstag kam jedoch einer auf den Feldwegen wegen Beeinträchtigungen nicht so richtig nach. Die Kameradschaft steht an erster Stelle, so zogen sich alle was an und ein Großteil der Rücktour erfolgte bequem per Straße.

Deutscher Verband für Freikörperkultur e.V.

Eingetragener Verein (DFK e.V.)
Walsroder Strasse 62
30851 Langenhagen

Tel.: 0511 / 260 352 01
Fax: 0511 / 260 352 07

Web: https://www.dfk.org
Mail: dfk@dfk.org

FKK-Camping Ostsee GmbH

Rosenfelder Strand 2
23749 Grube, Deutschland

Tel.: 04365 - 222
Mail: info@fkk-ostsee.de
www.fkk-camping-ostsee.de

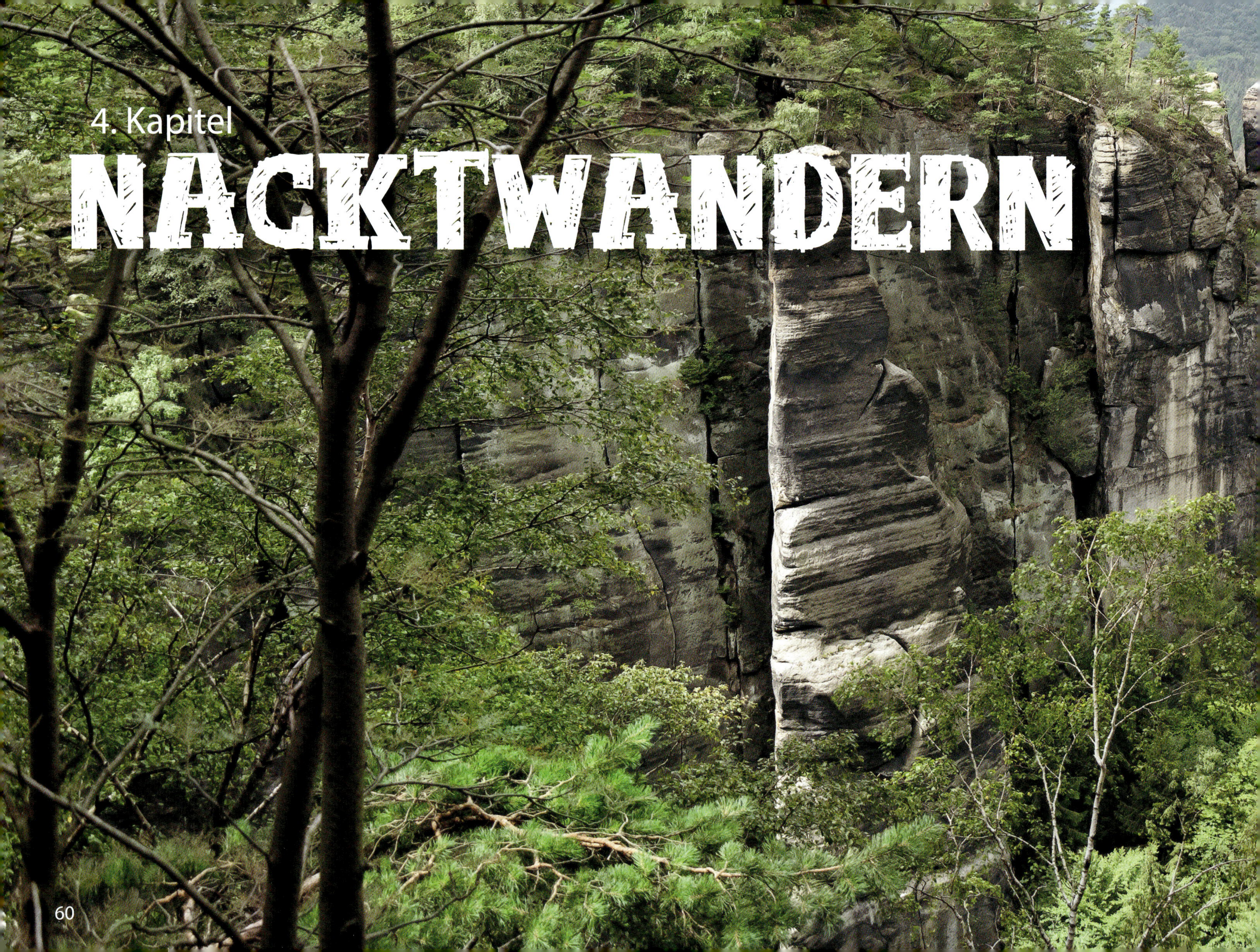

4. Kapitel

NACKTWANDERN

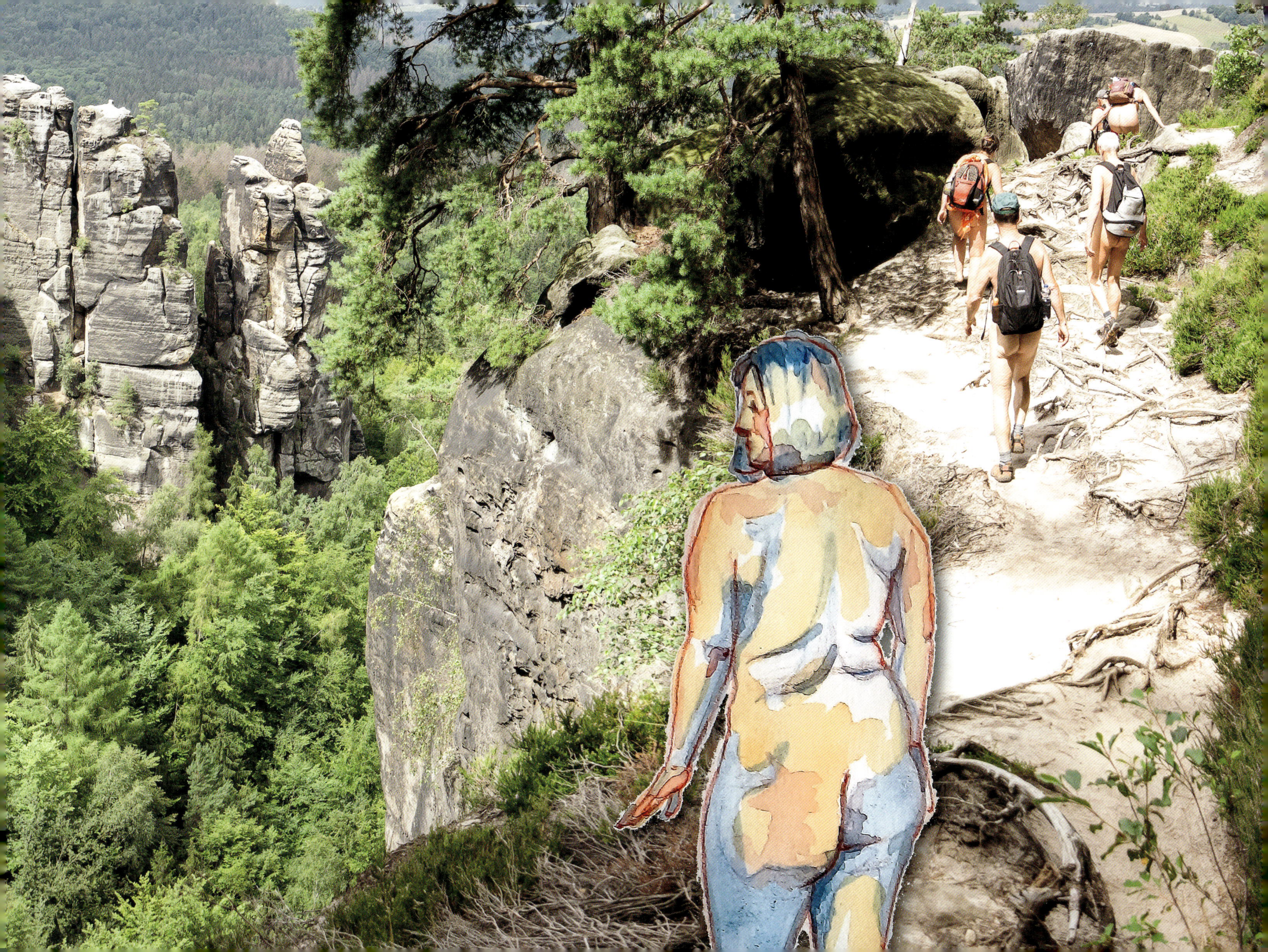

Im Reich des Sandsteinaffen

Der Freundeskreis Sächsischer Naturisten erobert die Sächsische Schweiz

Ein warmer Freitag im Juli. Es geht auf Entdeckungsreise auf den Spuren der Ritter, Raubritter und Wegelagerer der Sächsischen Schweiz. Martin hat die Tour vorbereitet und wirkt als Wanderleiter. Anders kann eine so große Wandergruppe gar nicht durch die märchenhafte Landschaft navigiert werden. Auch eine nackte Wandergruppe nicht.

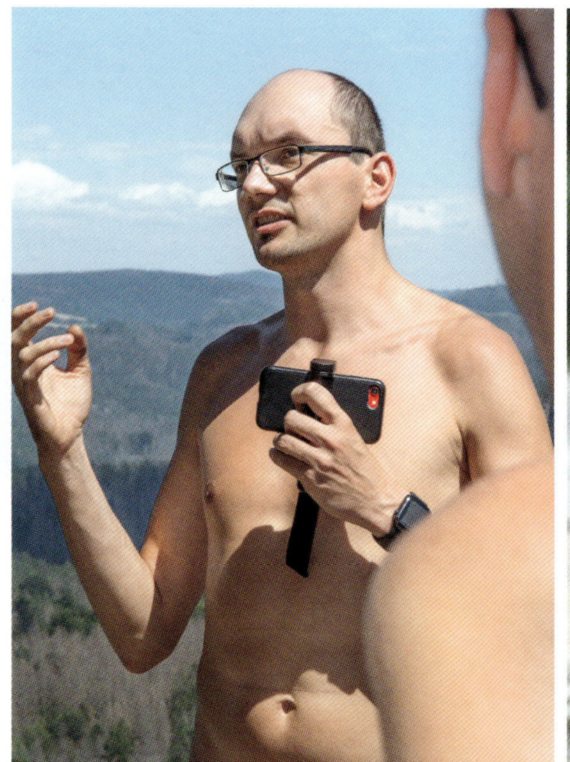

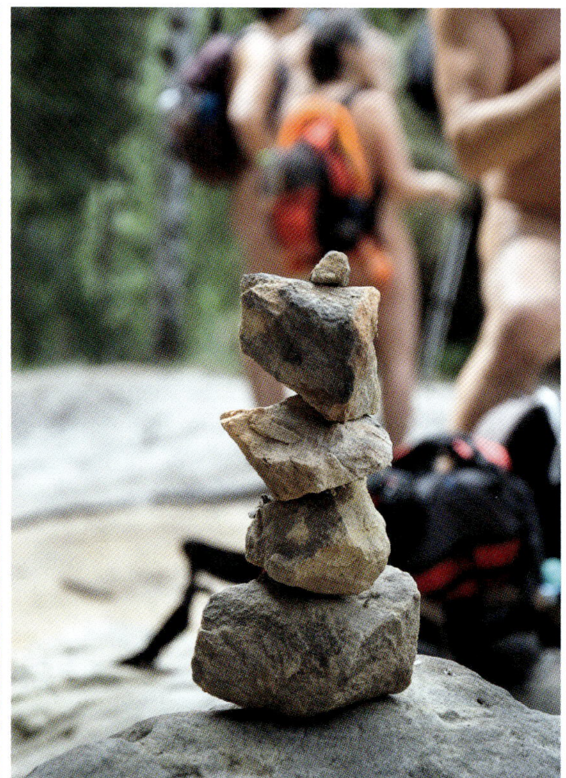

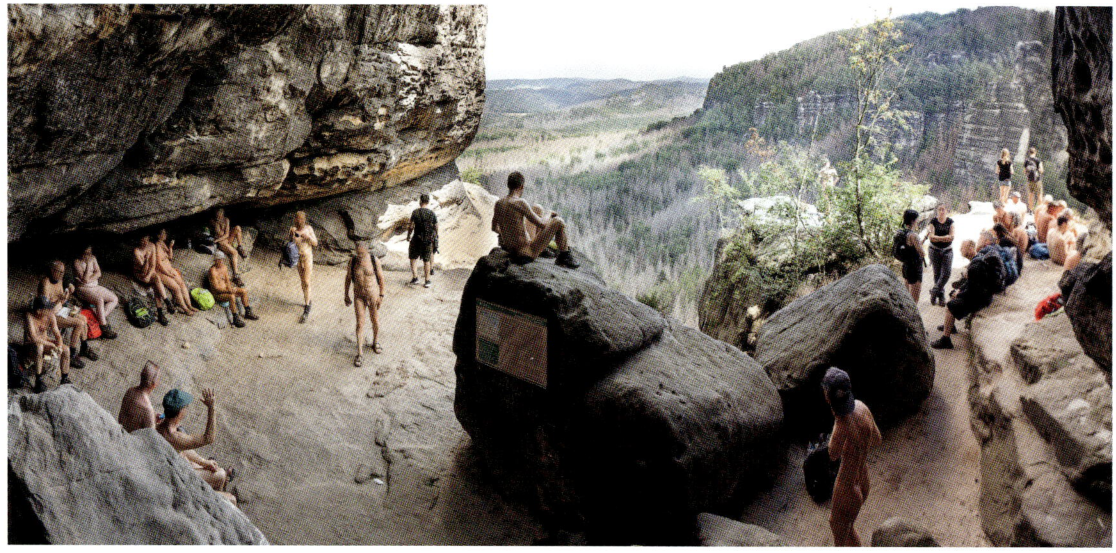

„Ohne die Kleidung bin ich der Natur näher. Nichts trennt mich mehr von ihr, die Eindrücke werden direkter erlebt. Das bedeutet für mich Freiheit, welche ich nicht missen möchte" erläutert Martin. Diese Einstellung teilen zur heutigen Wanderung im Rahmen der Sächsischen Naturistentage fast 50 weitere Nacktwanderbegeisterte aus mehreren Ländern. Selbst der legendäre Sandsteinaffe kletterte hier bereits. Es geht herum um den Frienstein, der einst eine Raubritterburg trug. Noch 1479 gab es hier einen dunklen Kerker, in dem ein junger Adliger eingekerkert war. Dieser besaß einen zahmen Affen. In der Nacht erklomm dieser Sandsteinaffe den steilen Felsen mit einem Seil und befreite den jungen Mann. Da sage einmal einer, der Hund sei der beste Freund des Menschen! Der Sandsteinaffe macht ihm in diesem Fall mächtig Konkurrenz.

„Einst begann unser Nacktwandern mit ein paar Einzelkämpfern, in den letzten Jahren hat es sich in Sachsen zu einer richtigen Bewegung entwickelt. Das findet weit über die Grenzen von Deutschland hinaus Interesse. Zu den diesjährigen Sächsischen Naturistentagen haben wir Gäste aus Großbritannien, Frankreich, Tschechien, der Schweiz und den Niederlanden und allen Ecken Deutschlands" schwärmt Martin.

Mittlerweile hat die Wandergruppe die ersten Begegnungen mit Textilen absolviert. Diese grüßen freundlich, lachen, einige Wenige schauen weg. Nichts Aufsehenerregendes. Allerdings gestaltet sich das Wandern heute ziemlich anspruchsvoll und wird stellenweise mehr zum Klettern. Es geht durch enge steile Gassen, über Trittlöcher und Leitern. Aus diesem Grund teilte Martin, wie in der Wanderplanung angekündigt, die Gruppe vorher. Aber nur Wenige gehen den Weg mit geringerem Schwierigkeitsgrad. Nachher treffen alle wieder zusammen und absolvieren den einfachen Teil bis zum Schluss wieder gemeinsam. Dem Sandsteinaffen eifern jedoch alle nach. Was sonst?

Martin liebt das Nacktsein im Elbsandsteingebirge und anderswo. Es liegt halt ganz einfach in der Natur des Menschen, nackt zu sein. „Die Urvölker leben ja schließlich in warmen Gebieten immer noch leicht- bis gar nicht bekleidet. Die Haut der Menschen ist für das Leben in der Natur gemacht, ziemlich widerstandsfähig. Genau das vergessen wir zu oft. Ich selbst kann sagen, dass mich der Naturismus abhärtete. Kühlere Temperaturen vertrage ich sehr gut!" So oder ähnlich berichten auch die anderen Wanderer. Sie sind zum Teil schon zum wiederholten Male dabei und richten ihren Jahresurlaub nach den Sächsischen Naturistentagen aus. Hört man, was sie für Berufe ausüben, dann spannt sich das Spektrum weit: Da gibt es die Lehrerin,

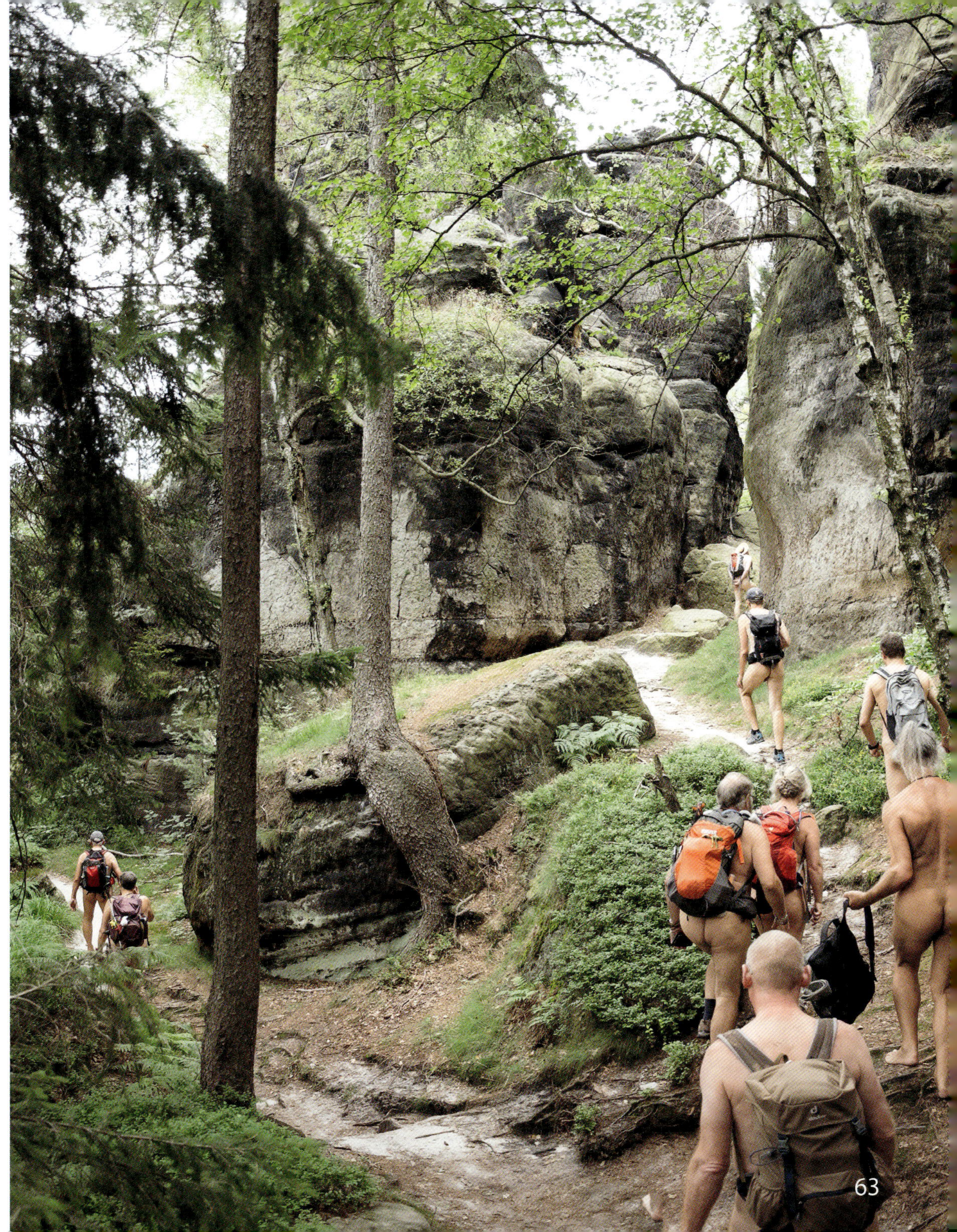

den Klempner, den Ingenieur, den kaufmännischen Angestellten, den Bauzeichner und natürlich den Ruheständler. Sie alle verbindet die Leidenschaft für den Naturismus. „Es könnten mehr Frauen an den Wanderungen teilnehmen, vielleicht erhöht sich die Anzahl bei den nächsten Aktionen“ hofft Martin. An diesem Tage spielt übrigens das Wetter mit, es gestaltet sich bei ca. 25 Grad wechselhaft. Nicht zu warm, nicht zu kalt. Prächtig. Für die meisten Mitwanderer liegt allerdings die Idealtemperatur zum Wandern um die 20 Grad, 15 Grad stellen für viele eine untere Grenze dar. Aber, je länger man es gewohnt ist, desto kältere Temperaturen können bewältigt werden. Selbst die Neigung, sich zu erkälten, nimmt deutlich ab. Martin hat das schon an sich selbst bemerkt. Was so ein richtiger Sandsteinaffe ist, benötigt eben keine Klamotten.

T-Shirts wechselten dann dennoch den Besitzer. Zwei junge Damen trafen auf die Nacktwanderer und Horst packte sofort sein Shirt aus, auf dem für die Internetseite nacktwandern.de geworben wird. Eine der Frauen tauschte mit ihm. Die andere war gar nicht abgeneigt, an eine der nächsten Nacktwanderungen teilzunehmen.

Auf der Seite www.nacktwanderfreunde.de stellt der Freundeskreis Sächsischer Naturisten umfassende Informationen mit aktuellen Wander- und Freizeitterminen bereit. Weil der Naturismus in Gemeinschaft so schön ist!

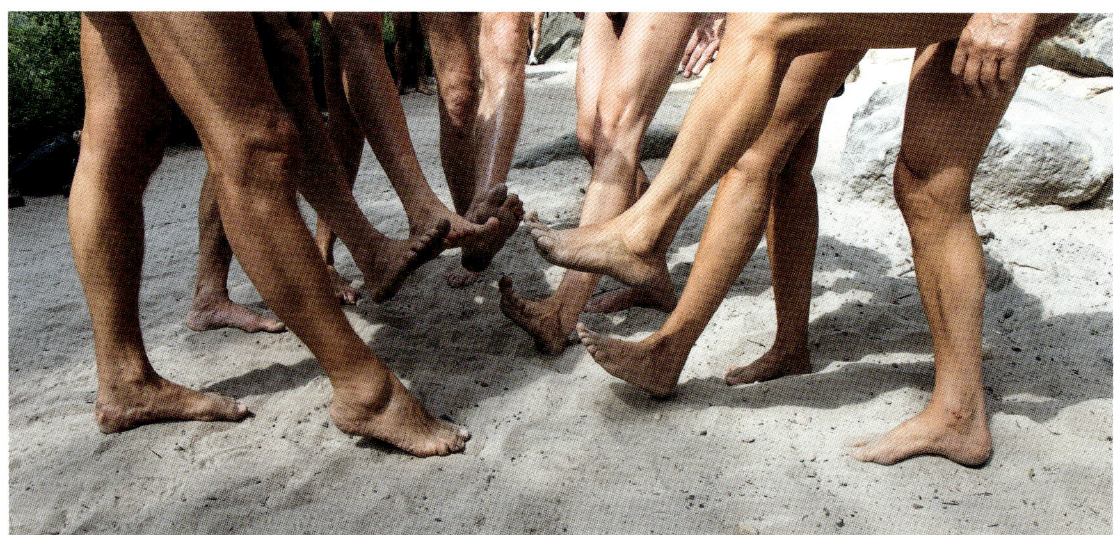

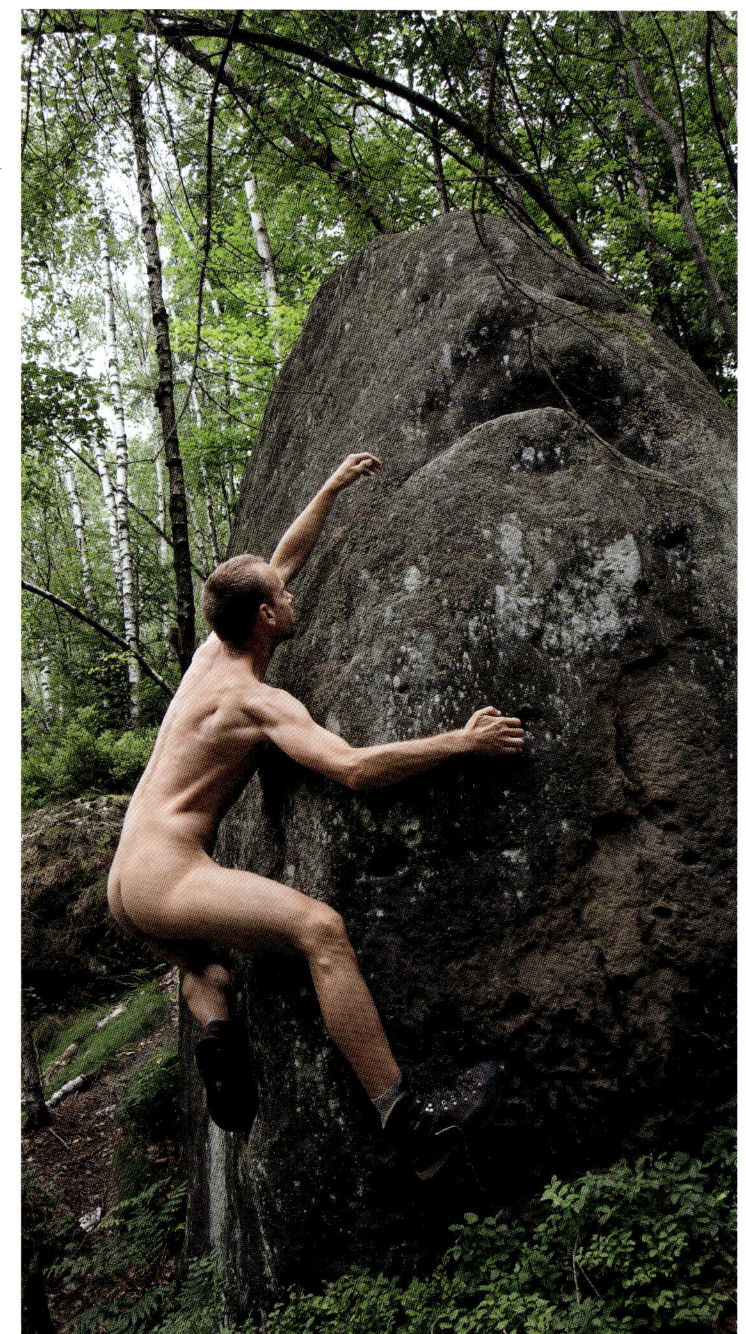

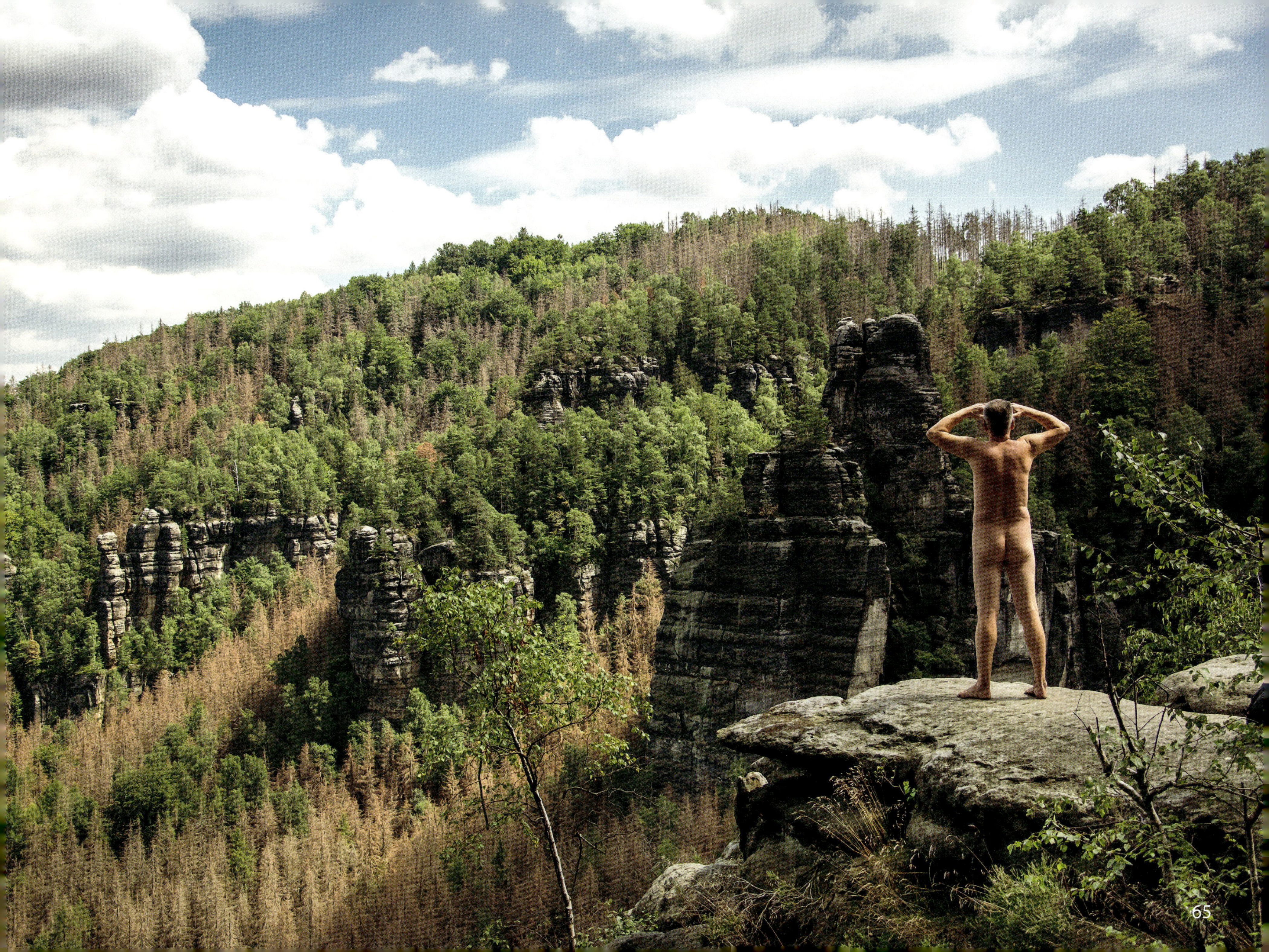

Ein Harzer Nackedei auf dem Naturistenstieg

„Naturismus bedeutet für mich eine alternative Lebensphilosophie, eine bewusste, gesündere Lebenshaltung“ erläutert Markus kurz. Er ist in den Harz gezogen, weil ihn die schöne Natur und der Naturistenstieg bei Wippra lockten. Als leidenschaftlicher Naturist läuft er mehrmals im Jahr auf diesem Wanderweg, der allerdings seit seiner Eröffnung immer mehr an Anziehungskraft und Naturschönheit verlor. „Ein touristisches Highlight ist er gewiss nicht mehr und bei schlechtem Wetter kann man den Weg kaum passieren. Heute im Jahre 2020 eher eine Mondlandschaft, dabei hatte alles so vielversprechend begonnen.“

Seit den Januarstürmen 2018 hat der Naturistenpfad viele Bäume verloren, das Fichtensterben und Ausholzen tat ein Übriges. Erd-, Bau- und Straßenarbeiten machen die Zufahrt zur Staumauer der Talsperre Wippra, wo geparkt werden kann, zum echten Abenteuer.

Markus kennt den Naturistenstieg mittlerweile wie kein anderer. „Seit dem Windbruch und den anschließenden Rodungsmaßnahmen verschwanden die wegweisenden Symbole, nur noch ein oder zwei findet der, der weiß, wo sie sind.“

Trotzdem kommen ab und zu Nacktwanderer und legen den Weg zurück, so gut es geht. Die Badestelle an der Talsperre bringt Erfrischung und bietet Platz für nackte Rast. „Allerdings wissen Ortsfremde kaum, wo der Weg startet und schon gar nicht, wo er genau auf-

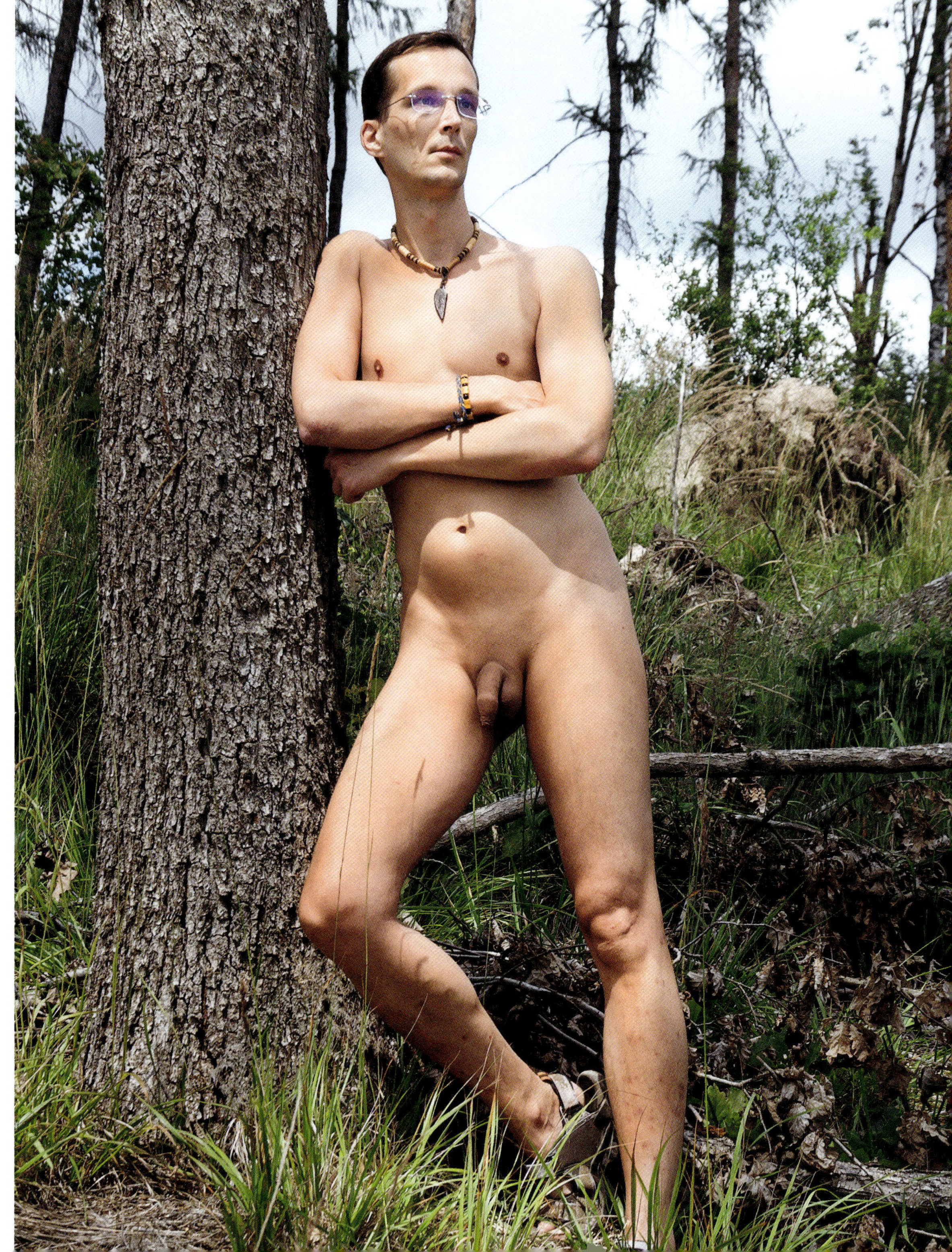

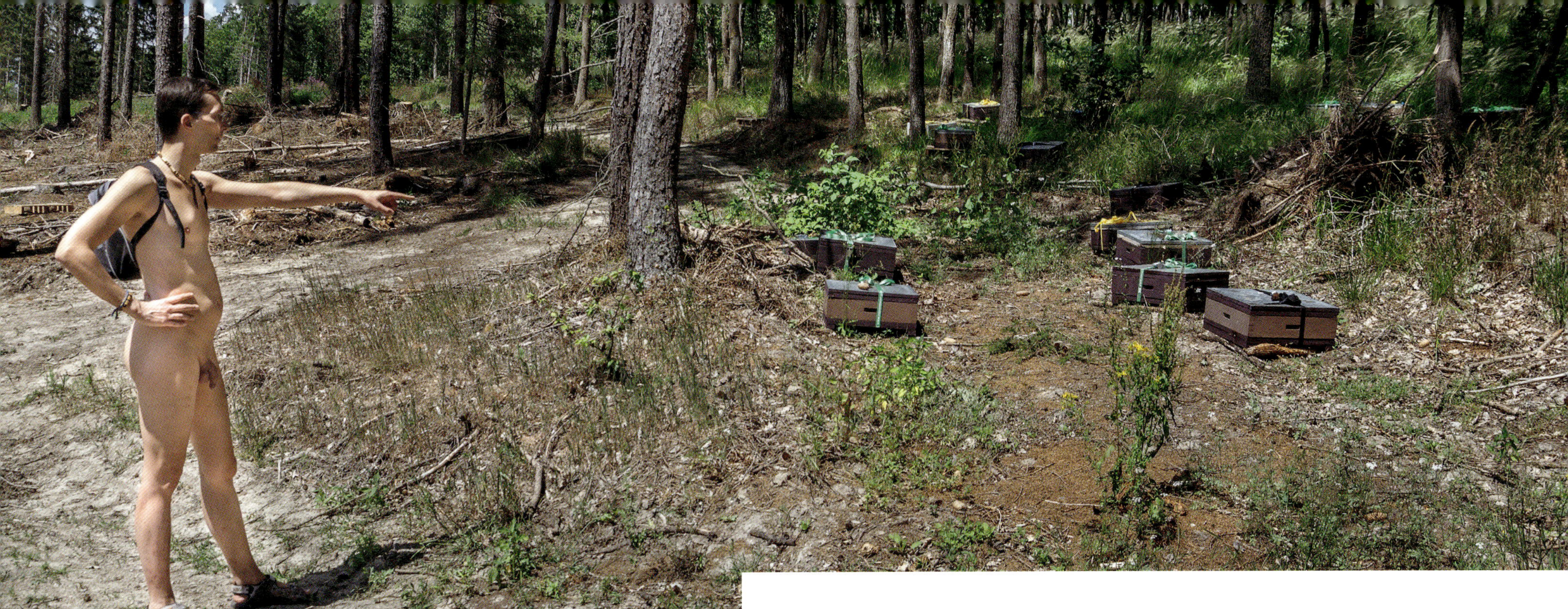

hört. Auch soll man sich eigentlich erst 300 Meter nach dem Parkplatz ausziehen und schon ein gutes Stück vorher wieder bekleiden. Das gab sogar schon mal Ärger mit den Einheimischen, weil die Leute meist schon ab dem Parkplatz nackt gehen und die Sachen im Auto lassen. Eigentlich ganz praktisch, aber in der Wegkonzeption von den Machern so nicht vorgesehen."

Es gibt Hoffnung. Als Markus an der Staumauer wieder ins Auto steigt, entkleidet sich gerade ein Paar, laut Autokennzeichen aus Hessen, und macht sich auf den Weg. Die Frau grüßt lächelnd. „Aus der Nähe kommen kaum Wanderer, jedoch nehmen viele lange Anfahrtswege auf sich, um hier legal nackt zu wandern." Vielleicht hat der Harzer Naturistenstieg doch eine Zukunft. „Ich sehe in der nackten Lebensgestaltung eine Selbstverständlichkeit. Sie vermittelt Freiheit für Körper, Seele und Geist. Schließlich wird jeder Mensch nackt geboren!"

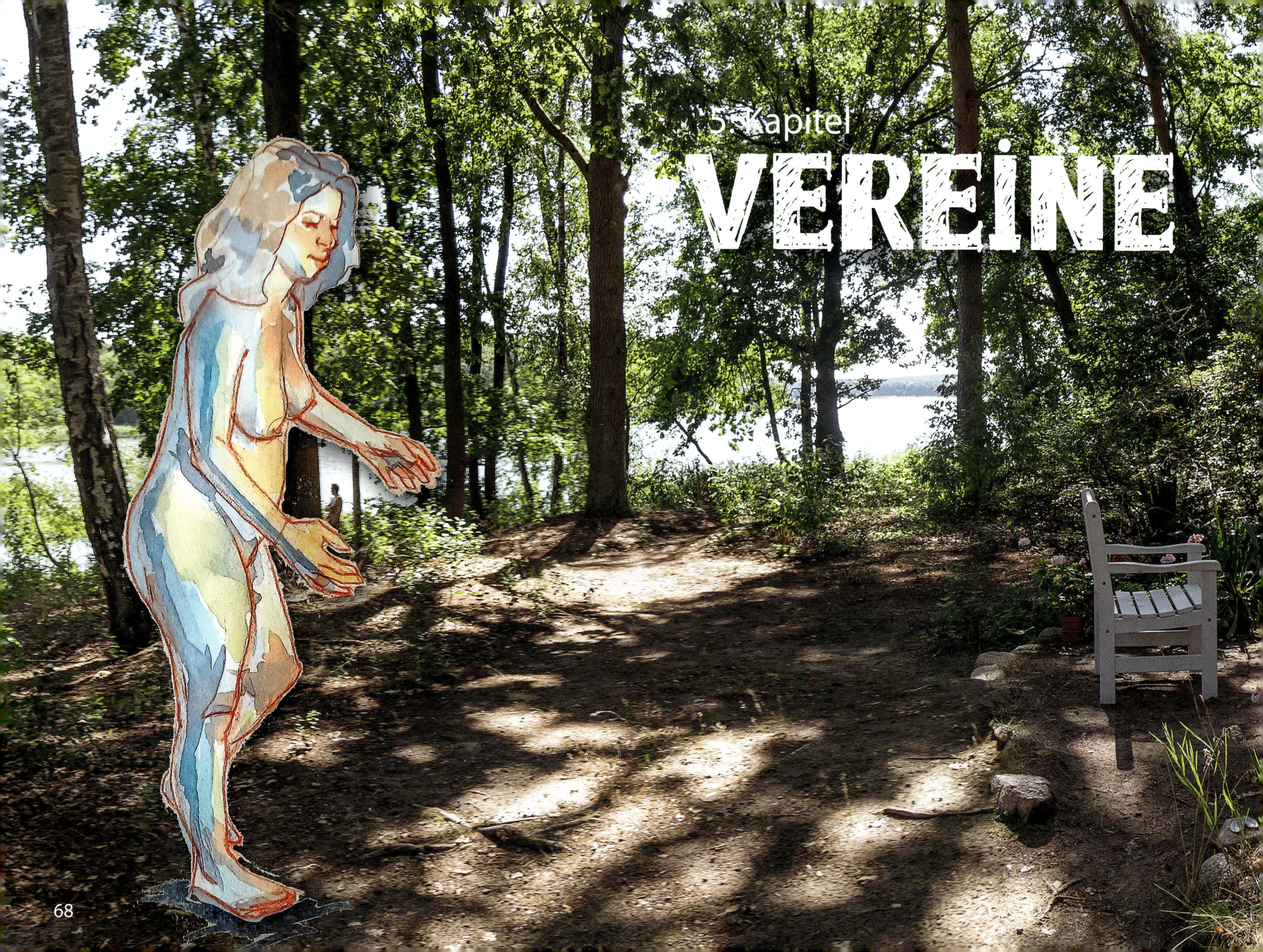

5. Kapitel

VEREINE

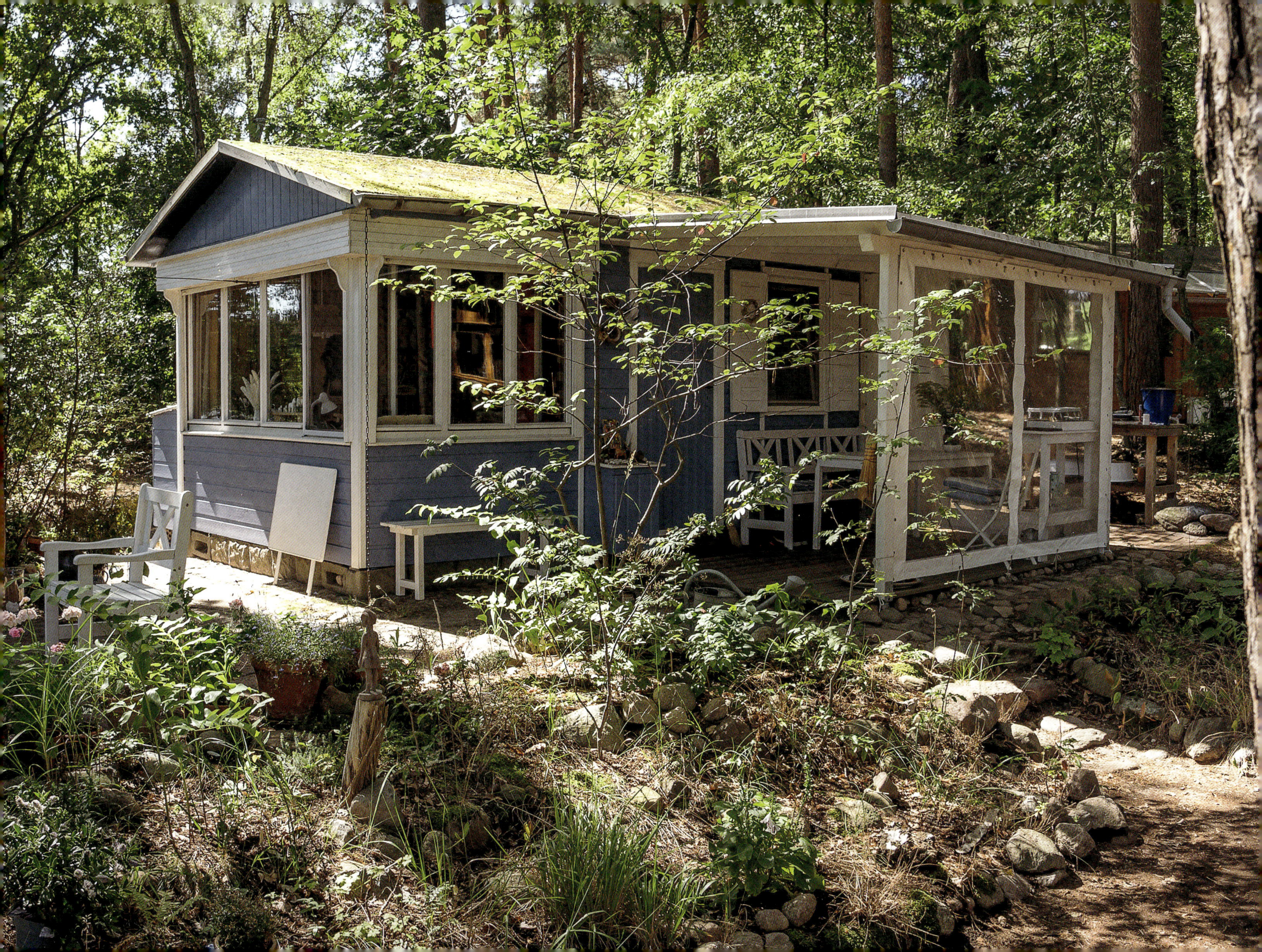

Nürnberger Naturisten zieht es weit auf´s Land

S.N. Noris e.V. (Sport- und Naturistengemeinschaft Noris e.V.) Wilhermsdorf

„Es ist völlig egal wie alt du bist. Es ist völlig egal wie du aussiehst. FKK kann jeder machen" stellt Achim vom S.N. Noris e.V. Wilhermsdorf treffend fest. Wenn man so auf dem kleinen, aber feinen Gelände des FKK-Vereins steht, will man einfach den Wind auf der Haut spüren und in den Pool springen. Geht ganz einfach!

Engagement der Mitglieder entwickelt den Verein

„Als kleiner Freikörperkulturverein haben wir in den letzten Jahren wieder viele Schritte nach vorn gemacht. Unsere Mitglieder haben sich engagiert und so wieder frisches Leben und neue Mitglieder in den Verein gebracht. Vor einigen Jahren sah es um das Bestehen unseres Vereins schlecht aus. Nun steht die Zukunft wieder unter einem guten Stern." Die Gründungsmitglieder haben einst alles mit eigenen Händen geschaffen. Diese Werte gilt es zu erhalten und auszubauen. Woher kommt die Bezeichnung „Noris" für den Verein? „Das ist eine allegorische Bezeichnung für

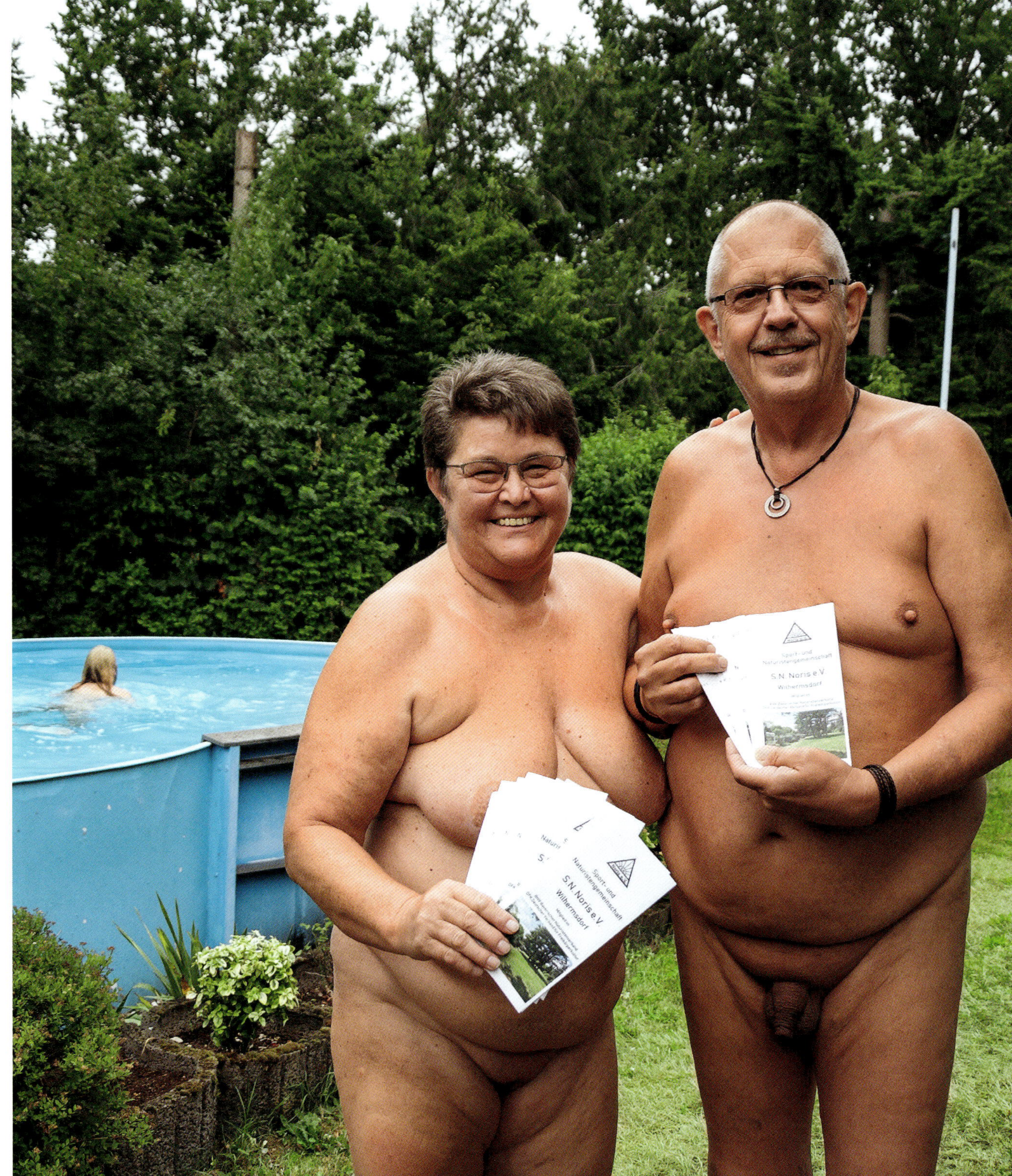

Nürnberg, wo der Verein seine Wurzeln hat" erklärt Achim. Im November 1973 erfolgte die Gründung des Naturistenvereins in Nürnberg, 1976 wurde das heutige Gelände in Wilhermsdorf im Landkreis Fürth gepachtet und 1978 das Vereinsheim erbaut.

- Stoppt das Artensterben-
„Rettet die Bienen"
Hier entsteht
ein Biotop

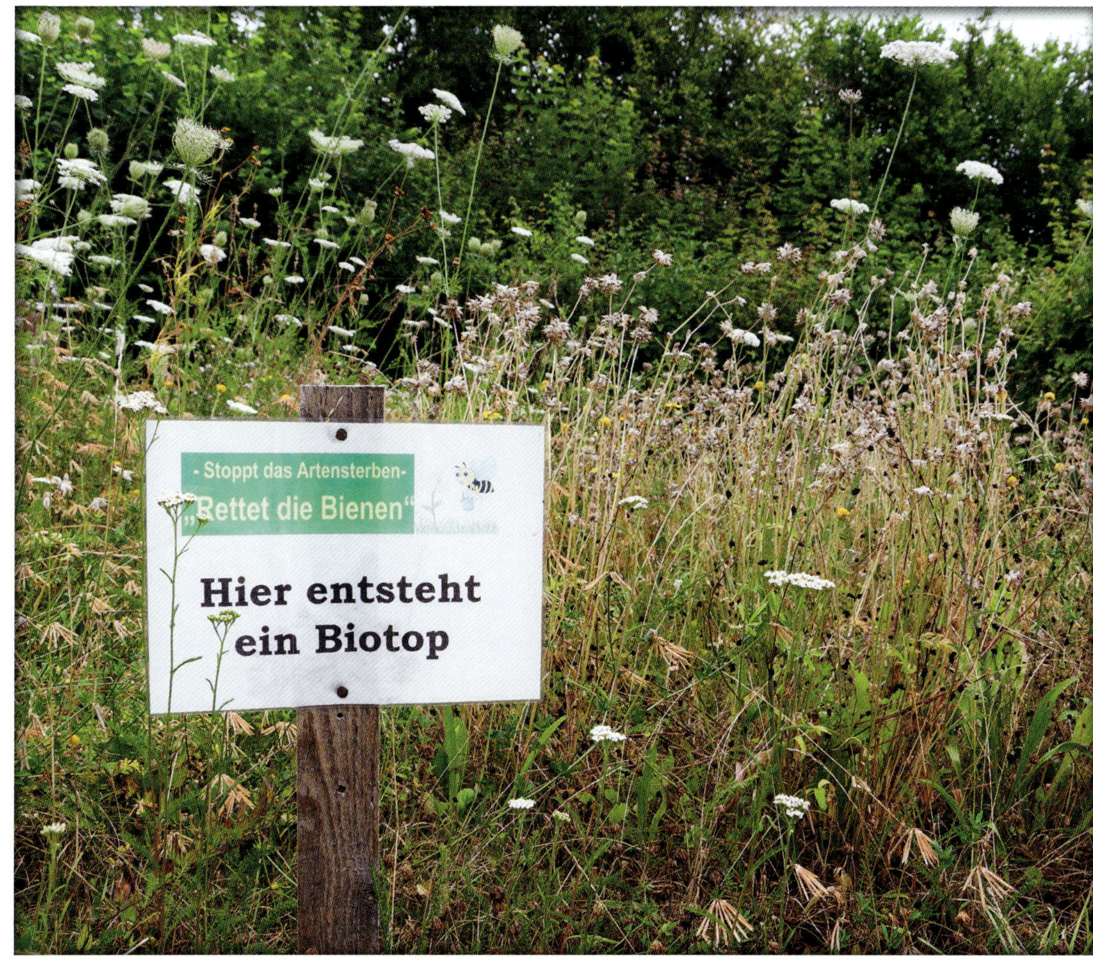

Tolle Dokumentation im Fernsehen

Nicht nur neue Vereinsmitglieder konnten gewonnen werden. Auch viele Gäste kommen, um auf dem Vereinsgelände eine Auszeit zu nehmen. „Das Team von FrankenFernsehen machte sich über drei Stunden lang einen Eindruck davon, wie der Naturismus auf unserem Gelände gelebt wird. Zahlreiche Mitglieder haben begeistert bei den Dreharbeiten mitgemacht, um das Feeling für die Zuschauer rüberzubringen" berichtet Achim voller Stolz. Die fast fünfminütige Dokumentation läuft nun in der Rubrik „Vereinsmeier" beim FrankenFernsehen und findet dort interessierte Zuschauer. Schließlich spürt jeder gerne Sonne auf der Haut. Vitamin D macht froh, deshalb empfahlen bereits antike Ärzte die heilende Wirkung des Sonnenlichts.

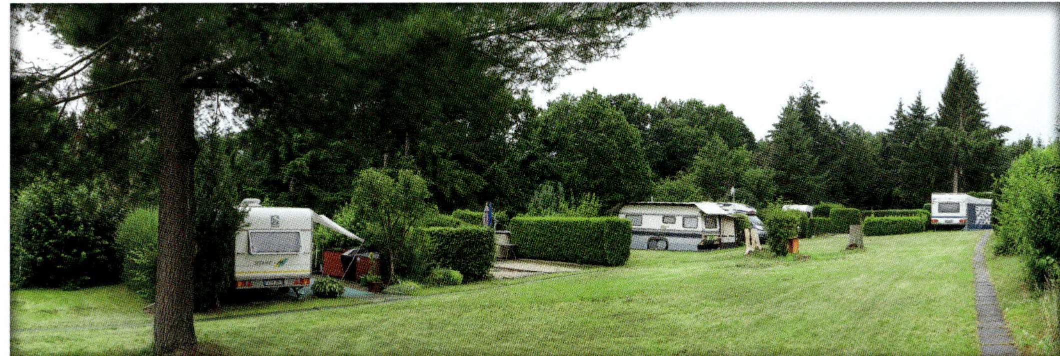

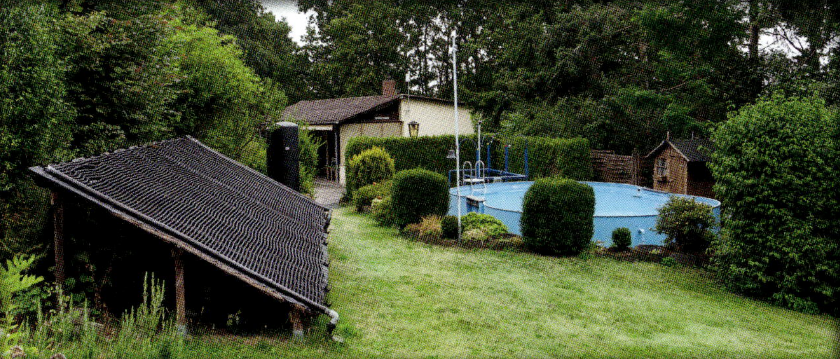

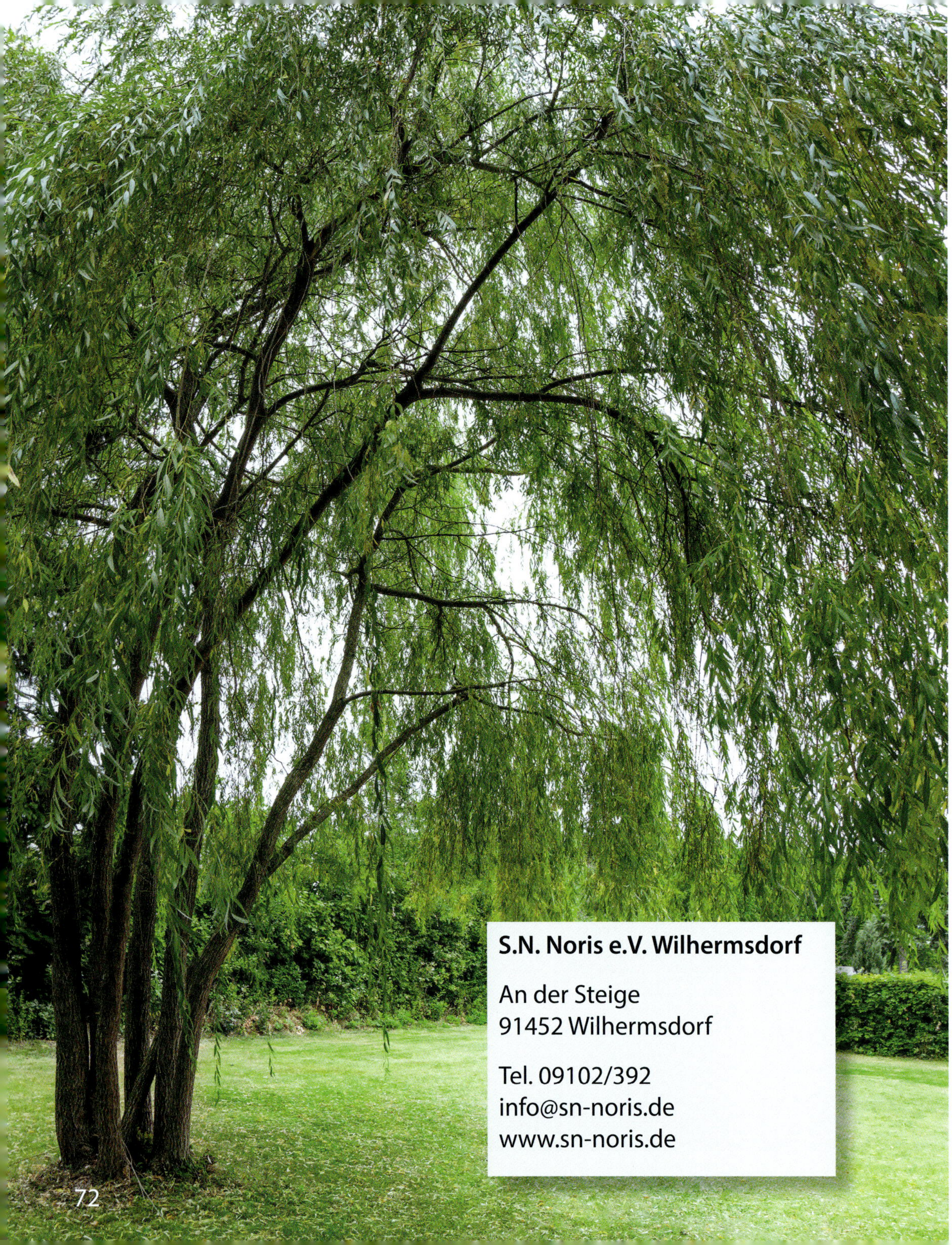

S.N. Noris e.V. Wilhermsdorf

An der Steige
91452 Wilhermsdorf

Tel. 09102/392
info@sn-noris.de
www.sn-noris.de

Ein Teil der Natur

Ziemlich neu im Verein ist auch Thomas. Gemeinsam mit seiner Frau Christine liebt er Sauna und FKK. „Wenn der liebe Gott gewollt hätte, dass wir angezogen sein sollen, wären wir nicht nackt auf die Welt gekommen" lacht Thomas. Erst 2019 haben sich die zwei einen Wohnwagen gekauft und sind beim Noris Mitglied geworden. „So, nun leben wir hier am Wochenende wie im kleinen Paradies. Gleich am Freitag nach der Arbeit geht es zum Verein. Hier kann ich alles nackt machen, die Gartenpflege, das Aufräumen, das Schneiden der Hecke. So macht mir das viel mehr Freude. Ja, und anderen Leuten scheint das ebenfalls viel Freude zu machen, denn die Anfragen nach Mitgliedschaft in unserem Verein steigen" freut sich Thomas. Dazu liegt das Gelände für Reisende günstig. Fahren FKK-Fans aus dem Norden in die Sonne Südeuropas, machen diese gerne ein oder zwei Tage Zwischenstation. Dann wird die Fahrt nicht so lang. Jeder, der herkommt, findet seinen Freiraum für Sport, Spiel und Erholung. Tischtennis und Ballspiele sind beliebt, die Sauna und das Vereinsheim werden rege benutzt.

Achim erzählt abschließend: „Unser Vereinsgelände gleicht einer kleinen, heilen Welt. Immer wenn wir Zeit haben, kommen wir her. Man spannt an diesem wunderbaren Ort aus und wird wieder voll und ganz ein Teil der Natur."

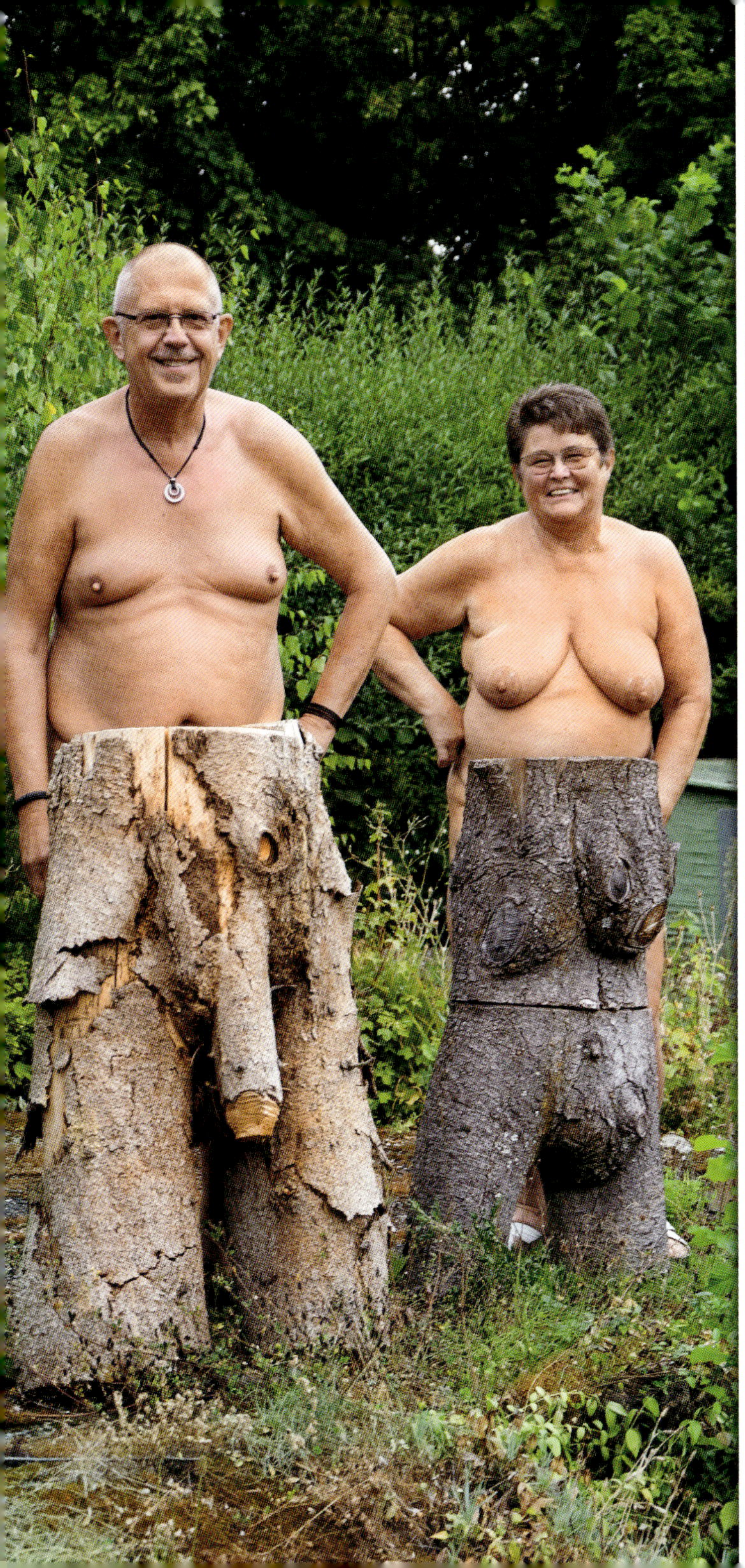

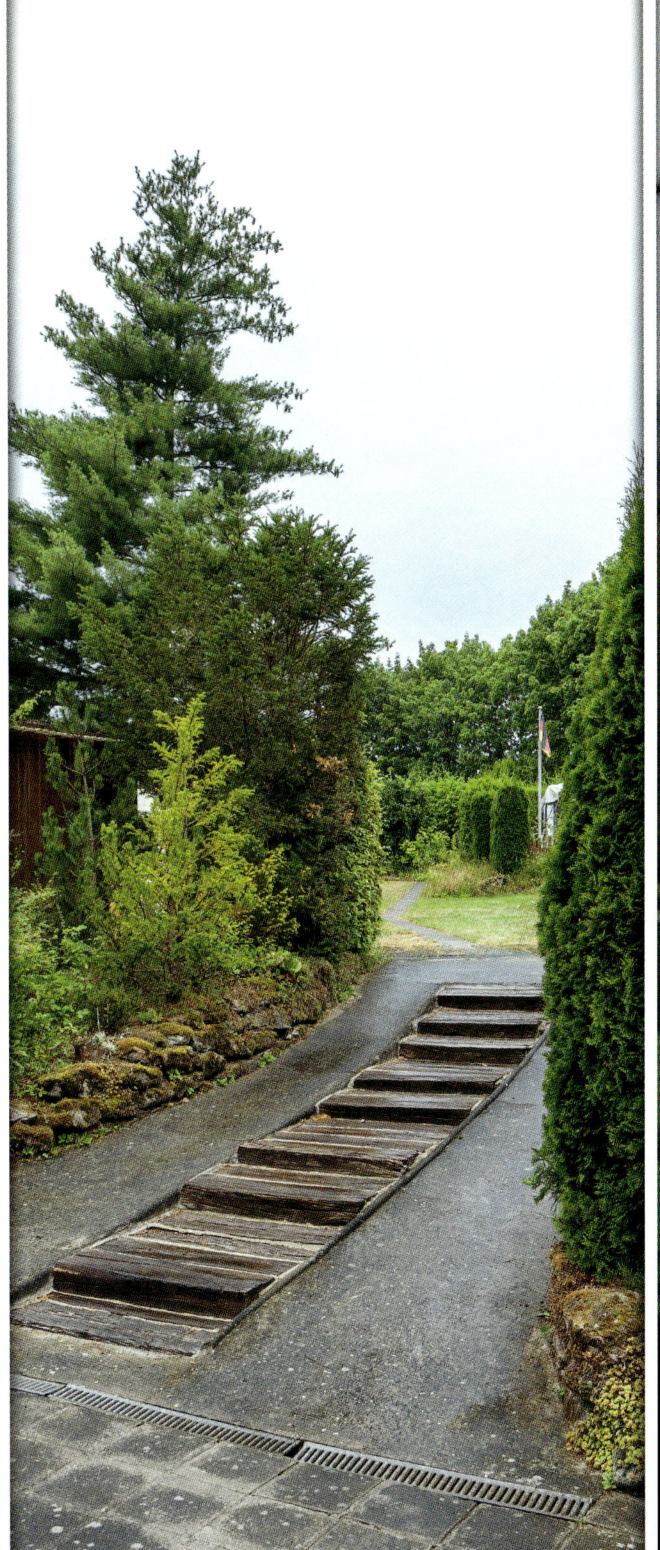

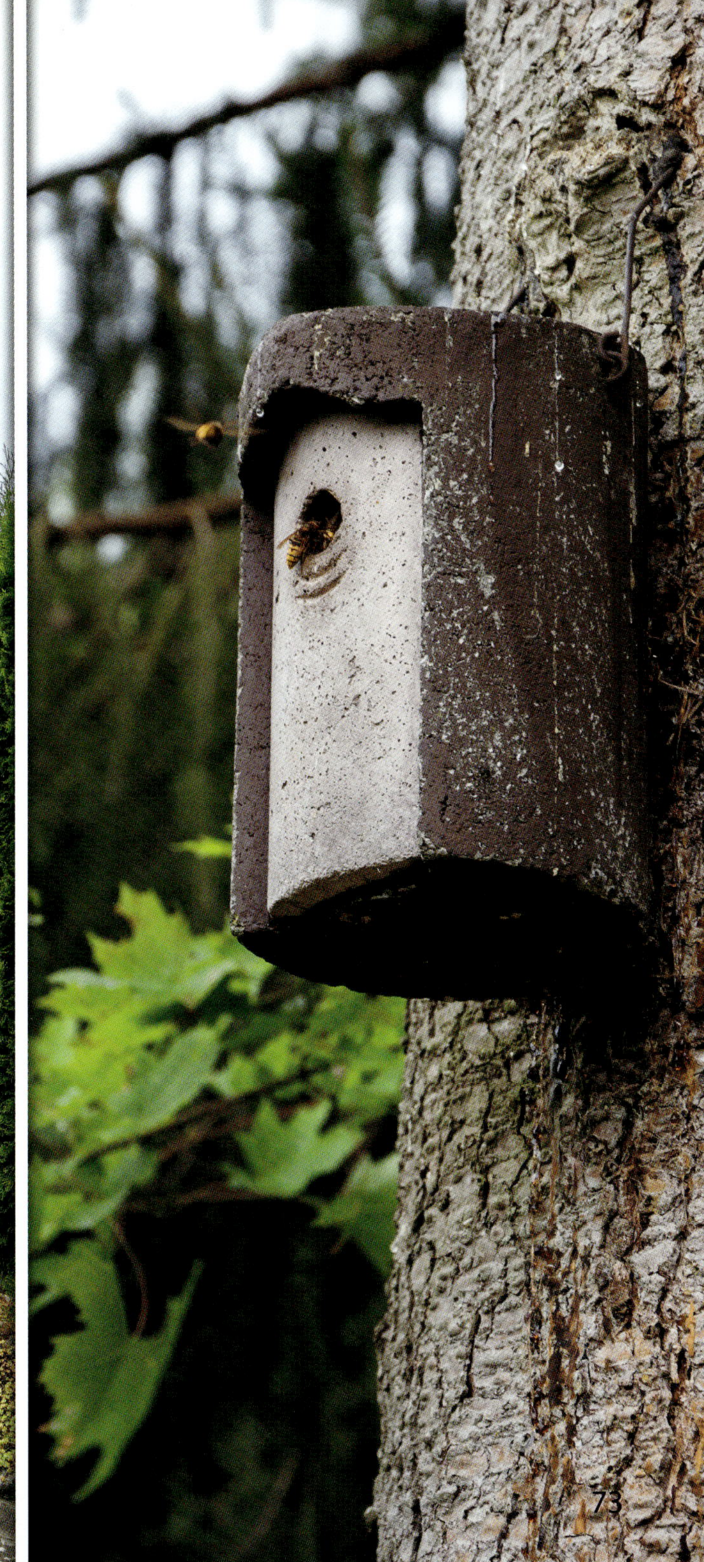

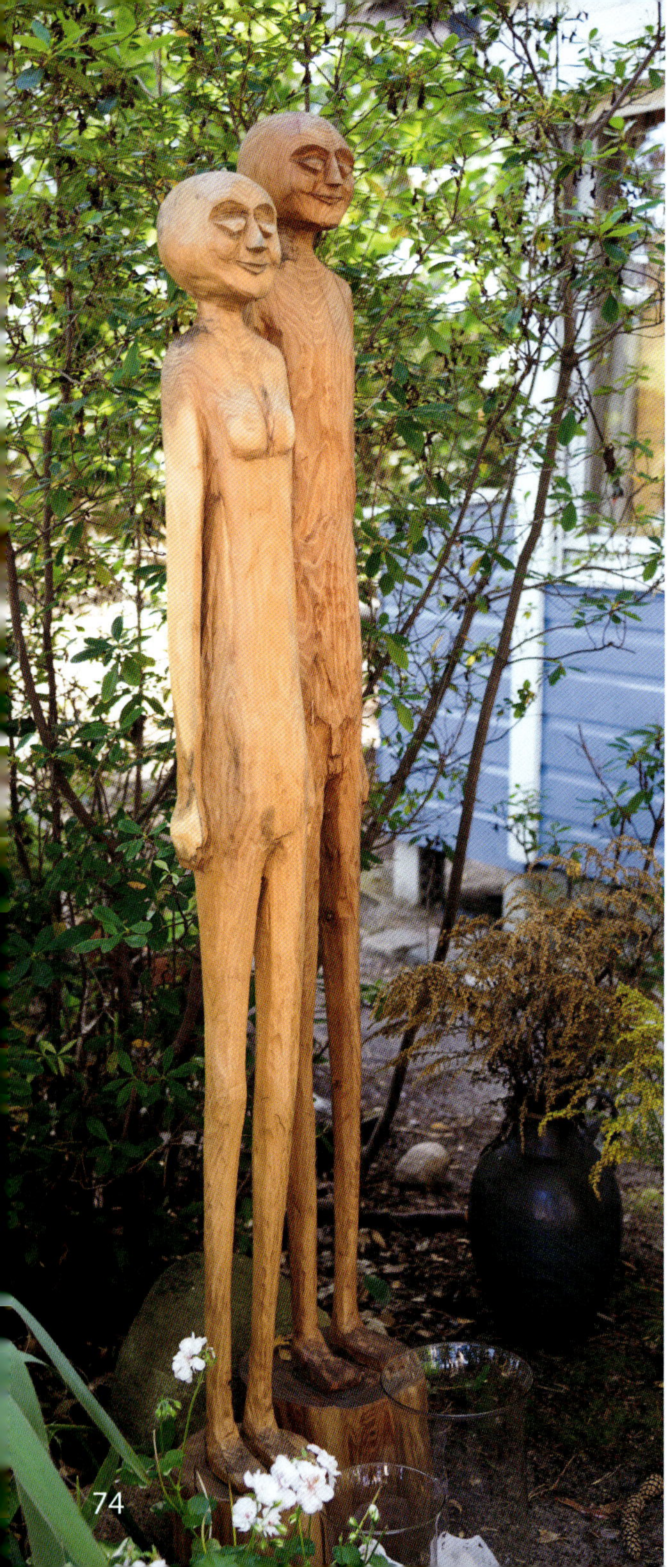

Naturismus in Vergangenheit, Gegenwart und Zukunft pur

Das Vereinsgelände des AKK Birkenheide e.V. am Motzener See bei Berlin ist eine Schatzkammer der FKK-Bewegung durch alle Zeiten

Es geht zur Birkenheide. Ein geflügeltes Wort für diejenigen, die sich mit der Geschichte der FKK-Kultur um Berlin und in Deutschland beschäftigen. Richtig heißt es in der Gegenwart allerdings „AKK-Birkenheide e.V. – Allgemeine Körperkultur Birkenheide e.V." wie Nils erläutert, der sich in genau diesem Verein um die Vereinsgeschichte und Archivpflege kümmert.

Bereits die Fahrt zum Vereinsgelände vom Bahnhof aus führt durch märkische Traumlandschaften, die Umgebung wird immer urtümlicher, bis es auf einem Feldweg das letzte Stück am Zaun entlang geht. Dieser ist durchsichtig. Ja, richtig, hier gibt es keine direkte Nachbarschaft.

Das Tor beim Platzwarthäuschen zum Gelände öffnet sich. Bunt durcheinandergewürfelt stehen kleine und größere Hütten in der Waldlandschaft gestreut. Es fällt auf: Nur wenige Menschen laufen unbekleidet herum. Nils klärt auf. „Leider ist es bei uns nicht mehr so, dass unbedingte Pflicht zur Nacktheit bei entsprechender Witterung besteht. Außer an den Badestellen. Das hat natürlich auch nebenbei die positive Folge, dass wir viele Mitglieder haben. Es bleiben halt auf diese Weise Leute im Verein, die nicht unbedingt FKK-Fans sind. Diese sehen den Verein überwiegend als Sportverein und so werden auch die sportlichen Aktivitäten überwiegend in Sportkleidung durchgeführt. Das kann man nun so oder so sehen. Einerseits bleiben wir so mit unseren Mitgliederzahlen ein starker Verein, andererseits befördert so eine Entwicklung natürlich nicht unbedingt die Freikörperkultur." Die Generation der eifrigen Naturisten hat mittlerweile ihre Plätze an Kinder und Enkel vererbt. Die halten es teilweise nicht mehr so streng mit dem Nacktsein.

Der Platz selbst übt einen eigenartigen Zauber aus, an diesem Spätsommertag. Faszinierend. Eben hat es geregnet. Es ist nicht kalt, aber auch nicht warm. Die Wassertropfen glitzern in Regenbogenfarben. Jetzt bricht die Sonne durch die Wolken und verwandelt den Platz in ein märchenhaftes Gemälde aus Licht. Die märkischen Kiefern und Birken rauschen und es kommen einige Nackte vorbei und grüßen freundlich.

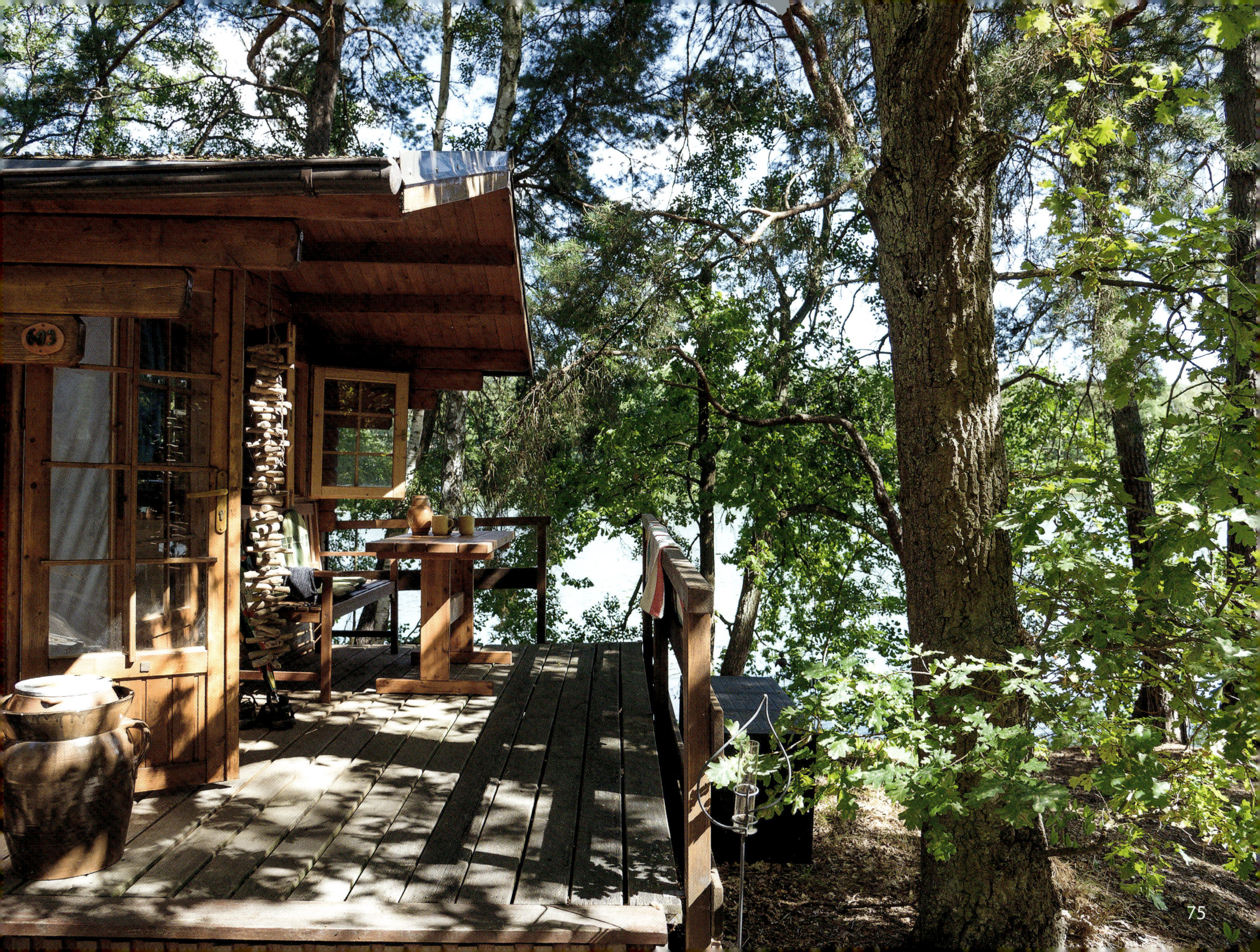

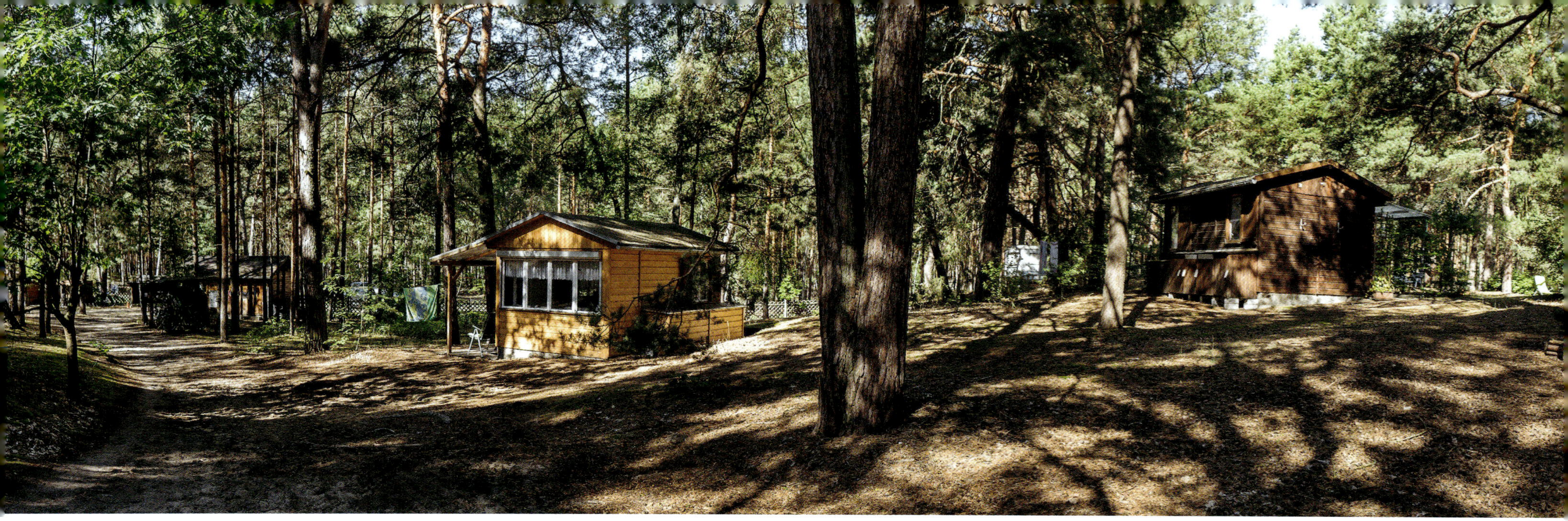

Auf dem Platz von Nils gibt es jetzt erst einmal leckeres Abendessen. Bis jetzt wohnt er mit seiner Familie im Zelt, wenn sie hier auf dem Gelände sind. Aber das wird sich in den nächsten Jahren ändern, denn auch Nils möchte sich so ein schönes Holzhäuschen bauen, wie andere Vereinsmitglieder. Er hat den Platz von einem älteren Mitglied übernommen, dessen Hütte ziemlich desolat war. Stolz präsentiert er schon einmal die Gründungen der neuen Unterkunft und schnell bekommt der Zuhörer ob seiner Schilderungen eine angenehme Vorstellung. Beim nächsten Besuch wird die Hütte sicherlich schon stehen. „Dabei beachten wir hier alle natürlich die Grundsätze zur Gestaltung des Vereinsgeländes. Die Zelt- und Hüttengemeinschaften hier wuchsen in die Landschaft hinein und passten sich dieser an. Man spürt nicht das menschliche Siegen über die Natur, vielmehr eine Unterordnung. Der Mensch lebt in der Natur. Um ein Zelt oder eine Hütte aufzustellen, war und ist es hier nicht nötig, einen Baum zu fällen oder gar großartige Erdbewegungen zu gestalten. Diese sinnvolle Auffassung stammt noch aus der Zeit, als die FKK-Freunde in den 1920er Jahren hier ihre Heimstätten begründeten. Die Naturbelassenheit stellt unsere Leitlinie dar."

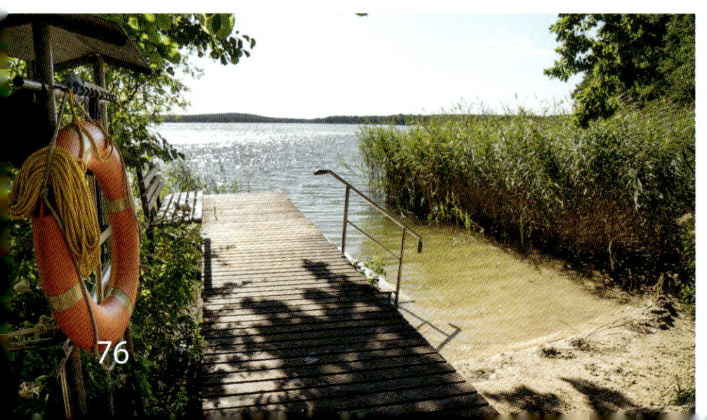

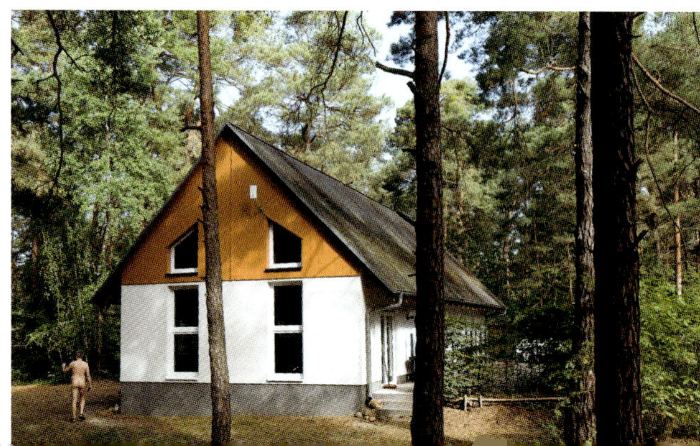

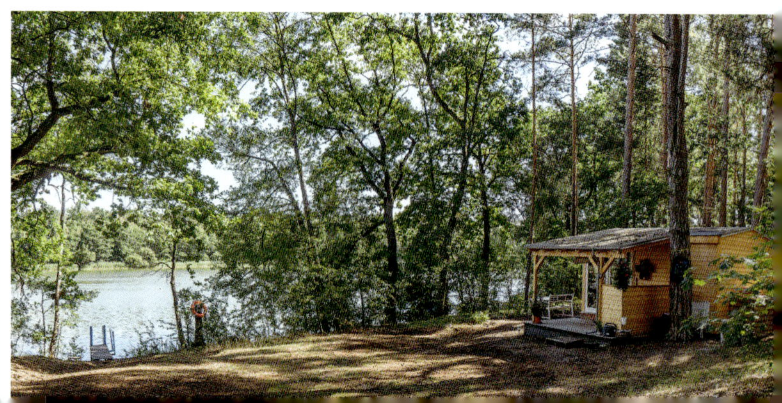

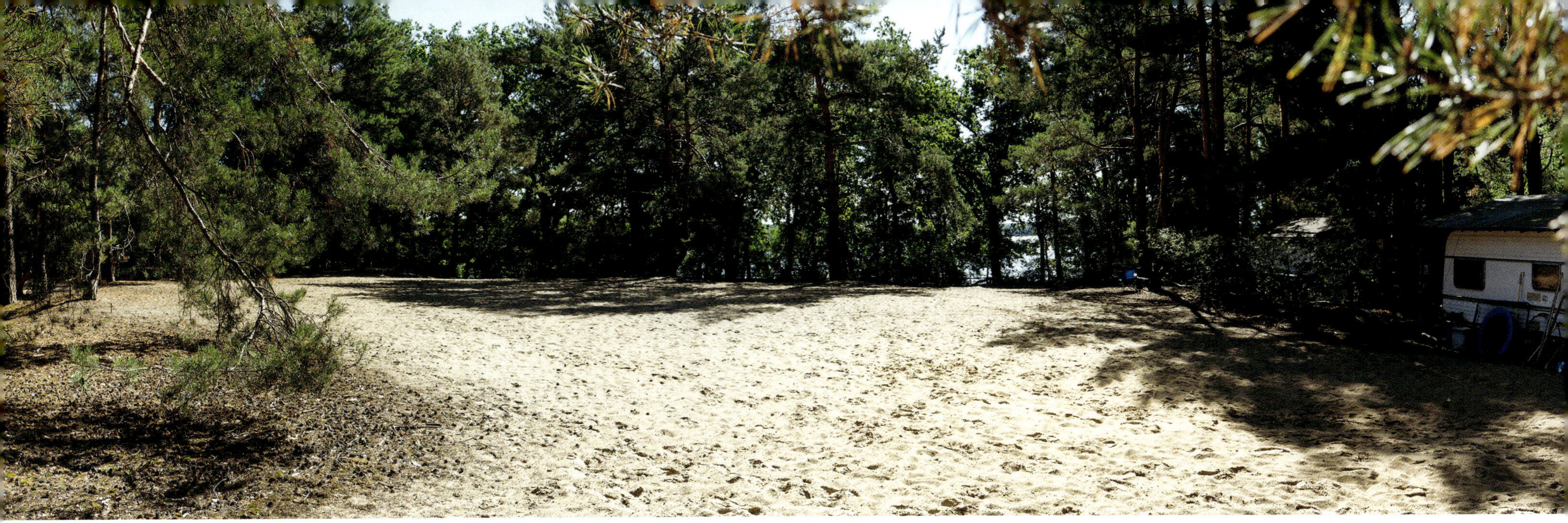

Mittlerweile liegen ein Stapel von Akten und Broschüren auf dem Tisch. Es geht um die bewegte Geschichte der Vereinsgelände um den Motzener See. Nils hat sich ausführlich damit beschäftigt. Seit 1920 wird am Motzener See ohne Unterbrechung Freikörperkultur betrieben. Andauernd werden und wurden neue Kapitel im FKK-Geschichtsbuch gefüllt. „Im ständig wachsenden Berlin der Zeit um 1900 wuchs die Sehnsucht der Großstädter nach Licht, Luft und Sonne. Sie strömten in Scharen in die seenreiche Umgebung der Stadt. 1919 erwarb Feodor Fuchs vom Truppenübungsplatz Wünsdorf ein Gelände an einer Kiesgrube bei Motzen-Mühle für sein Freisonnland. Damit gilt er als Vater der Freikörperkulturbewegung am Motzener See. Zu Pfingsten 1920 sucht ein Gruppe FKK`ler aus dem Freisonnland nach internen Querelen am Ufer des Motzener Sees nach einem neuen Gelände und findet den Sandberg, die acht Meter hohe Binnendüne. Dieser bildet heute das Herz unseres Vereinsgeländes" berichtet Nils. 1921 erfolgt die offizielle Geländeverpachtung an die neu gegründete Frei-Sonnenbad-Gesellschaft für zunächst zwei Jahre.

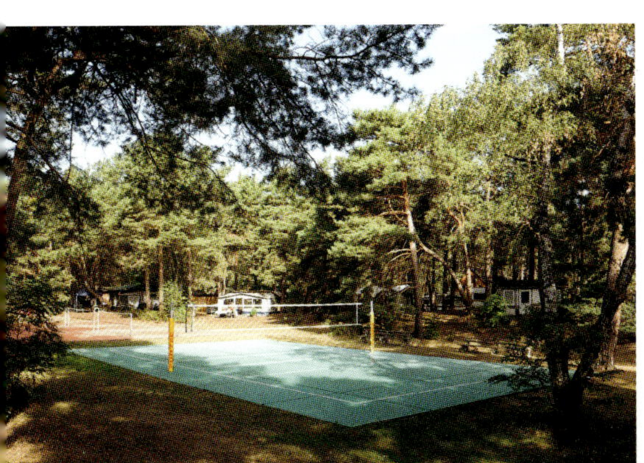

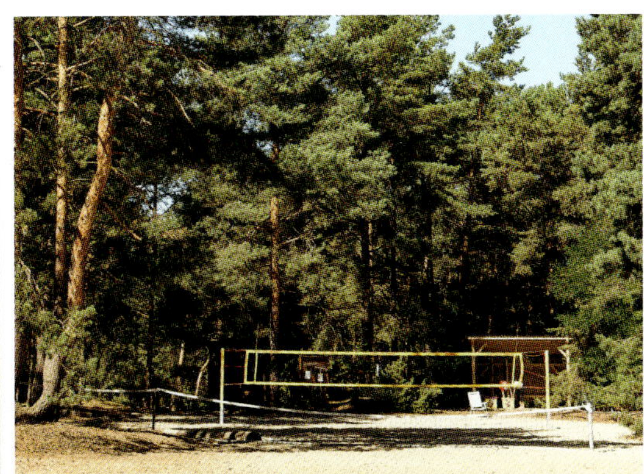

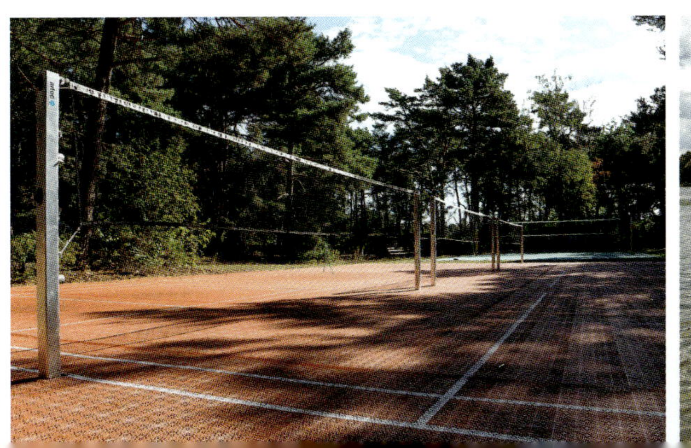

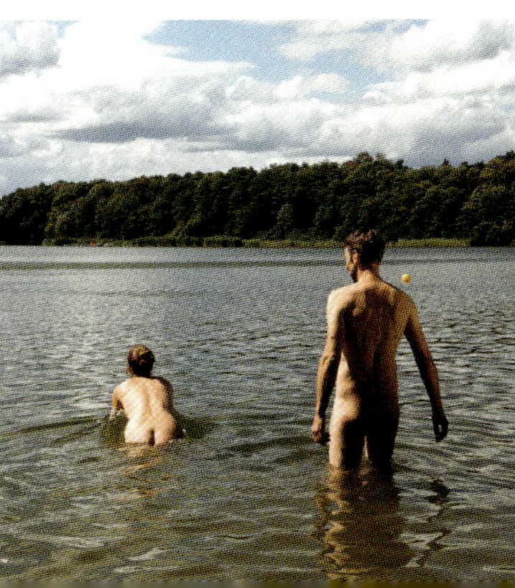

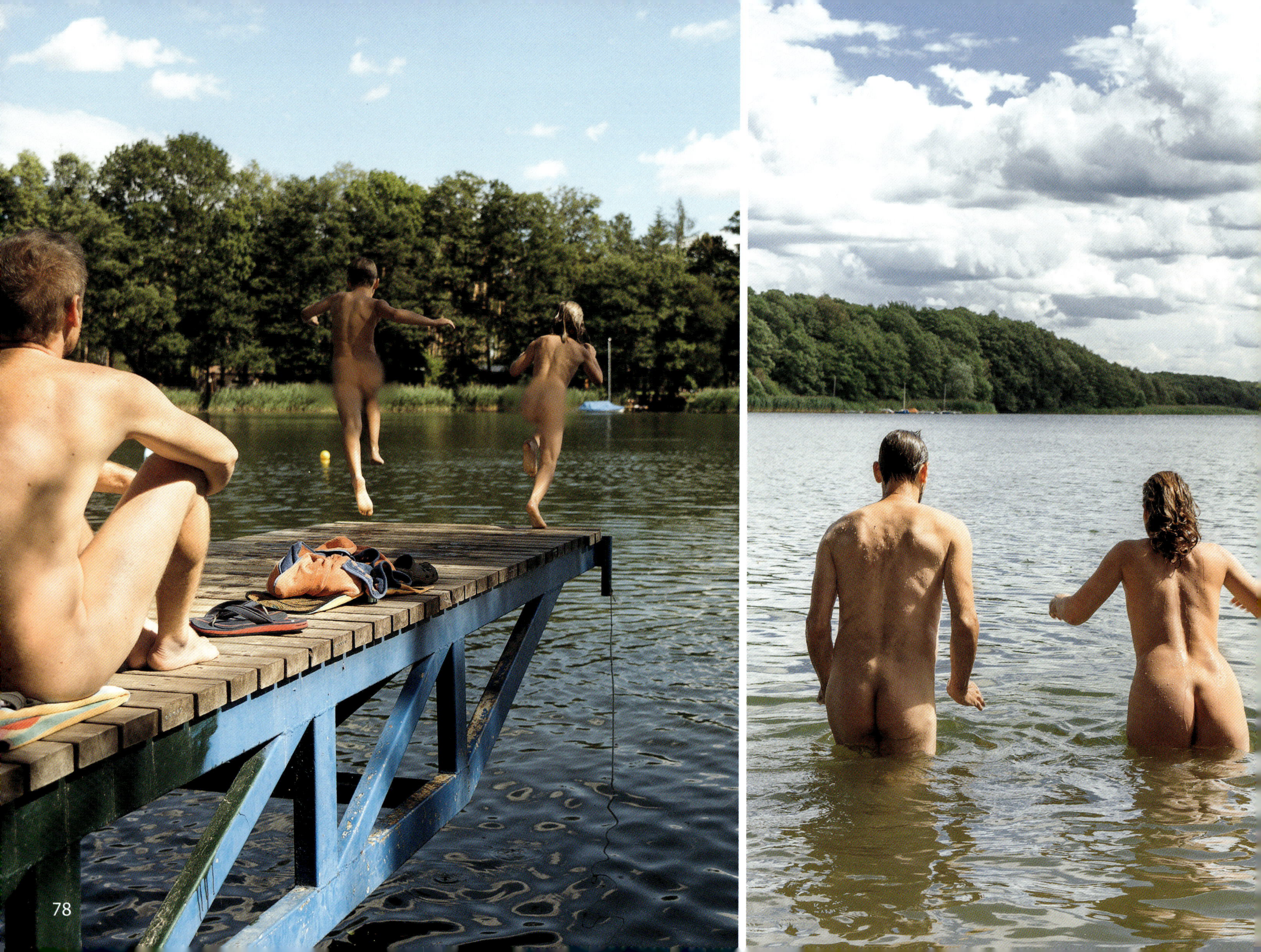

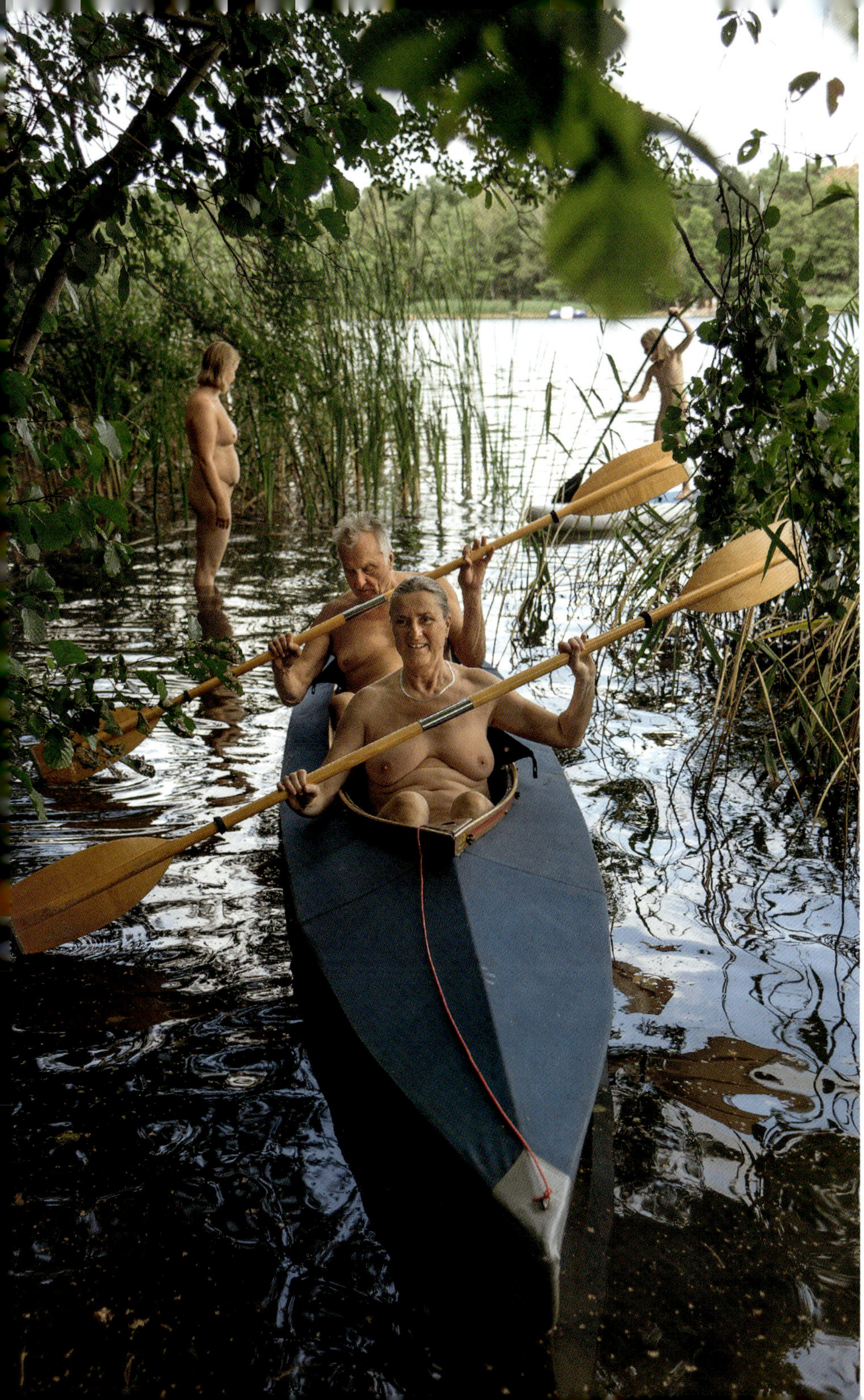

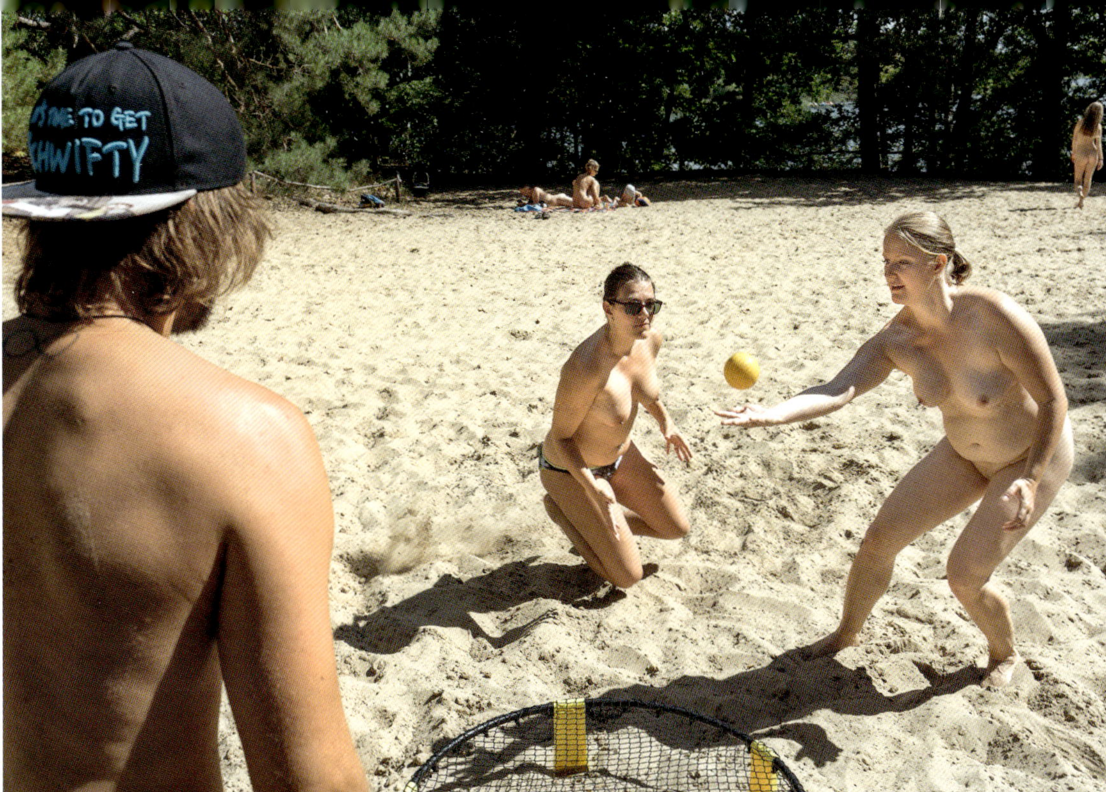
TIME TO GET

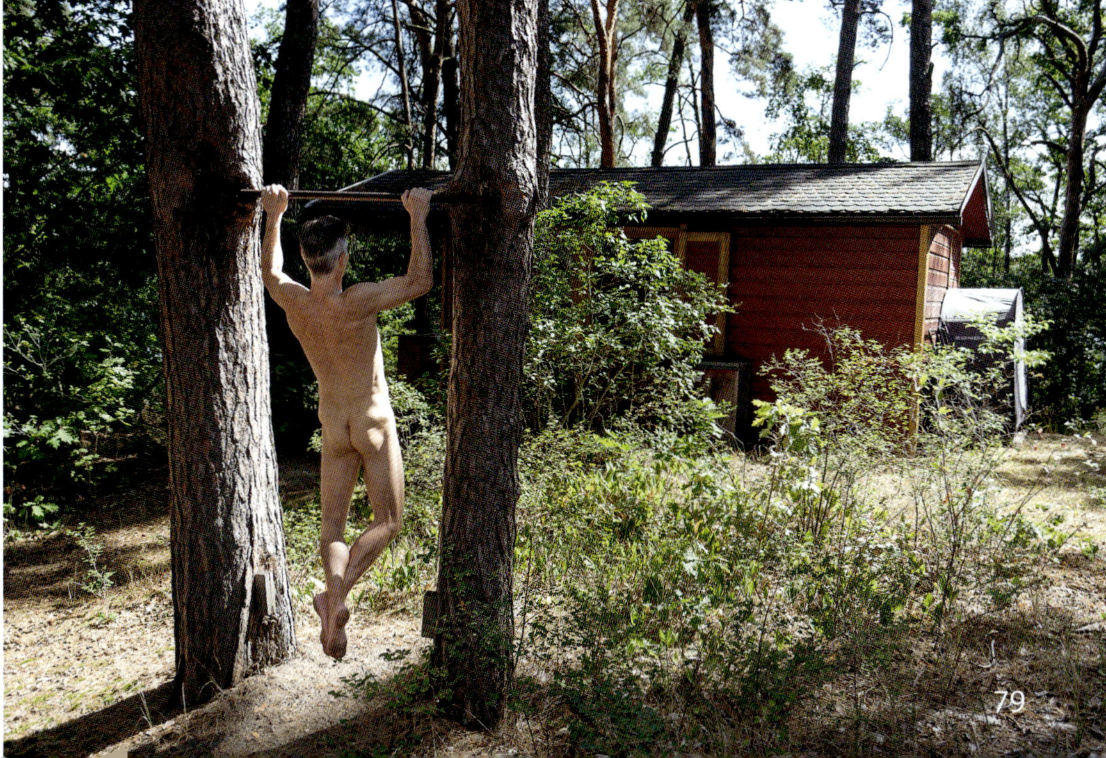

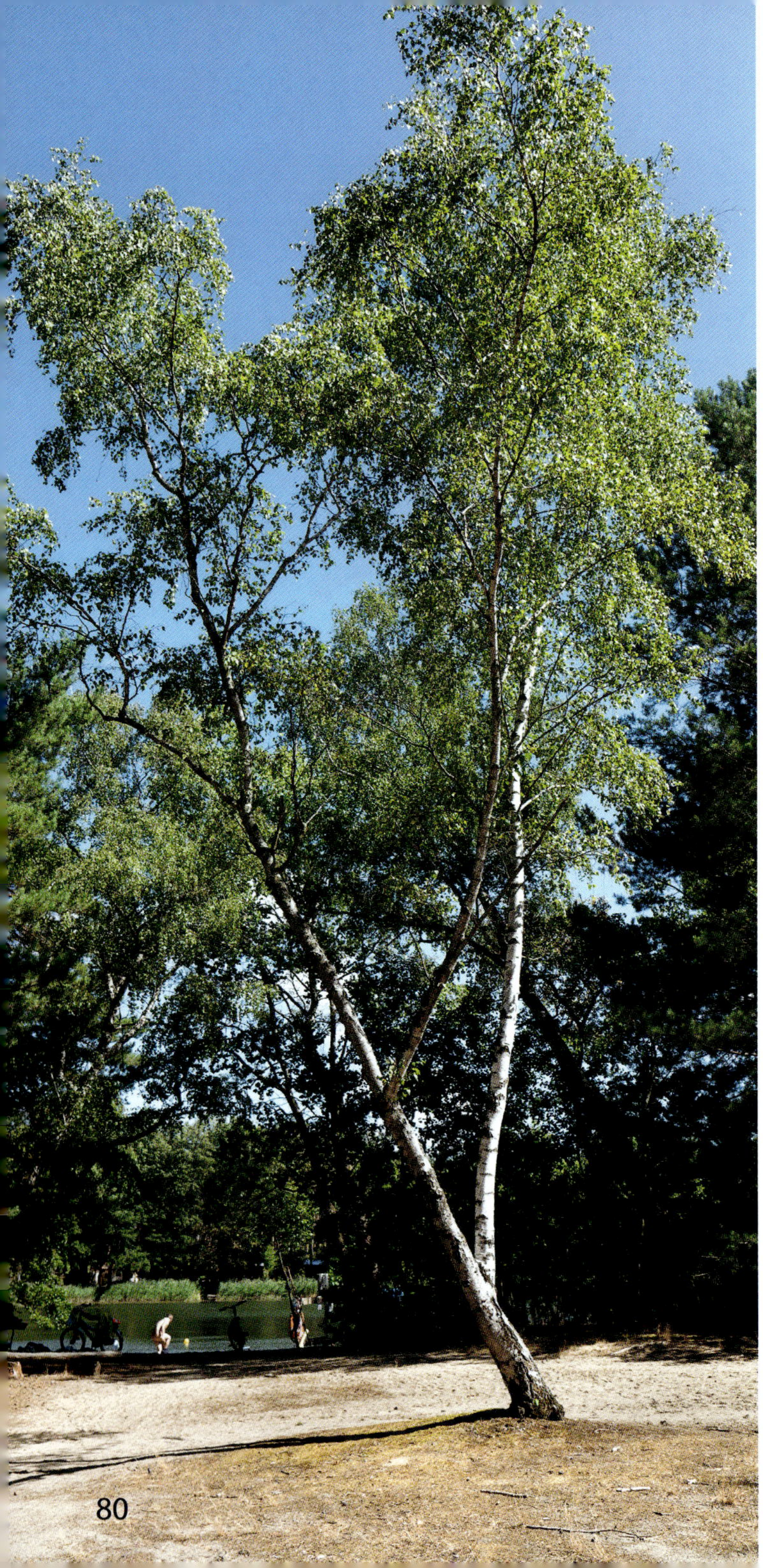

Die weitere Geschichte der Gelände um den Motzener See liest sich wie eine Geschichte der Freikörperkultur und würde eigene Bücher füllen. 1921 wurde der Überlieferung nach der Begriff „Freikörperkultur" auf dem Neusonnland ins Leben gerufen, um sich von Nacktkultur und den in den 1920er Jahren florierenden Nacktvarietee abzulösen. Mit der Bahn kommen die Naturisten bis nach Zossen oder Gallun und laufen dann zu den Geländen. Man schläft im Dorf Kallinchen bei Bauern im Heu, erst ab den 1930er Jahren gibt es Zelte auf den Geländen. Neusonnland, Birkenheide, Jungborn, Märchenwiese – Nils kann viel über die Namen der zahlreichen FKK-Gelände und die FKK-Pioniere berichten. Heute ist der Verein 100 Jahre alt und hat von der Weimarer Republik, dem 2. Weltkrieg, Nachkriegsjahren, DDR-Jahren, Nachwendezeit bis heute so einiges erlebt. Ein wahrlich geschichtsträchtiger Ort der Freikörperkultur in Deutschland.

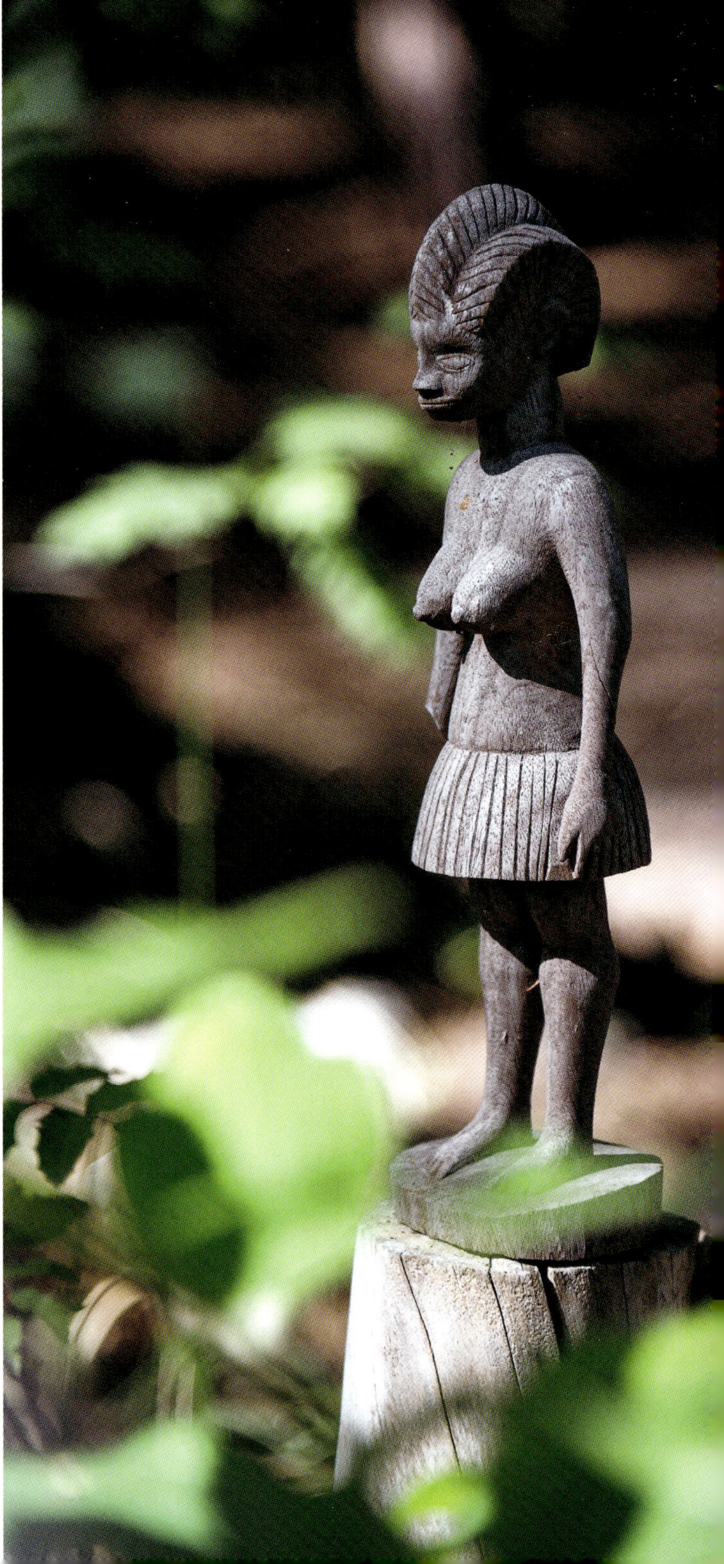

Aufteilung in Bürgermeistereien

Am nächsten Morgen geht es nach dem Frühstück gleich über das riesige Gelände. Mehr als 12 Hektar gilt es zu entdecken, in den unterschiedlichsten Nuancen. Damit besitzt es die Größe einer kleinen Kommune. „Guten Morgen, Lutz!" grüßt Nils ein anderes Vereinsmitglied, das grade an der Abwaschschüssel steht. „Das ist unser Bürgermeister" erläutert er. „Als kleine Verwaltungseinheiten gibt es auf unserem Gelände die Bürgermeistereien. So kann bis heute den Bedürfnissen der Vereinsarbeit, der Mitglieder und der Gäste gut entsprochen werden. Jeder hat einen Ansprechpartner, den er persönlich kennt und der in seiner Nähe seinen Platz hat." So muss der Vorstand die ganze Vereinsarbeit nicht allein bewältigen, sie wird auf viele Schultern verteilt. Das schafft Transparenz und direkt nachvollziehbare Mitentscheidungsmöglichkeiten. Die Vereinsmitglieder wählen ihre Bürgermeister und dazu ein kleines Kollektiv, um damit das Leben im Verein und auf dem Gelände zu organisieren. Noch dazu stehen die Bürgermeistereien in der langjährigen Tradition der Vereinsgelände rund um den Motzener See und tragen Namen, die mit diesen in Zusammenhang stehen, z.B. Sonneneck, Wasserkante, Pferdekopf oder Jugenddorf.

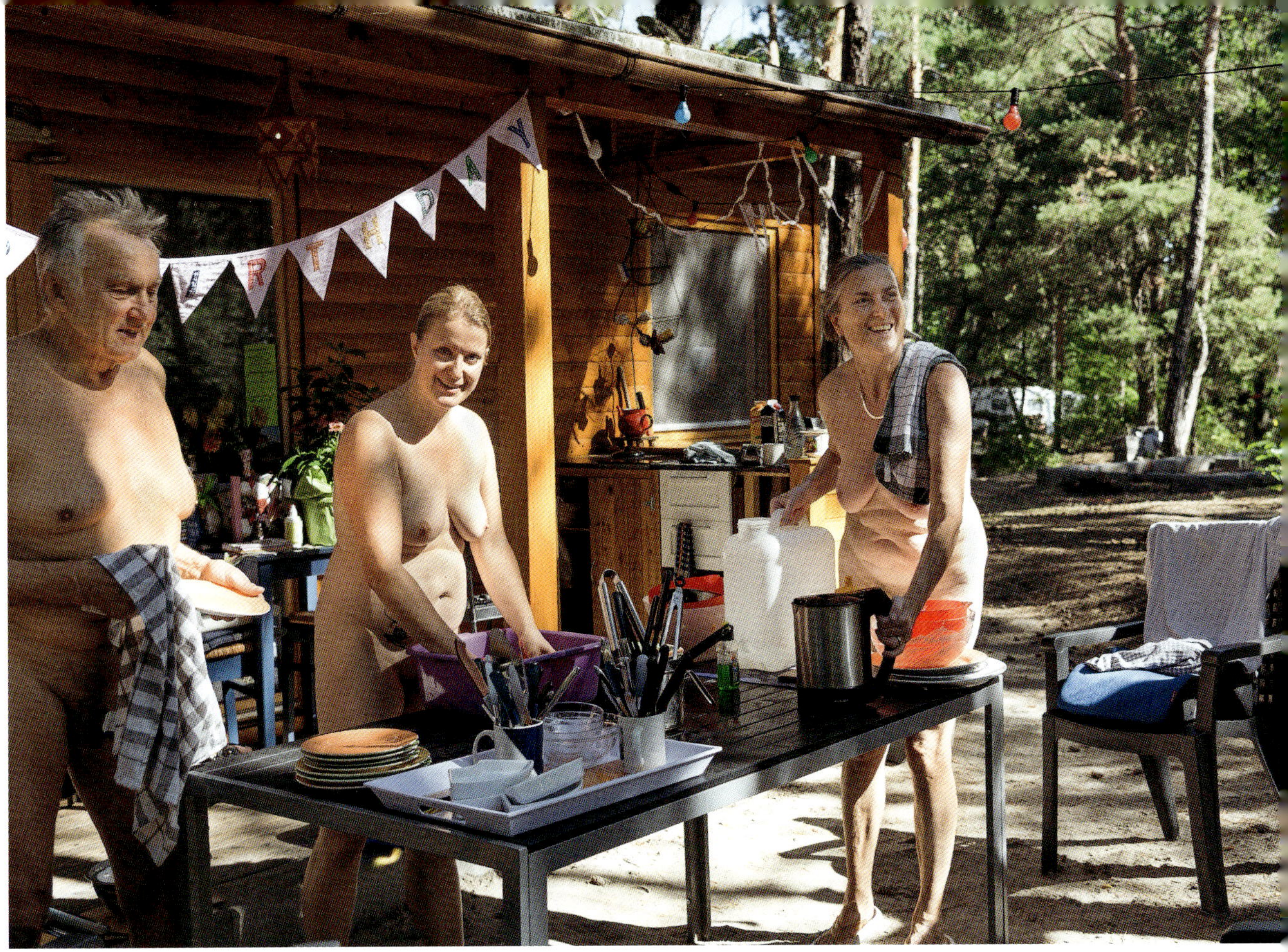

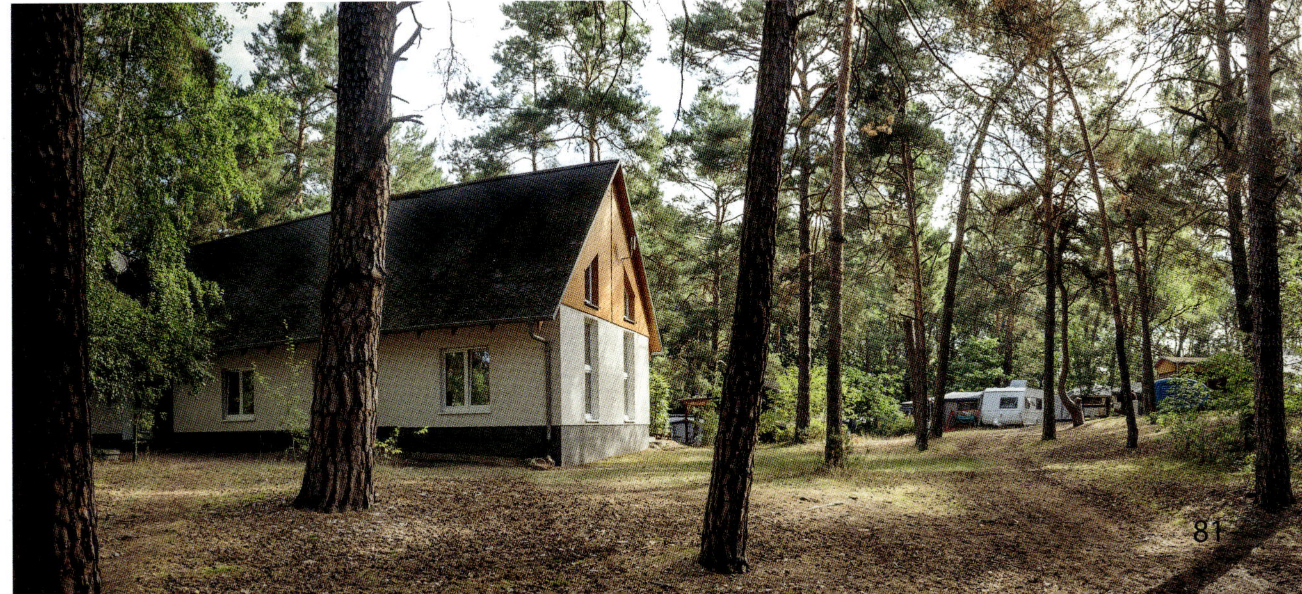

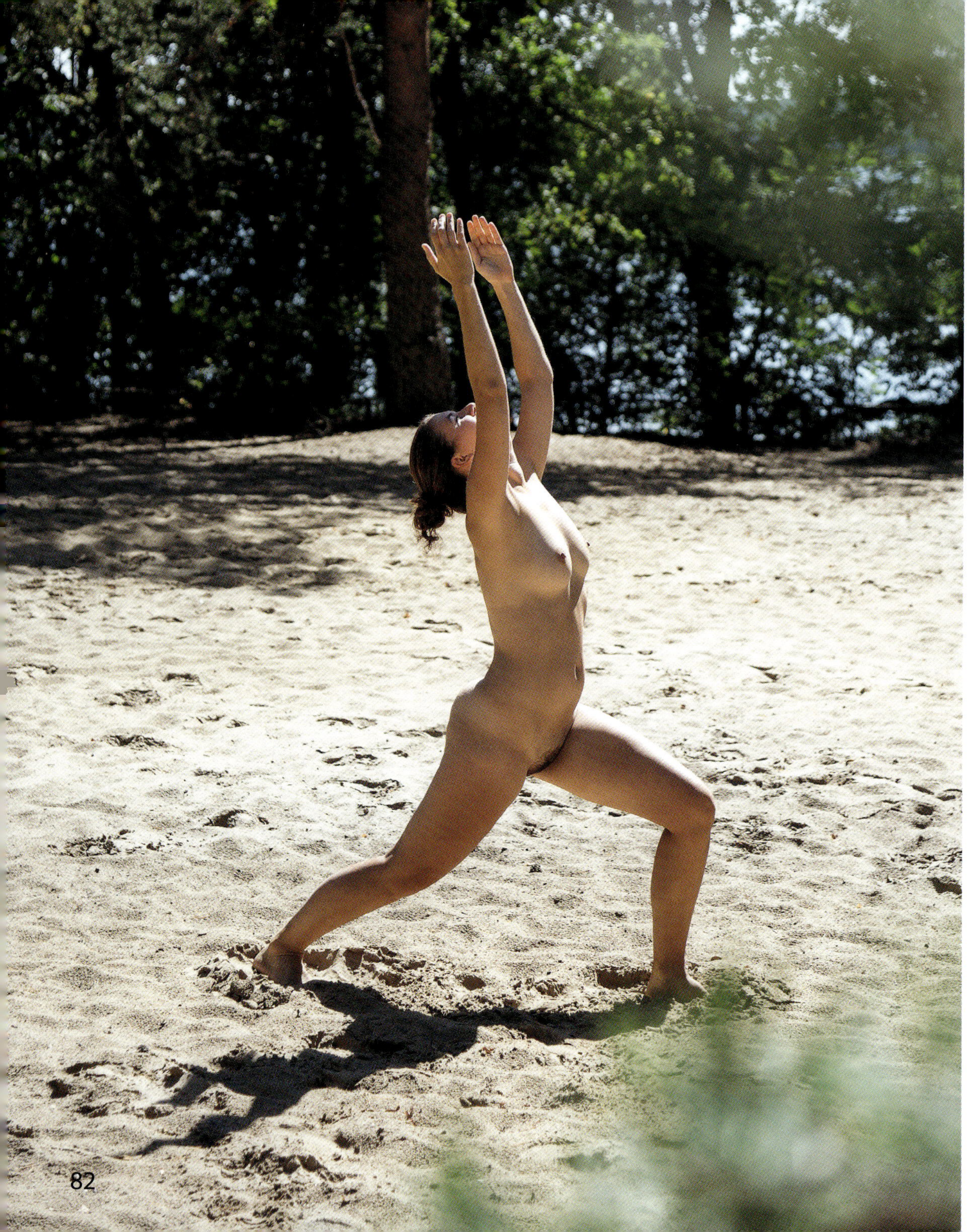

Auf dem Sandberg und der Birkenheide

Der Sandberg. Ein Markenzeichen, ja eigentlich die Besonderheit des Geländes. Genau dieser Sandberg hatte einst die Pioniere der Freikörperkultur magisch angezogen. Der Sand versetzt in südliche Gefilde, so wie heute. Ein Traum in der Mark Brandenburg.

Hier bewegen sich an diesem sonnigen Sommersonntag fast schon Massen von Gästen. „Das ist hier bei uns normal. Wir werden gern von Gästen der Freikörperkultur besucht, die die Sportmöglichkeiten und natürlich den See nutzen. Viele Berliner machen ihren Tagesausflug hierher, freilich meist mit dem Auto. Nicht mehr wie einst mit Fahrrad oder Bahn." Das Brandenburger Tor in Berlin liegt nur rund 35 Kilometer Luftlinie entfernt von der Sandscholle des Vereinsgeländes. Tagesgäste und Urlauber sind gern gesehen. Die Saison läuft vom 1. Mai bis zum 30. September eines Jahres. Dann ist auch täglich die Hütte des Platzwarts am Tor 1 jeweils von 8:00 bis 12:00 Uhr und 14:00 bis 18:00 Uhr besetzt. Tagesgäste verbringen die schönen Sonnentage auf der Sandscholle mit Sonnenbaden und erfrischen sich im beeindruckenden Motzener See, der durch seine natürliche Tiefe und große Wasserfläche selbst in heißen Sommerperioden eine gute Wasserqualität aufweist. Für Übernachtungsgäste gibt es eine Gästehütte und genügend Stellplätze für Wohnwagen, Wohnmobile und Zelte. Die Sportanlagen des Vereins können ohne Einschränkungen genutzt werden. Nur eine Gastronomie gibt es selbst in der Hauptsaison vor Ort nicht, da muss jedefrau und jedermann für sich selbst sorgen.

Einige Hinweistafeln weisen auf die historische Vergangenheit der verschiedenen Stellen im Geländebereich hin. Natürlich steht eine am Sandberg, eine andere an der Birkenheide, die dem Verein den Namen gab. Das ist eine mit Birken bestandene Sandfläche. Der Name wurde von Charly Sträßer geprägt, der dort 1924 den gleichnamigen Zusammenschluss von Naturisten gründete. Zahlreiche Besucher zog dort einst vor allem die Sportgymnastik an, die Birkenheider Gymnastikschule setzte Meilensteine in der Freikörperkultur. 1926 entstand der Birkenheider Arbeitskreis, der die Geschichte der FKK-Bewegung maßgeblich beeinflusste.

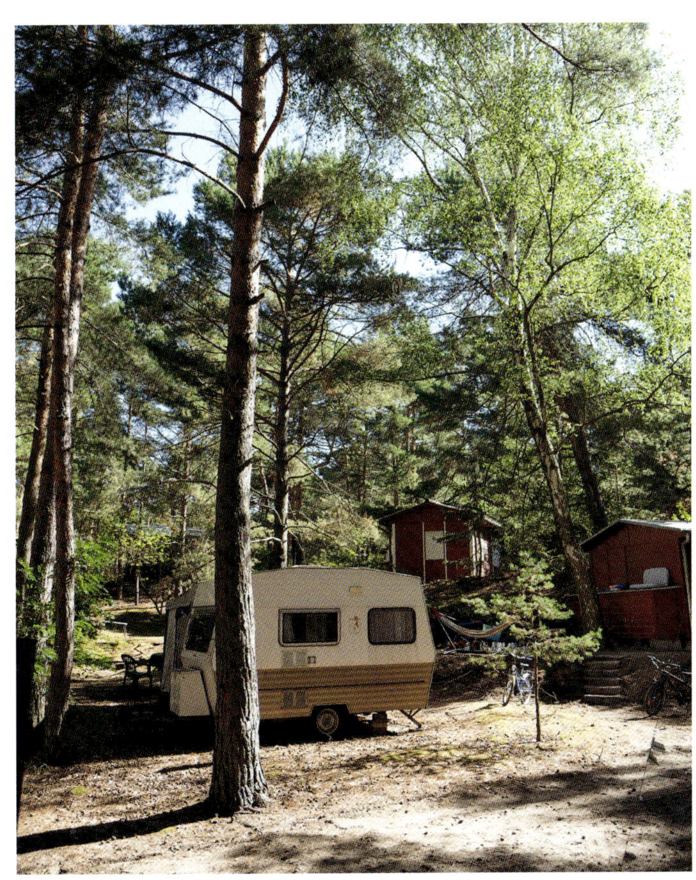

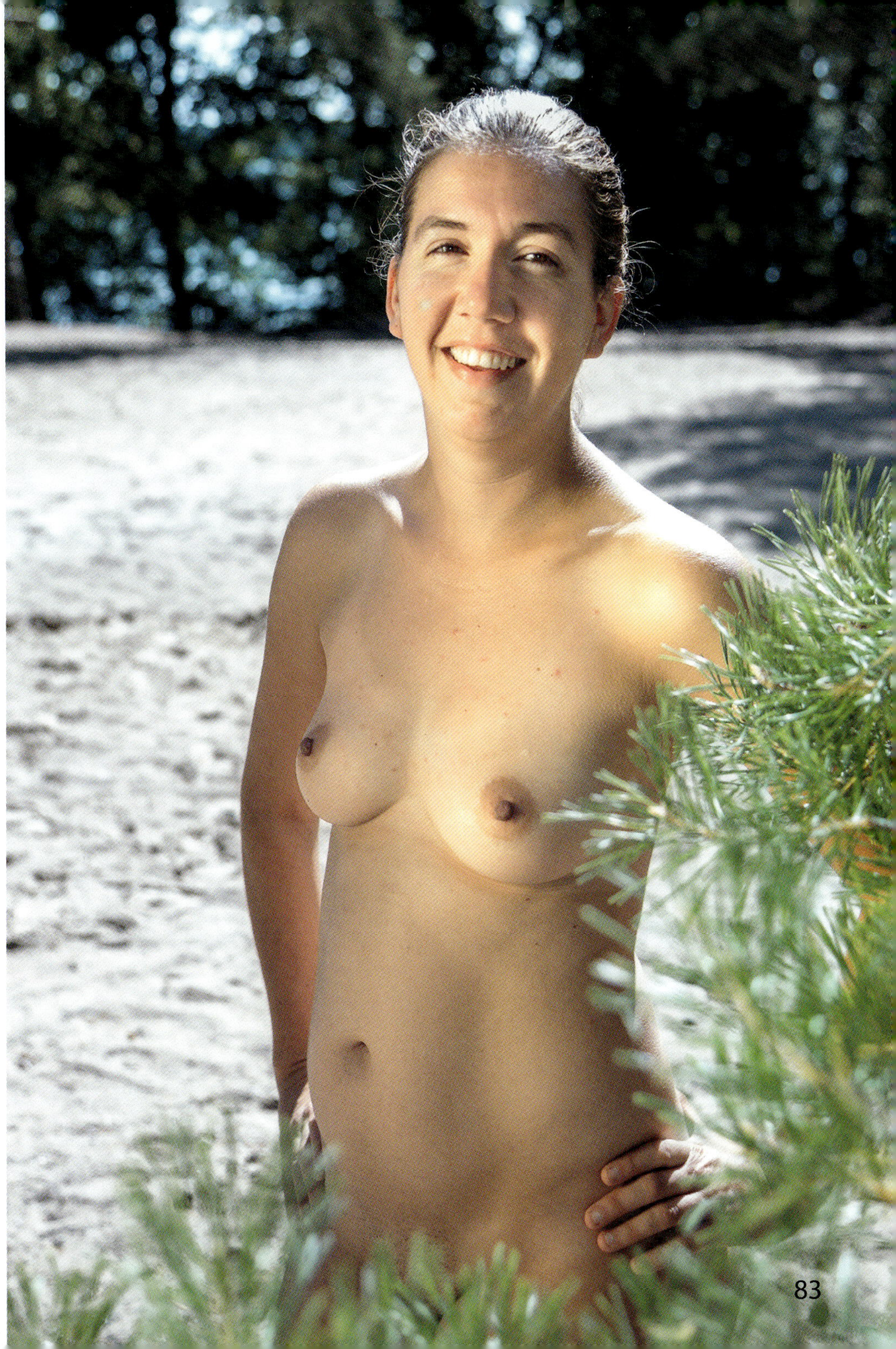

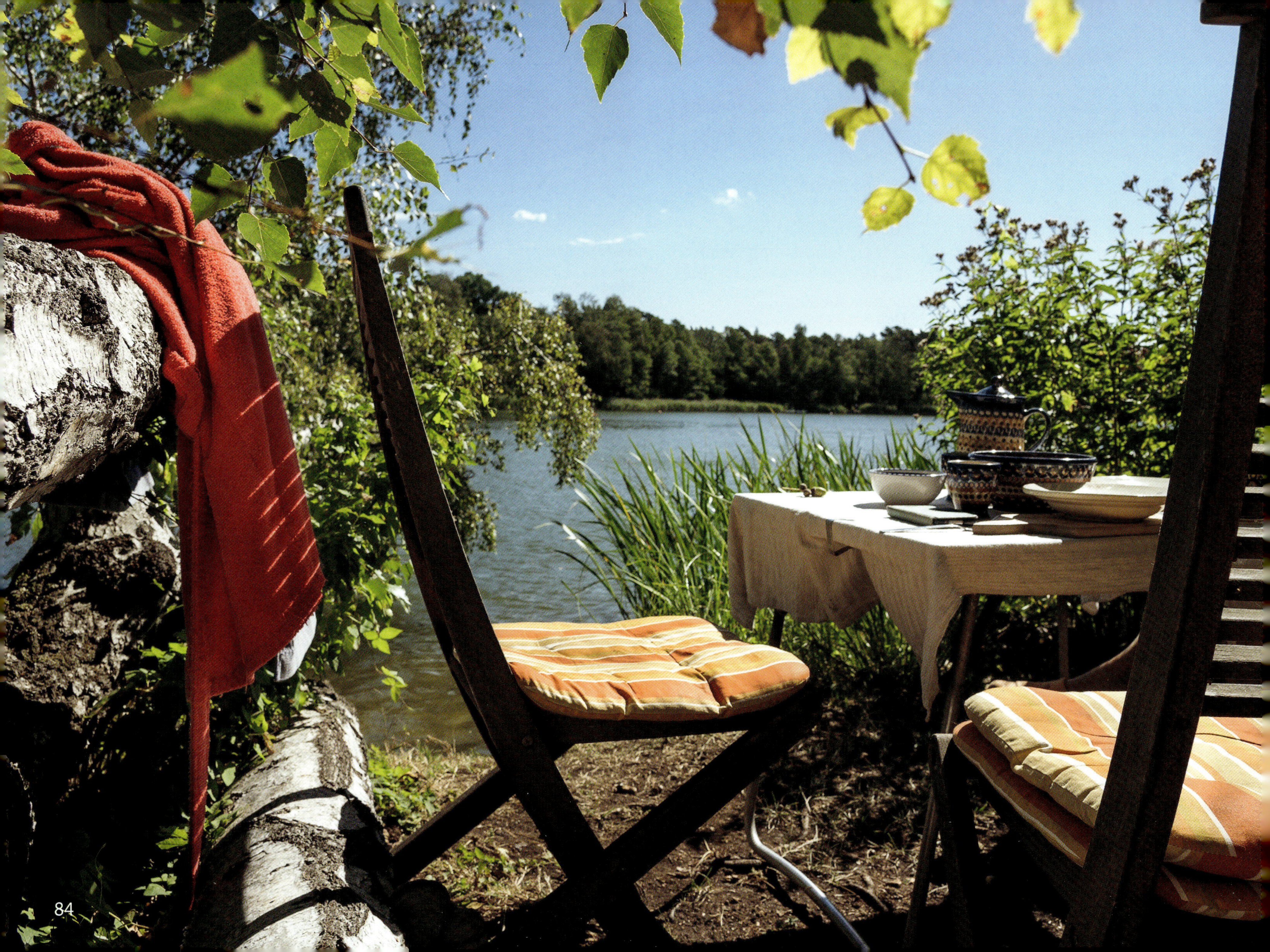

Filmreif

Übrigens ist das Gelände des AKK-Birkenheide viel bekannter, als mancher denkt. Nils berichtet zum Abschied noch über die cineastische Präsenz des Vereinsgeländes. Nicht nur im Film „Kuhle Wampe" war es mit einer Nacktbadeszene zu sehen. 2009 lief der Film „Barfuß bis zum Hals" über die Kinoleinwände und es gab sogar zu Pfingsten 2009 eine Aufführung vor dem Heidehaus des Vereins. „Zahlreiche Szenen des Films wurden hier bei uns auf dem Gelände gedreht" erläutert Nils. „In der Komödie, die relativ oft von verschiedenen Sendern ausgestrahlt wird, geht es darum, wie nach der Wende in den neuen Bundesländern mit der Freikörperkultur umgegangen wird. Selbst dem Filmteam gefiel es bei uns, einige waren danach schon zum Urlaub hier. Und mit dem Film ist und bleibt die Freikörperkultur positiv im Gespräch. Was kann es besseres geben?"

Nun wissen selbst die letzten Gäste, warum ihnen das Gelände des AKK Birkenheide doch ein wenig bekannt vorkam. Der nächste Besuch ist ebenfalls schon vorgeplant. Irgendwann wird es schon passen. Denn das Birkenheider Vereinsgelände ist lebendige Freikörperkultur pur.

Allgemeine Körperkultur Birkenheide e.V.

Vereinssportgelände Kallinchen am Motzener See
Zum Haidchen 7,
15806 Kallinchen

Saisonbetrieb für Tages- und Urlaubsgäste: 1. Mai bis 30. September.

info@akk-birkenheide.de
https://www.akk-birkenheide.org

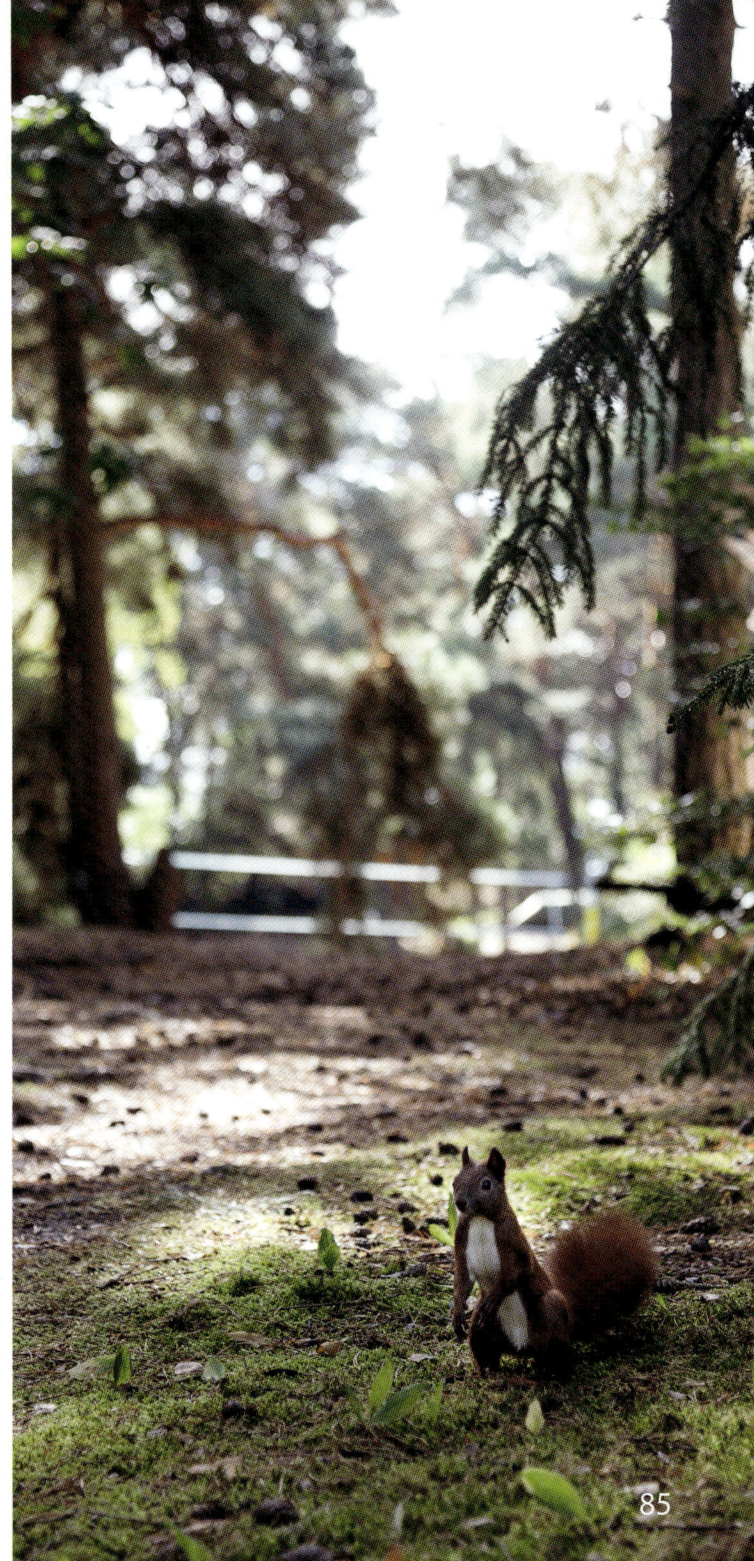

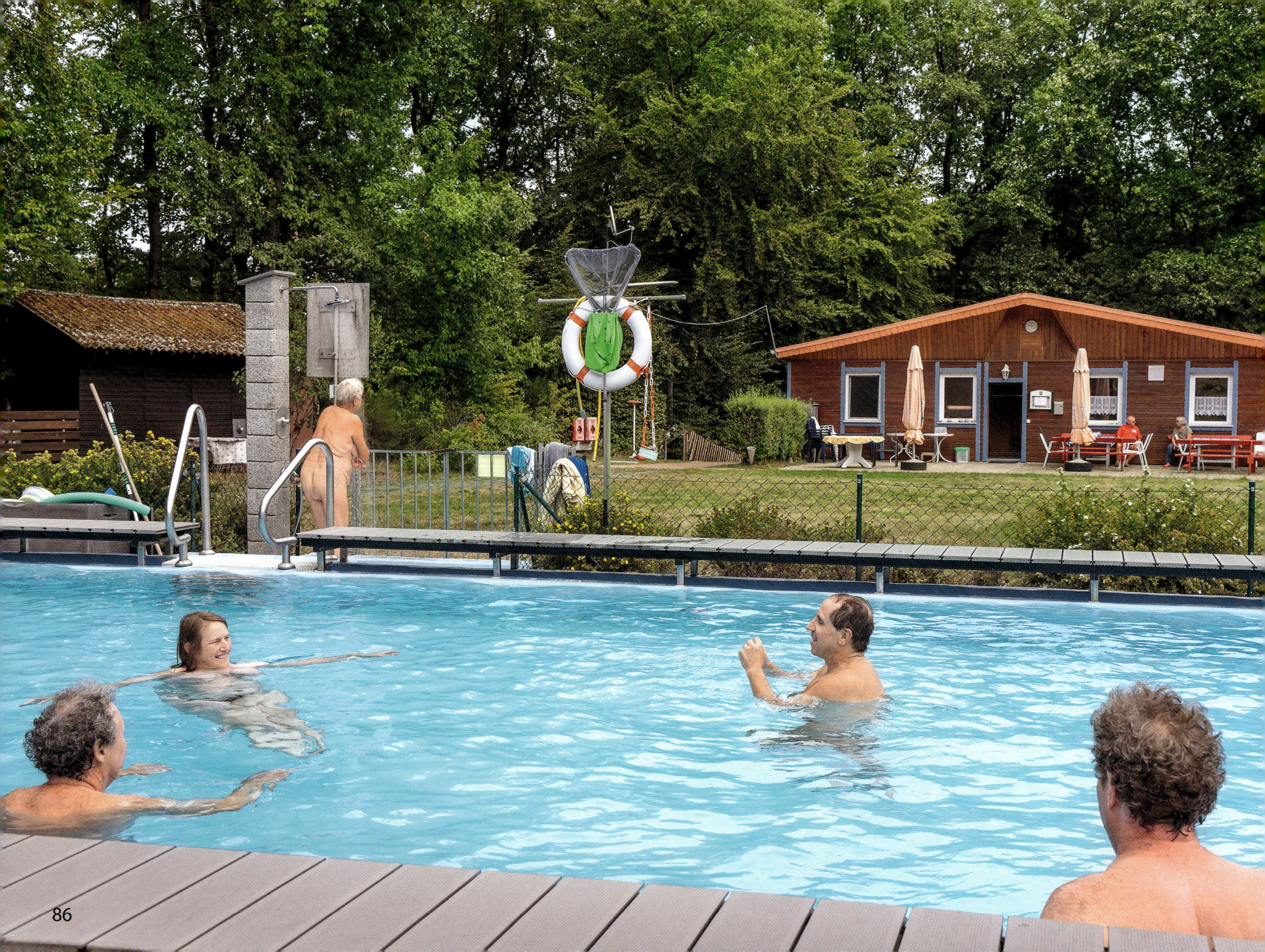

Das Paradies liegt bei Kaiserslautern

An diesem kühlen Endaugusttag sitzen ein paar Unentwegte vor der Sauna im Obergelände beim BffL Kaiserslautern. Wolfgang, Gerhard, Gisela und Holger haben sichtlich gute Laune und dann kommen doch noch ein paar Sonnenstrahlen durch. „Herrlich!" So, jetzt geht´s vor dem ersten Saunagang doch noch mal ins Schwimmbad.

Gleich danach kocht Wolfgang für die Gäste eine große Kanne Kaffee und Heidrun serviert ihren leckeren Streuselkuchen. „Wohl bekomms!" Gästehandtücher sind kein Problem. „Irgendjemand von uns hat immer welche vorrätig." Dann wird gemeinsam geschwitzt. Drei Saunagänge und danach jeweils wacker in das Außenbecken. Die Ankömmlinge aus Bayern schwärmen und Gisela lobt die tolle Dekoration auf dem Vereinsgelände. „Also irgendwer gibt sich hier ganz besonders Mühe. Als Gärtnerin weiß ich das zu schätzen."

Die Wohnwagen, Wohnmobile und Häuser gruppieren sich im Unter- und Obergelände um zentrale Plätze, fast wie Rundlinge. Auffallend das Tinyhaus von Christian aus Trier. Der junge Mann ist erst seit kurzer Zeit im Verein und hat gleich neue Ideen mitgebracht, z.B. die Facebookseite. So werden doch ein paar mehr Leute auf den Verein aufmerksam. Jeder bringt sich mit seinen Spezialitäten ein, davon lebt die Gemeinschaft. Gerhard genießt z.B. seine Pension und werkelt gerade an einer der Holzhütten herum. „Hier auf dem großen Gelände gibt es immer etwas zu tun. Da geht die Arbeit nie aus. Die aktive Freizeit fordert mich!" In den

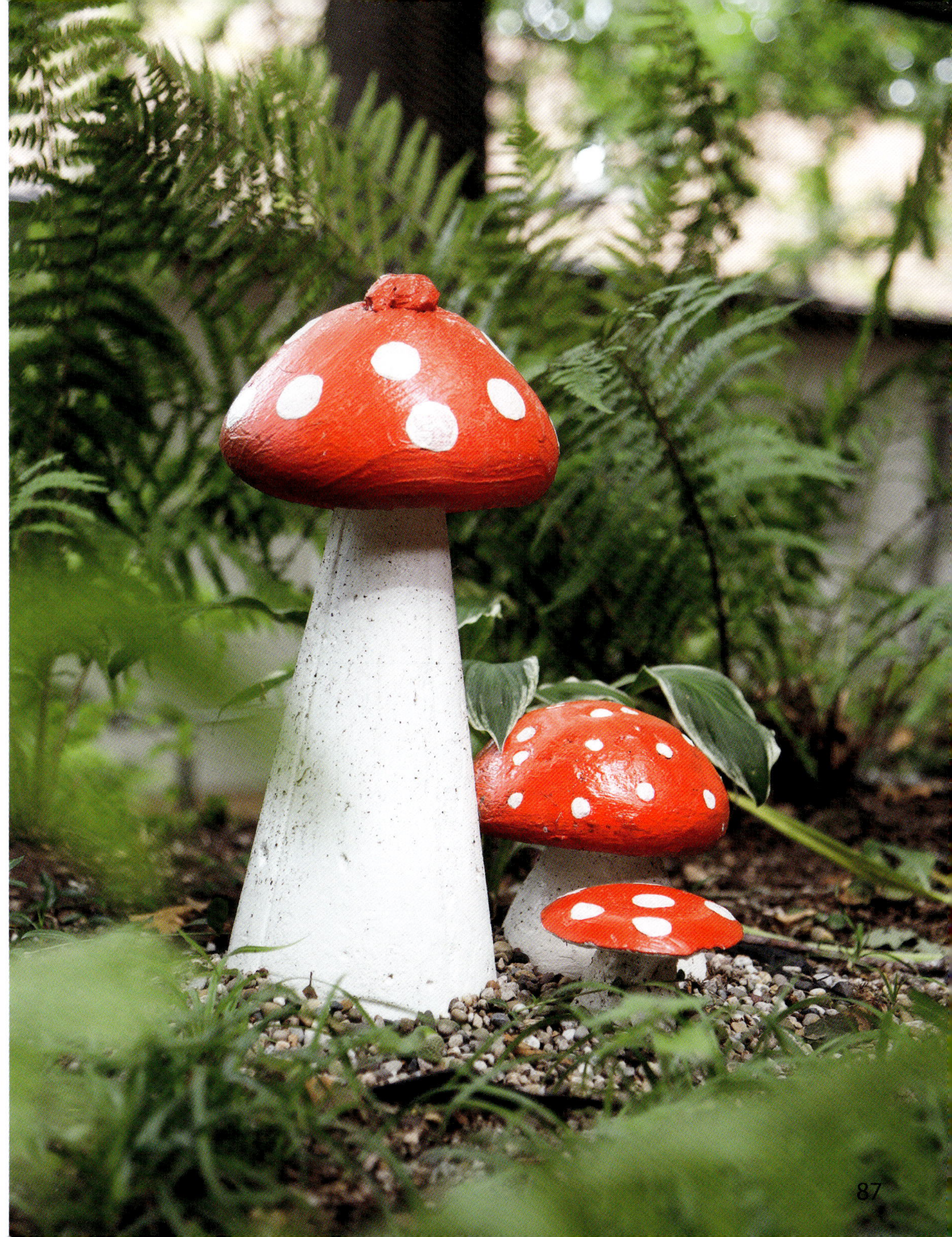

nächsten Minuten sitzt Norbert auf der Bank, der den ganzen Nachmittag die Holzhütte eines Freundes mit Wetterschutzlasur versehen hat. Werterhaltung. Nun ist Zeit für das Feierabendbier. Gemeinsam mit Gerhard wird jetzt darüber gefachsimpelt, was wohl beständiger sei. Wetterschutzfarbe oder Wetterschutzlasur?

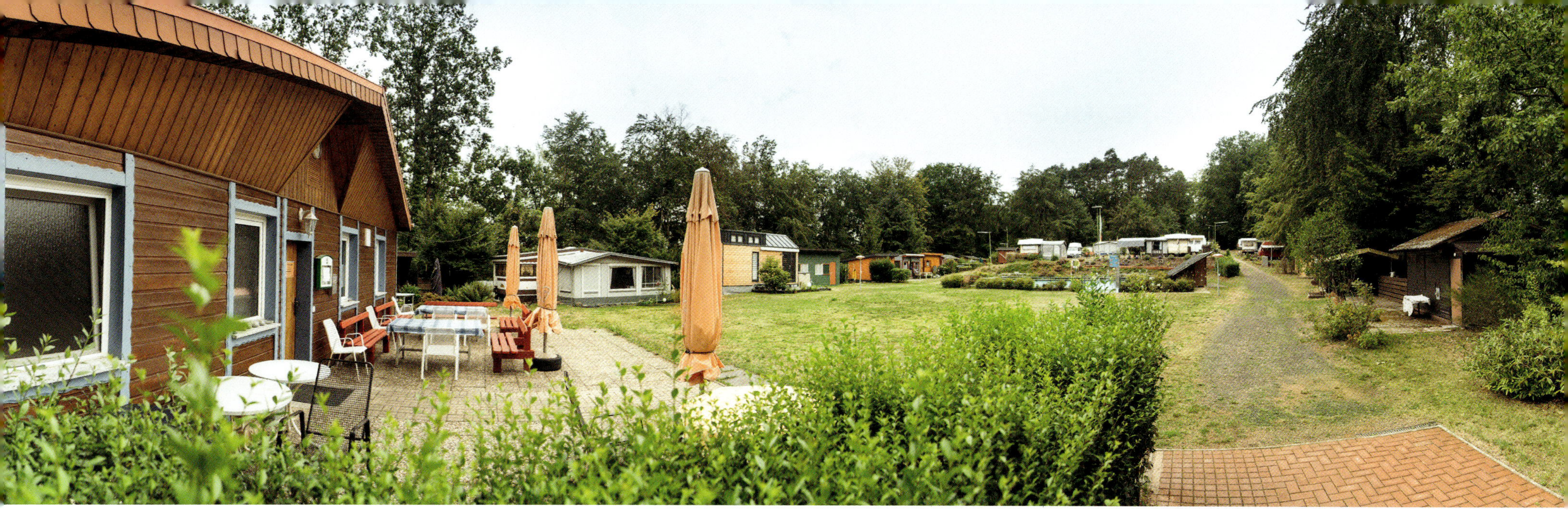

Gerd macht nun die Geländeführung. Ja, er war am Anfang gar nicht so begeistert von den Arbeitseinsätzen. Seine erste Bewährung war das Streichen von Laternenpfählen. Damals rief der Geländewart noch höchstpersönlich bei den Mitgliedern an, um sie am Samstag alle vollzählig zur Geländepflege zu haben. Heute, längst in Pension, stellt sich Gerd gerne den Anforderungen der Arbeitseinsätze. „So bleibt man immer in Bewegung!" Hochachtung

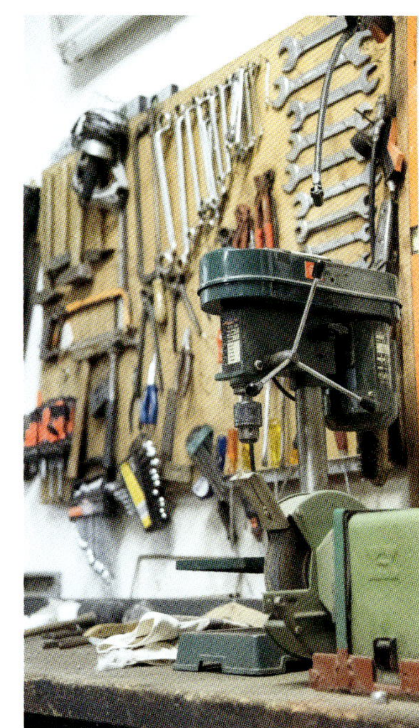

hat er, wie alle anderen auch, vor den Leistungen derer, die über Jahrzehnte das Gelände entwickelt und aufgebaut haben. „Wir haben noch nie einen Handwerker gebraucht. Jeder bringt sich mit dem ein, was er besonders gut kann, viele Handwerksberufe sind bei unseren Mitgliedern vertreten. Der solarbeheizte Pool, das Vereinsheim, Sauna, Küche, Wege, Spiel- und Grillplatz zeugen vom Engagement unserer Mitglieder. Mittlerweile sind die Großprojekte eigentlich alle gestemmt, der Fokus liegt auf Werterhaltung."

Bereits zu Beginn der Belegung des jetzigen Geländes war Einsatz der Mitglieder gefragt. 1955 begannen die umfangreichen Rodungsarbeiten, um eine Wiese aus dem Waldgelände zu schaffen. Ein kleines Holzhaus diente als Unterstand bei Regen.

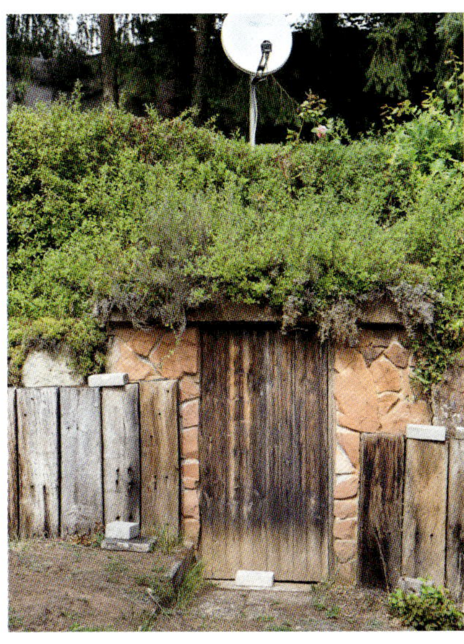

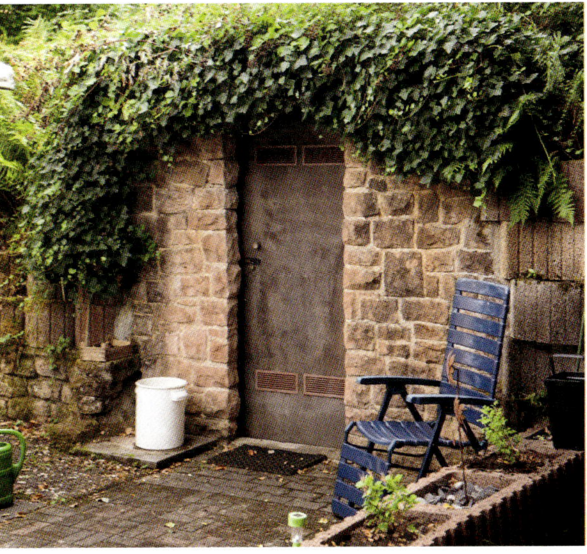

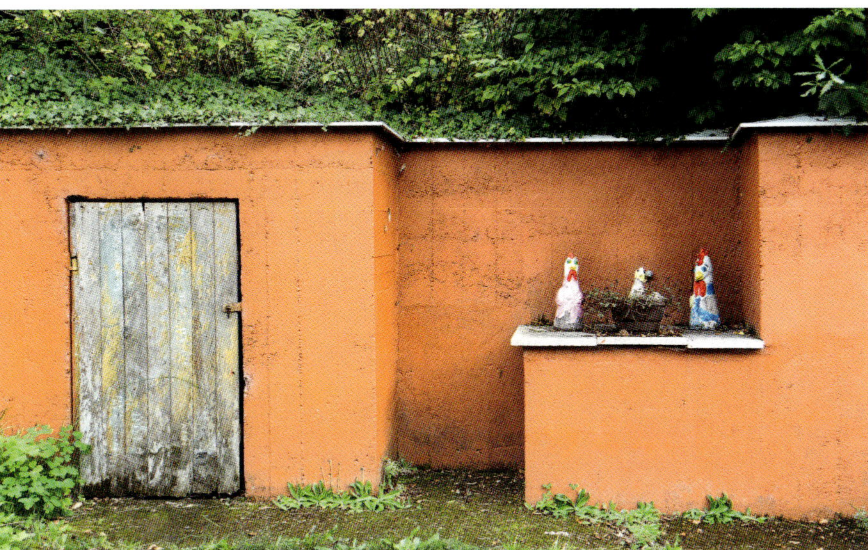

Wie das Gelände, so haben sich auch die Unterkünfte der Mitglieder über die Jahre gewandelt und sind vielfältiger geworden. Waren es anfangs nur Zelte und Hütten aus Holz, sind mittlerweile Wohnwagen und Wohnmobile auf dem Vereinsgelände daheim. „Interessant sind die Bezeichnungen für Wohnmobilstellplätze und Wohnareale. Im Obergelände gibt es unter anderem die Bezeichnung ‚Sibirien'. Hier kommt wenig Sonne hin, deswegen möchte hier niemand mehr seinen Wohnwagen hinstellen. So sind heute hier halt Parkplätze. An sich ist das Gelände gut belegt, im laufenden Jahr hat es bis dato sechs neue Mitgliedseinheiten gegeben. Besser kann es gar nicht gehen."

Interesse bei den Besuchern erregen die kleinen Keller. „Hier teilen meist mehrere Mitglieder einen Keller, die in den Hang eingegraben sind", erläutert Gerd. Pittoresk wirken vor allem die Kellereingänge aus rotem Sandstein, die landschaftstypisch gestaltet worden sind.

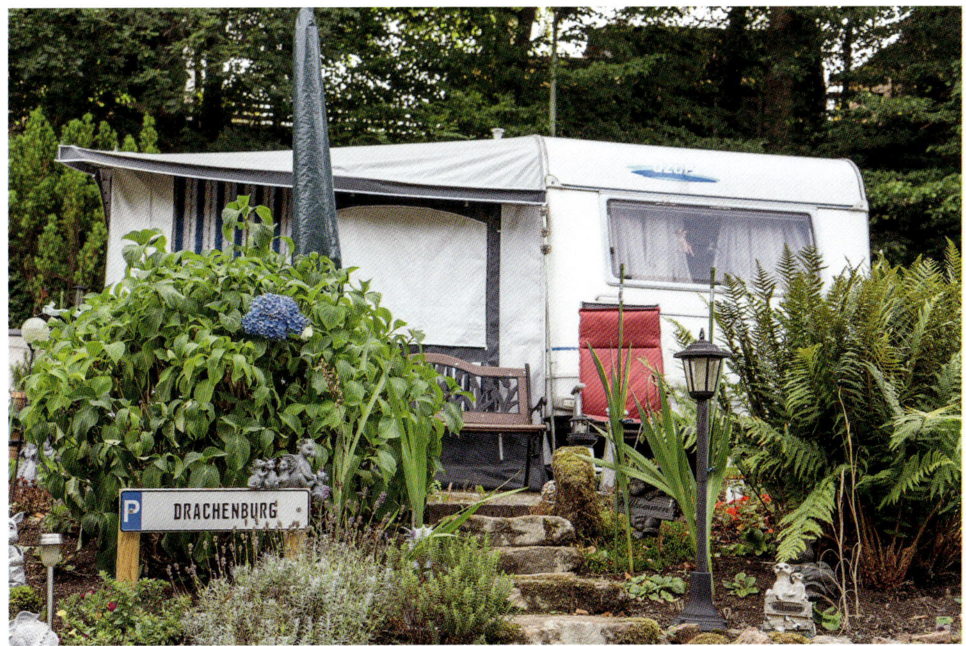

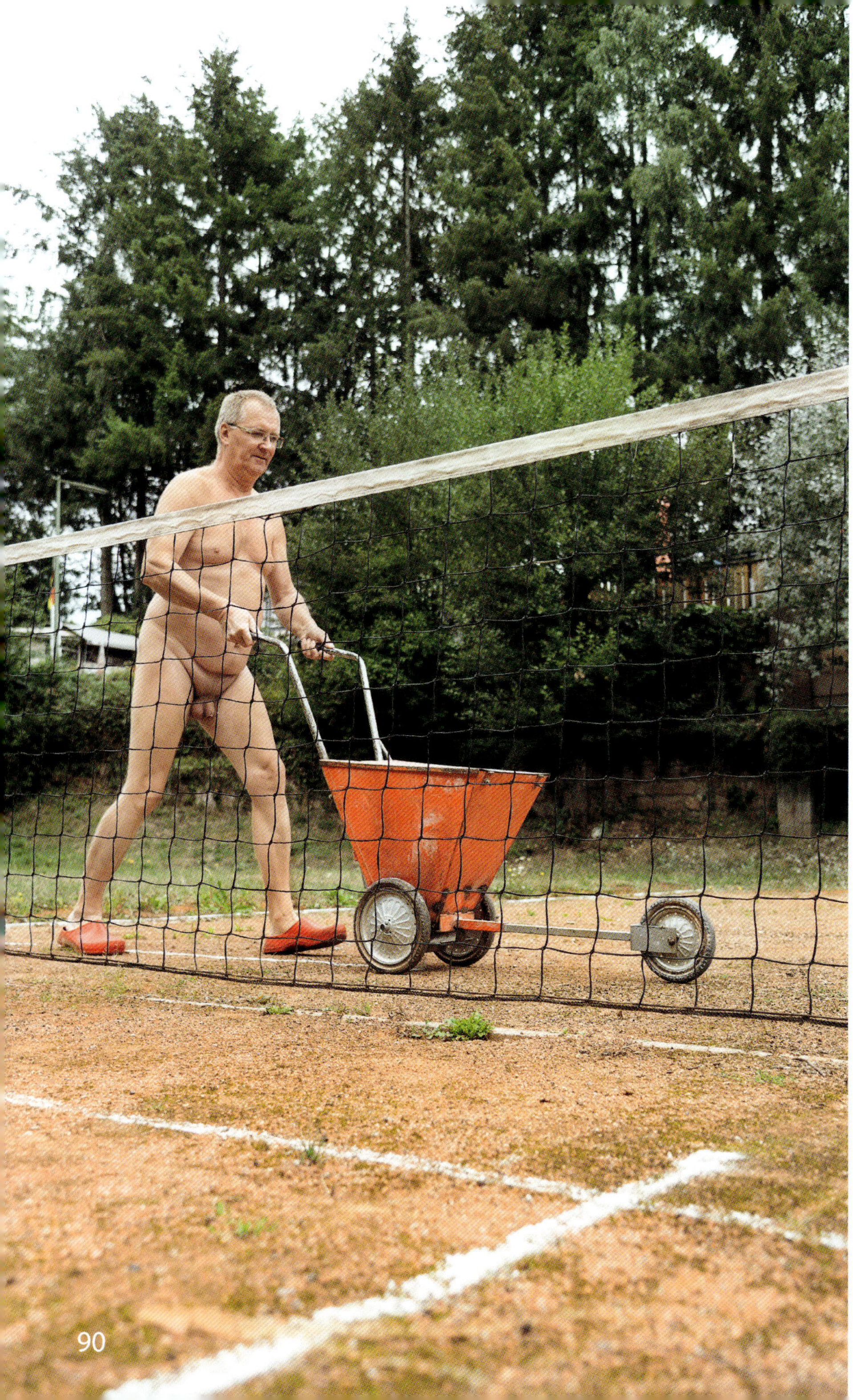

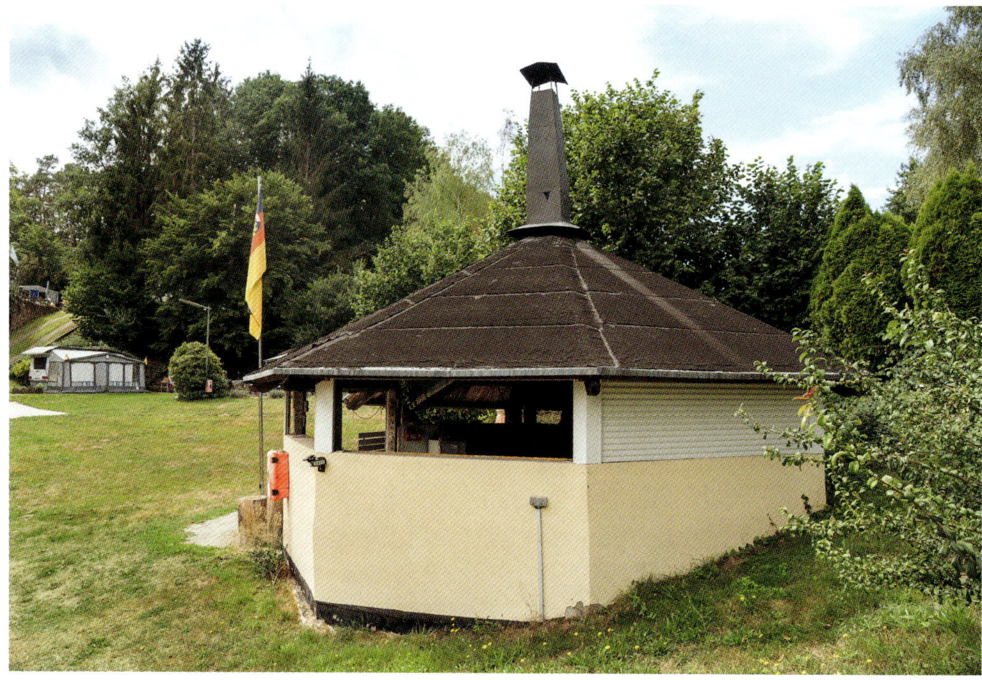

Beim Grillabend um die Grillhütte sitzen alle gemütlich zusammen. Mittlerweile wird am neuen Grill mit Holzkohle gearbeitet, früher mit Holz. Hier war allerdings die Rauchentwicklung ziemlich intensiv. Gäste erleben Pfälzer Lebensart pur: Jeder bringt sich etwas mit, um es auf den Grill zu legen. Man tauscht sich aus. Es gibt heute ganz neu einen Pfälzer Saumagen in Wurstform. Das muss gekostet werden. „Ist ja okay, ich mag es aber lieber als klassisches Gericht!" Die Zazikisoße von Gisela findet riesigen Anklang. Danach wird es mit Riesling, Quitten- und Birnenlikör aromatisch. Dabei kommt auch zur Sprache, auf welche Weise einige Mitglieder zum Verein kamen. Holger war z.B. mit seiner Frau zu Besuch. Der gefiel es so gut, dass für sie bereits nach einer Stunde klar war, den Wohnwagen hierher zu stellen. Die Anfahrt ist kurz. Urlaub vor der eigenen Haustür ist immer wieder super. „Es ist nicht so weit weg und man muss nicht fünf Stunden fahren."

Am nächsten Morgen geht es zur Walkingtour ein paar Kilometer in die nächste Umgebung. „Unser Pfälzer Wald hat eine Menge zu bieten“ schwärmt Gerd. Rehe laufen über den Waldweg, einzigartige Ausblicke locken. Ab und zu ein Bauernhof. Schließlich der Lanzenbrunner Weiher. Hier fing alles an. „Hier oben diese Wiese, östlich des Weihers, hatte unser Verein bis 1954 in Pacht. Allerdings durften die Zelte lediglich am Wochenende aufgestellt werden, da werktags die Schafe des Bauern hier weideten. Ab 1954 entwickelte der Verein sein heutiges Gelände in der Nähe des Längstlerhofes. Das Frühstück findet bei Elke statt. Hier lässt sich die Frage klären, woher die schönen Dekorationen kommen. Elke ist nämlich deren Urheberin. Der ehemaligen Erzieherin liegt die Kreativität am Herzen, die bringt sie in ihren BffL ein und gibt sie gern an andere Mitglieder weiter, die dann auch entdecken, was sie so alles können. Dabei finden vor allem Materialien Verwendung, die als Reste anfallen. Beton, Stoff, Holz erfahren so eine zweite Karriere zur Geländeverschönerung. Über 100 alte Jeans werden und wurden weiter verarbeitet, z.B. zu Kissen in den Vereinsräumen. Bei Basaren zu den Festen finden verschiedene Produkte, z.B. die Weihnachtswichtel, ihre Abnehmer.

Beim Abschied auf der Sonnenallee scheint die Pfälzer Nachmittagssonne. „Ja, hier können wir jetzt noch den ganzen Abend die wärmenden Strahlen genießen.“ Gerd schließt die Augen.
Rainer pflichtet ihm bei. „Das ist wirklich unser Paradies hier. Wir teilen es gerne!“
„Klein, kompakt und wunderschön!“ macht Elke die Beschreibung rund.

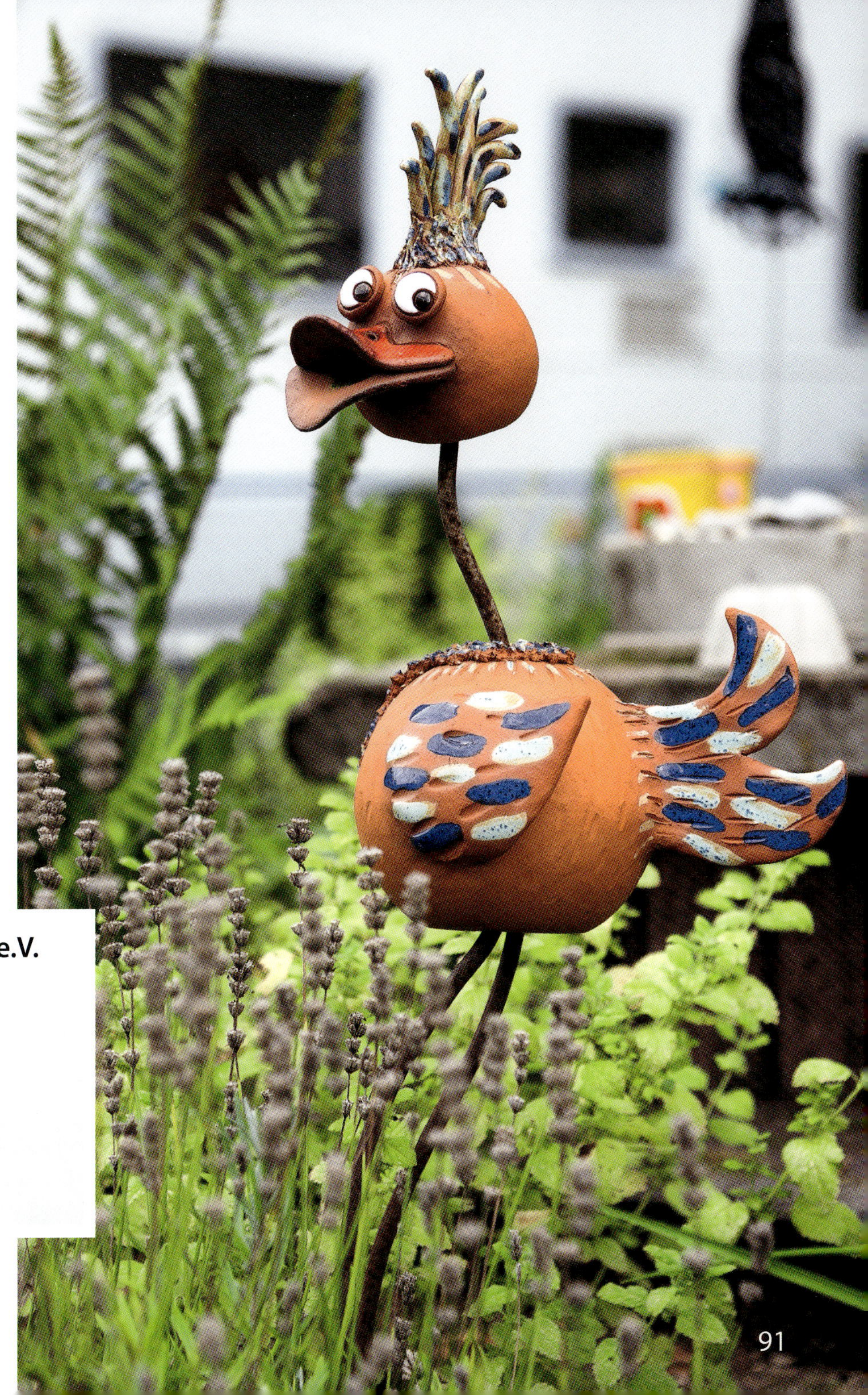

BffL-Kaiserslautern e.V.

Längstlerhof
67681 Sembach

Tel. 0631/75001230
www.bffl-kl.de
info@Bffl-KL.de

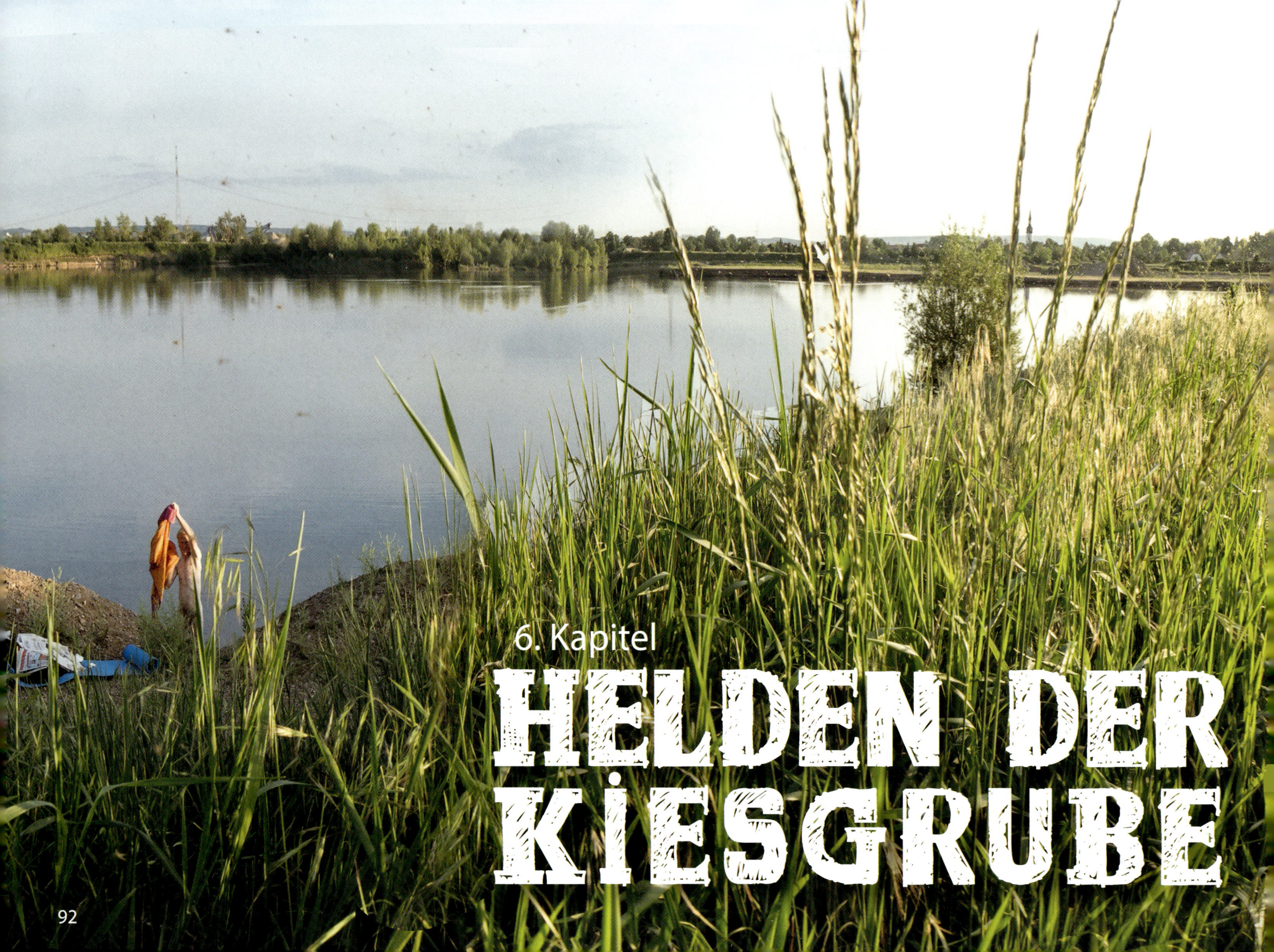

6. Kapitel

HELDEN DER KIESGRUBE

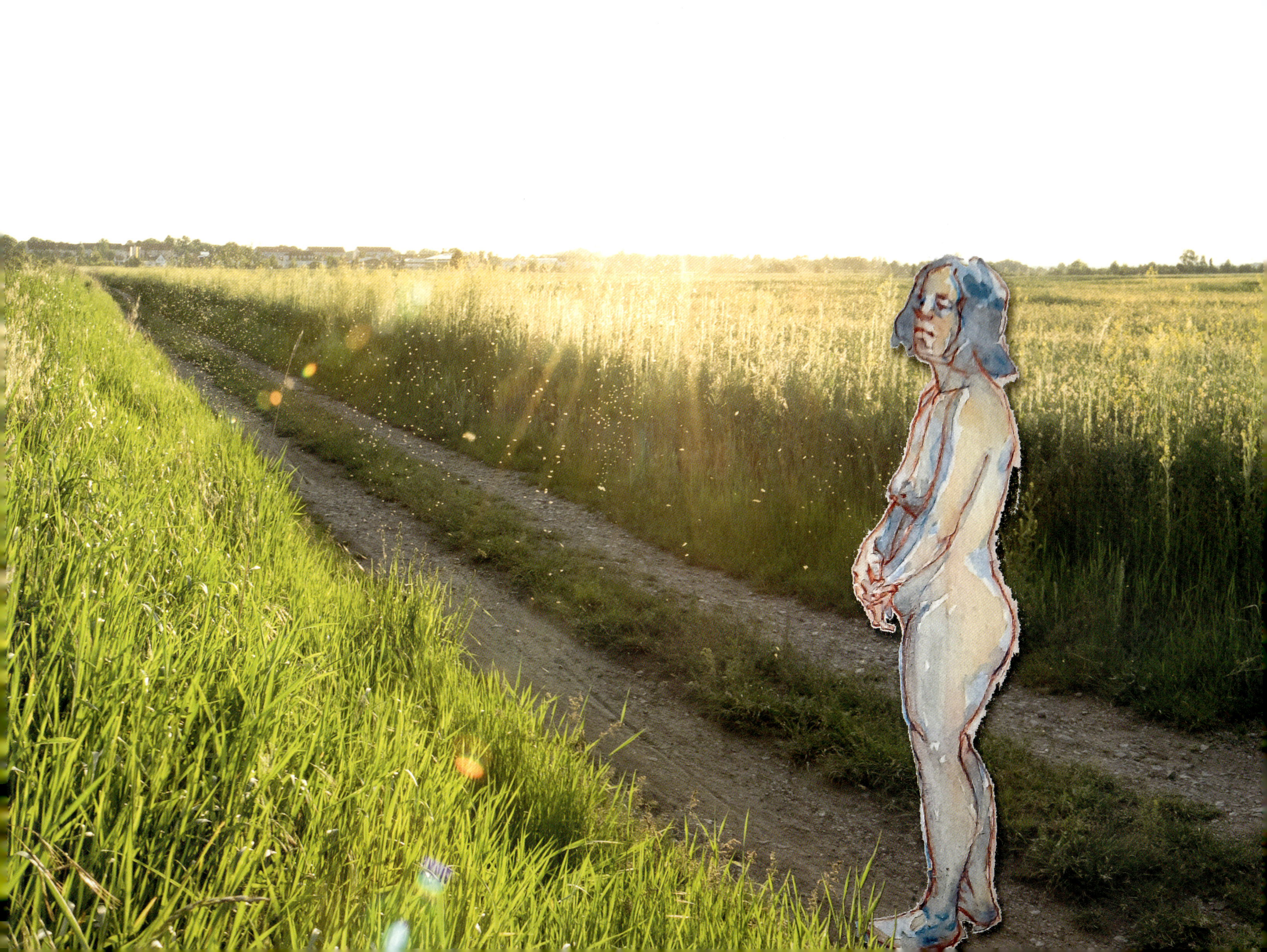

Mythisch bezaubernd

Jasmin besitzt eine besondere Gabe: Ihr faszinierendes Lächeln. Natürlich, gewinnend, gute Laune spendend. Das merkt jeder gleich, der sie trifft.

Jasmin kann bezaubern und die Natur verlieh ihr ganz einfach diese Fähigkeit. Vielleicht hat sie deswegen vor einigen Jahren das Handwerk einer Hexe erlernt, das sie jedoch in letzter Zeit kaum noch ausübt. Die Erinnerungen an das Lernen der Magie sind allgegenwärtig. Mitunter kommen sie noch zur Anwendung.

Hexen kannten bereits im Mittelalter die Pflanzen, die gegen Krankheiten helfen. Das brachte ihnen nicht nur Freunde ein und ihre Kenntnisse wurden verdammt. Die Geschichte ist gut bekannt, bis heute würde man gern erfahren, was die Kräuterfrauen alter Zeit über die Heilkunst gewusst haben. Die Weisheit der klugen Frauen fehlt bis heute.

Jasmin kennt sich mit Kräutern und Pflänzchen aus, sucht sie auch manchmal noch. Doch so schnell zu bestimmen sind sie nicht. Am Strand findet sich sogar in ungünstigen Lagen die eine oder andere Perle der Heilkunst. Zu verwerten in wässrigem oder alkoholischem Auszug oder in Öl. Selbst getrocknet kann manche Frucht der Natur lange Zeit ihren Segen spenden. „Jede Heilpflanze entfaltet ihre Wirkung ganz unterschiedlich. Das hängt vor allem auch davon ab, wie sie zubereitet wird. Manche Inhaltstoffe entfalten sich bei der Zubereitung als Tee, manche im alkoholischen Auszug“ erklärt Jasmin.

Weiße Magie. Sie ist nicht gefährlich, denn sie fördert das Wohlbefinden der Menschen. Sie nutzt die positiven Gefühle und Energien eines Menschen. Liebeszauber? Möglich, aber ein wenig Liebe sollte da sein, die verstärkt wird. Dann kann sie zum Wachsen angeregt werden. Jasmin lächelt. „Einen Liebeszauber für jemanden zu beginnen, wenn überhaupt gar keine Liebe da ist, wäre nutzlos. Er könnte sogar das Gegenteil bewirken.“

Den Abend am Kulkwitzer See genießt Jasmin ganz besonders. Wenn hier glutrot die Sonne versinkt, steigt sie noch einmal gern in das kühle Nass und schließt den Tag ab. Doch Jasmin bleibt auch ein Kind der Nacht. Denn dann kann sie mit ihrem Faible für Gothic noch viel mehr anfangen. Leipzig wird ja zu Pfingsten regelmäßig Hauptstadt der Freunde dunkler Welten.

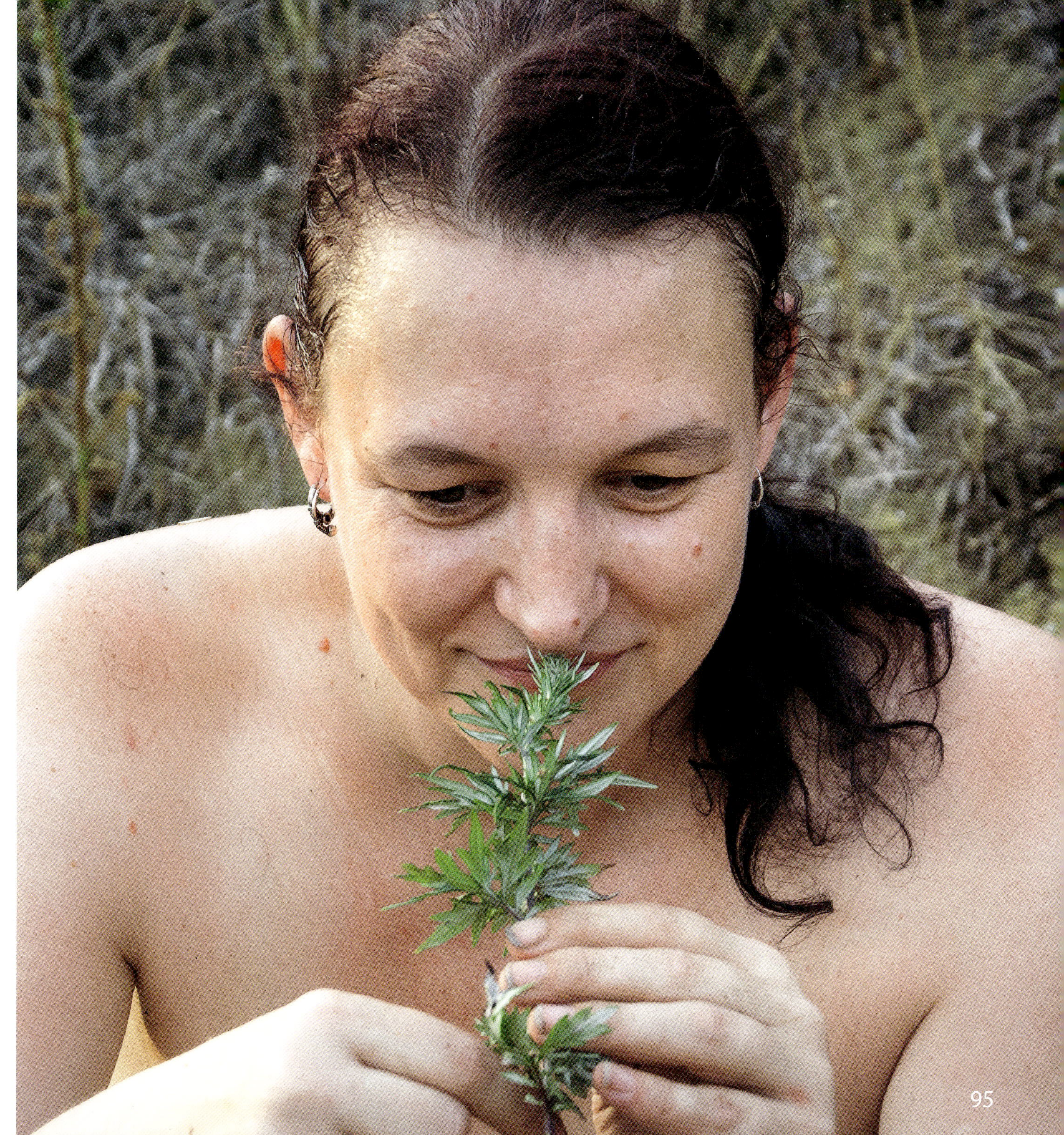

Ein wenig wie auf dem Mond

Expedition Schwerborner See

„Was für eine flache Landschaft!“ ruft Josephine zu ihrer Begleitung, als sie an der Landstraße zwischen Stotternheim und Schwerborn aus dem Auto steigt und erst einmal ganz tief durchatmet. Aus dem Saaletal von Jena ist sie an die Seenplatte nördlich von Erfurt gekommen, um den Schwerborner See zu erforschen. Rechts neben der Straße türmt sich ein riesiger Erddamm auf, allerdings erst seit ein paar Jahren. Der Schwerborner See ist noch auf weitere Jahre in stetiger Veränderung begriffen, bereits seit 1987 frisst sich hier der Kiesbagger durch einen der fruchtbarsten Böden Deutschlands, es wird noch weiter gehen.

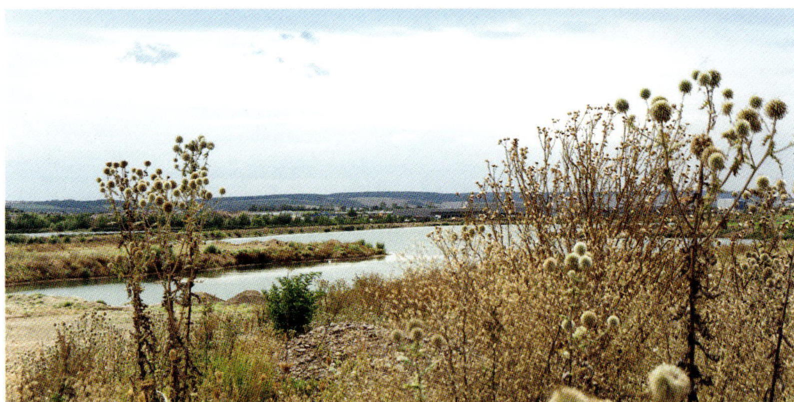

Josephine kraxelt mit etwas Mühe über den Erddamm. Mit etwas Schwung kommt sie von der Höhe herunter und steht auf einmal in einer Landschaft, die den Bildern ähnelt, die die Weltraumsonden von Mars und Mond funken. Faszinierend, weit, atemberaubend. Josephine verliebt sich sofort in die Vegetation, jede Distel, jede Margerite wird zu etwas ganz Besonderem.

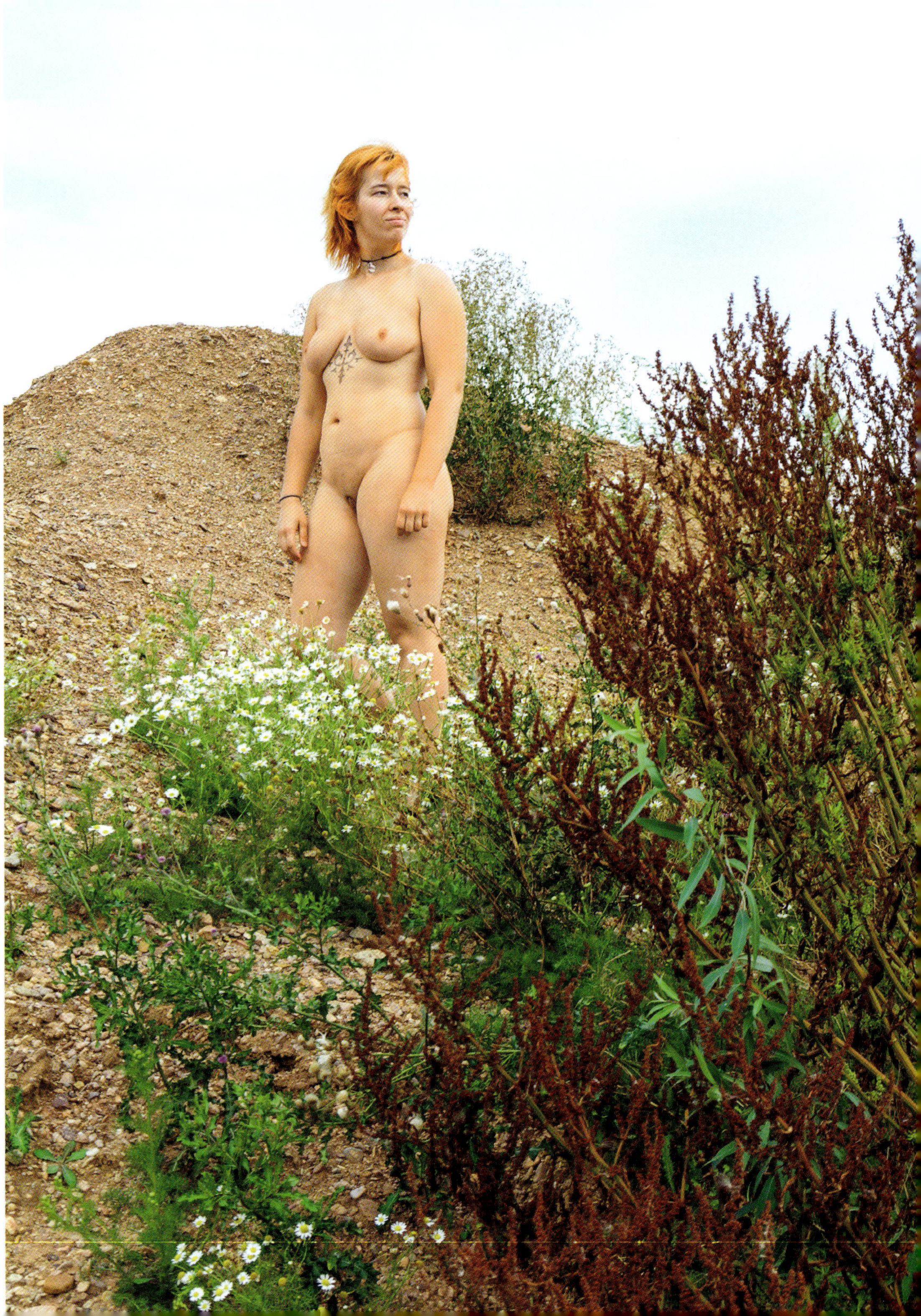

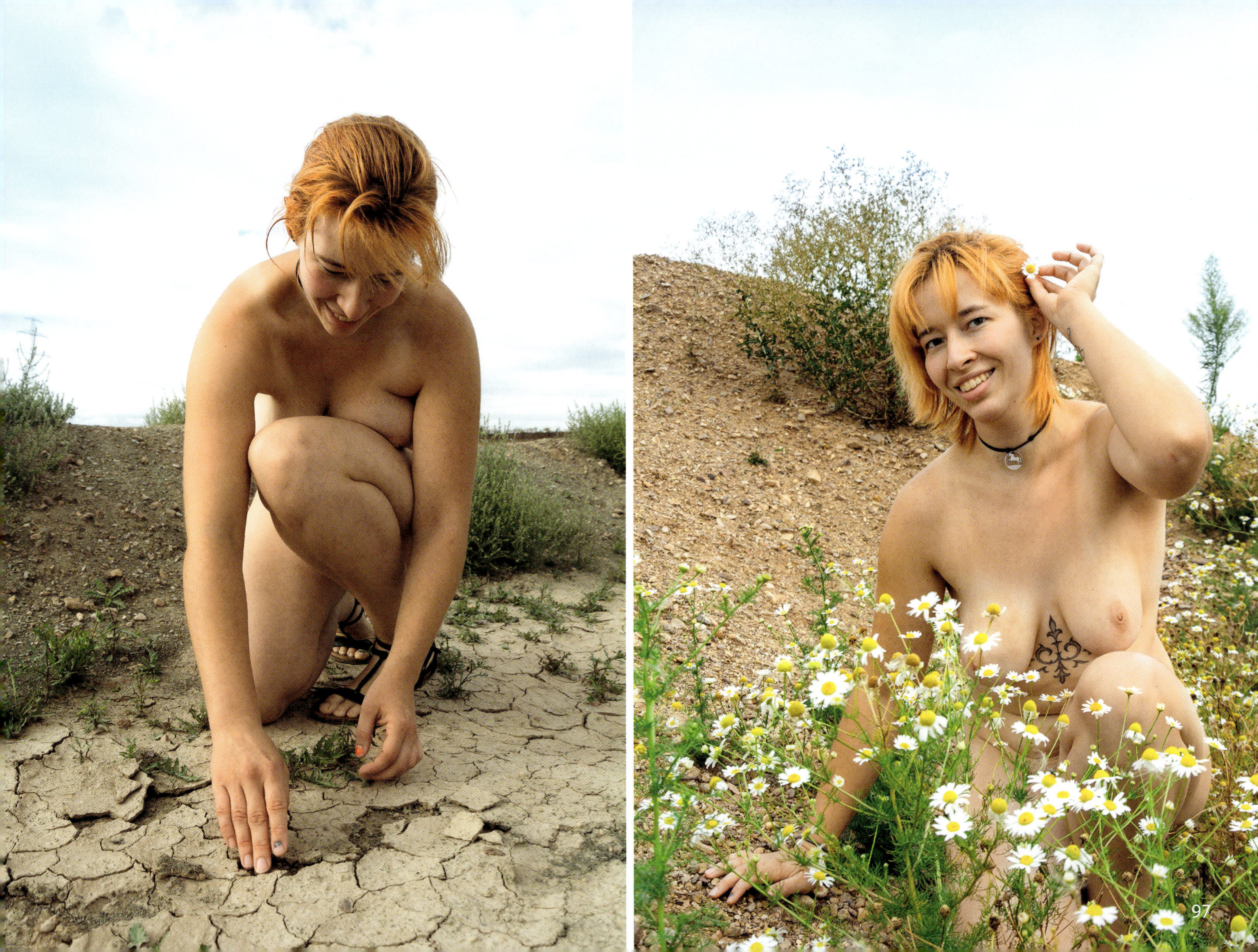

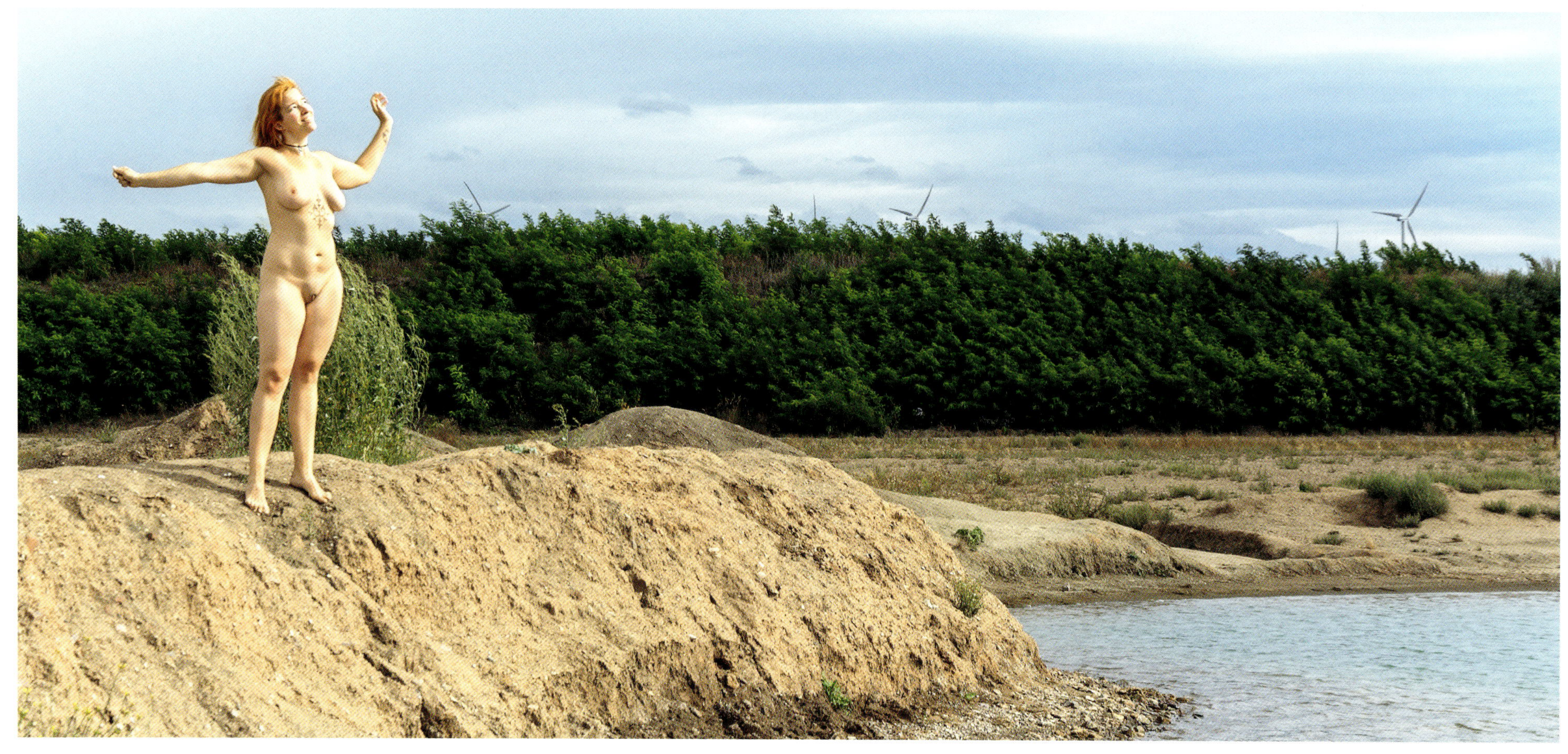

Hier und da sitzen vereinzelt Menschen, die sich in der Weite verlieren. Einige textil, viele nackt. Der Schwerborner See: Kein Hotspot, weder für Nudisten, noch für Textiler. Also so richtig eigentlich für keinen Badegast. Aber die Liebhaber dieser einprägsamen Landschaft finden immer wieder den Weg hierher.

Spaziergänger mit Hund kommen vorbei. Im kurzen Gespräch schildern sie: „Ja, gerade der Schwerborner See hat sich in den letzten Jahren sehr verändert. Es ist eigentlich immer ein Für und Wider. Einerseits vernichten die Kiesbagger die Landschaft, andererseits finden die Menschen durch den Kiesabbau Arbeit und Auskommen. Ja und dann darf keiner vergessen, dass ohne den Bergbau die Seen nicht existieren würden, die dem Land nördlich von Erfurt fast schon maritimen Charakter verleihen!" Kies war bereits in sozialistischen Zeiten der Bodenschatz Nr. 1 im damaligen Landkreis Erfurt. Bei Stotternheim, dessen Kirchturm sich im Schwerborner See spiegelt, haben die Kiesablagerungen eine Mächtigkeit von stellenweise 16 Metern und sind damit weiter-

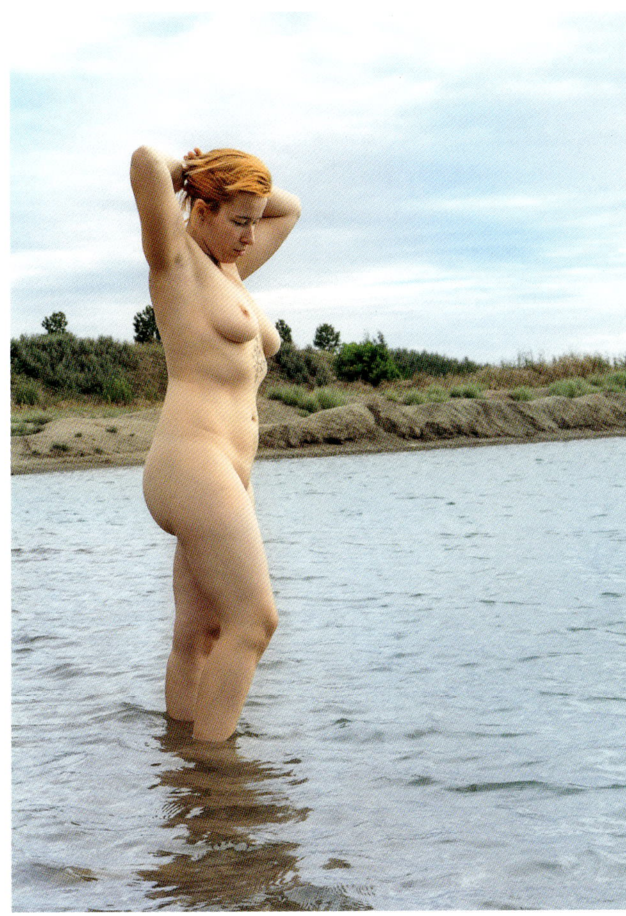

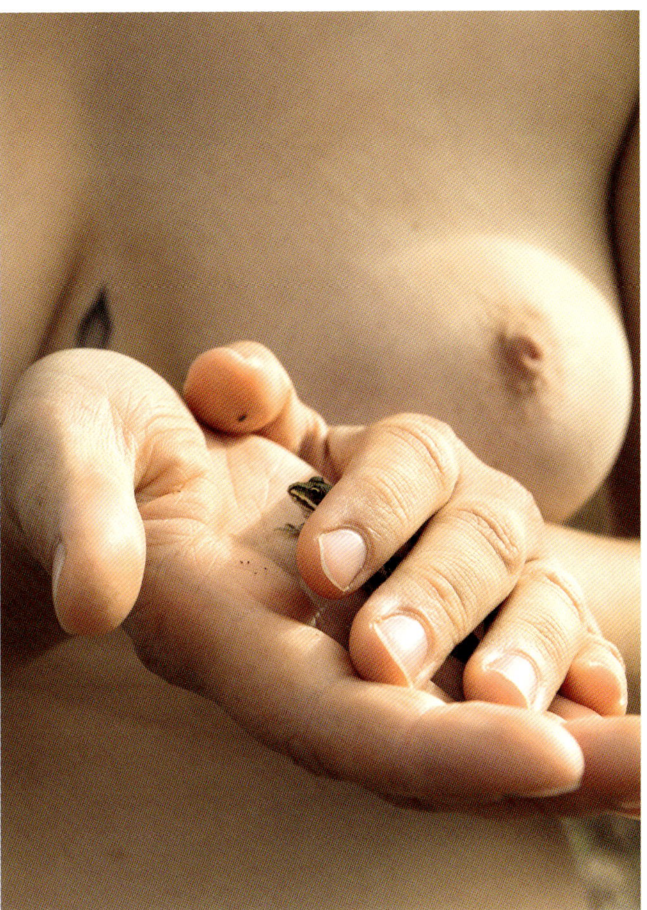

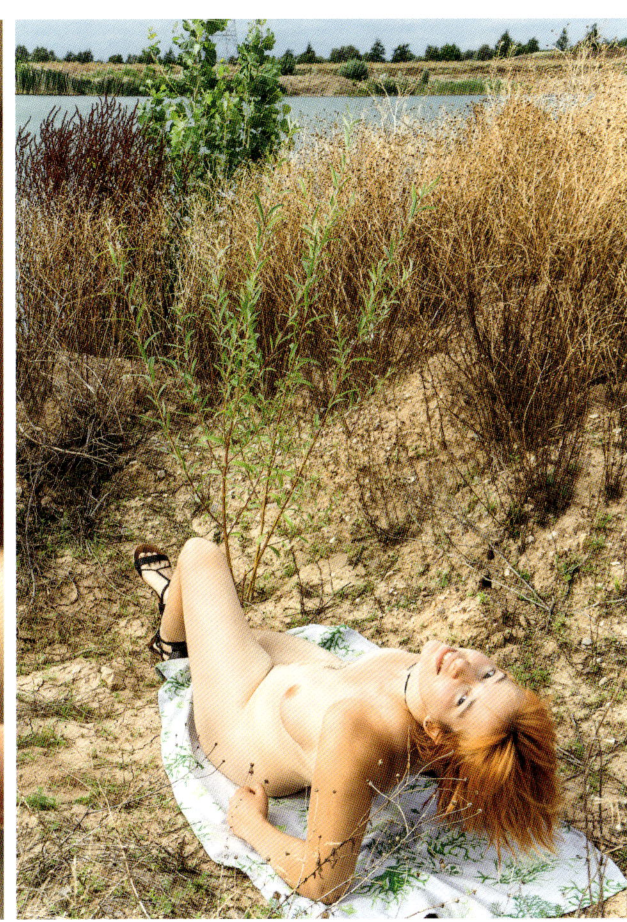

hin höchst abbauwürdig. „Das bedeutet, das bis zur Mitte des 21. Jahrhunderts Bergbaurecht in dieser Landschaft besteht und sie sich weiterhin verändern wird." Das macht Josephine neugierig und sie nimmt sich vor, daheim noch das eine oder andere über die Seenlandschaft zu recherchieren. Ihre Expedition durch die fast endlosen Weiten des Schwerborner Sees geht weiter.

Nebenan drehen sich die Windräder. Bald wird hier eines der höchsten Exemplare dieser Energielieferanten des Freistaates Thüringen stehen. Als Josephine den See verlässt, beschließt sie wiederzukommen. Auf jeden Fall: Denn sie möchte wissen, wie sich diese Landschaft in Zukunft verändern wird.

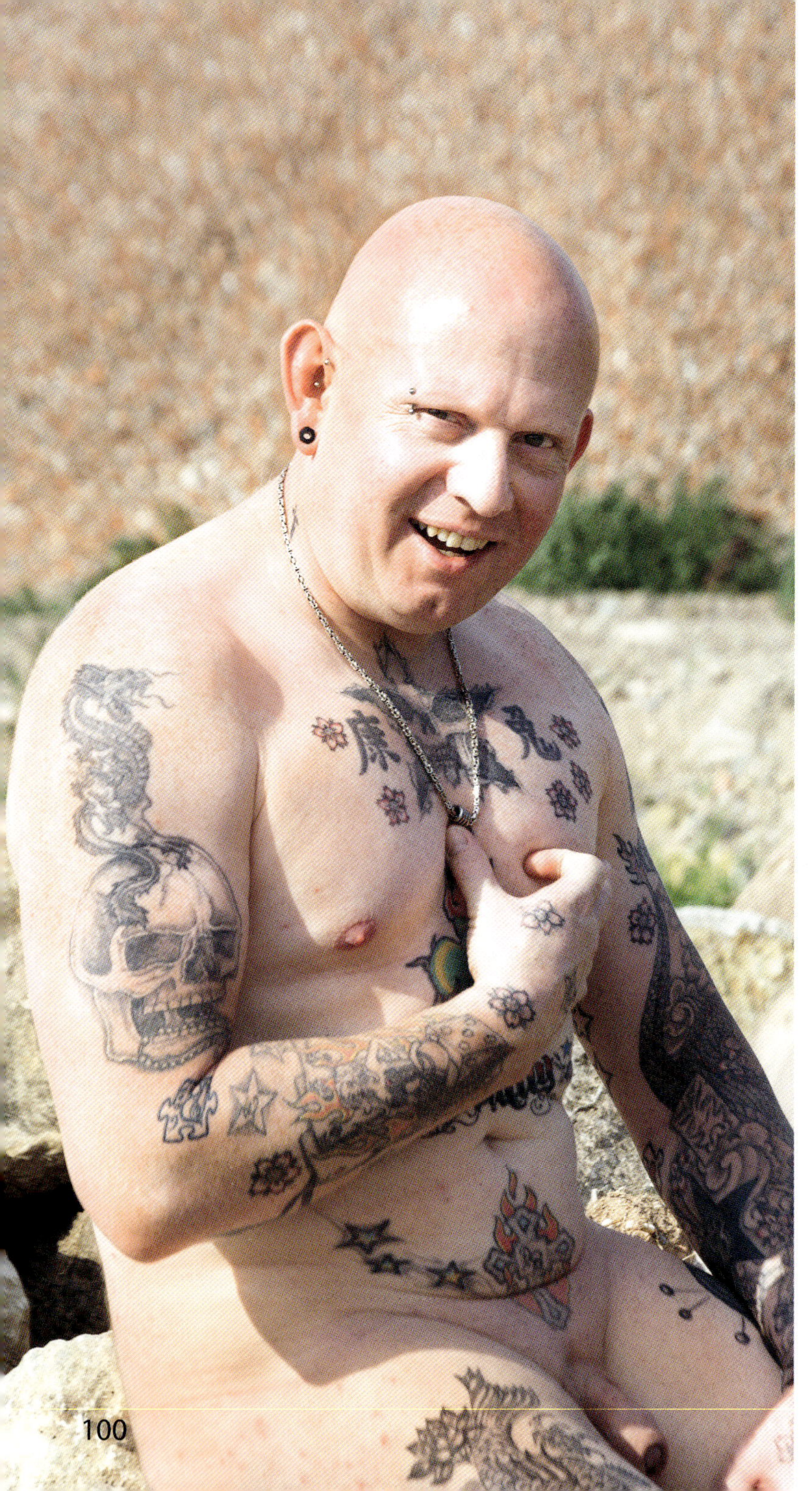

Expedition Kiesgrube

Daniel geht gern auf Entdeckungsreise. An diesem schönen Augusttag mit Rekordtemperaturen irgendwo in einer Kiesgrube im weiten, flachen Thüringer Becken. „In meiner Heimat Unterfranken ist höchstens Sauna möglich, mit FKK – Baden ist da leider nix" bedauert er mit einem Schulterzucken.

Die Freude an der textilen Freiheit in der wilden Kiesgrube im Nirgendwo sieht man Daniel förmlich an. Seine Augen leuchten. Er genießt die Stunden unter der heißen Sonne. „Schade, dass es so was bei mir in der Nähe nicht gibt, da wäre ich dann bestimmt öfter!"

Daniel hält viel von Sport, den er emsig betreibt. Krafttraining gehört bei ihm zum festen Wochenprogramm, auch im Beruf muss er beherzt anpacken. Eine ideale Kombination, um den Körper gesund und fit zu erhalten. „Beim Boxen bin ich ebenfalls dabei. Da musst du ganz schön den Kopf einsetzen, um die richtigen Aktionen zu starten. Ein Sport, bei dem Kraft, Reaktionsfähigkeit und Denken sinnvoll kombiniert werden müssen" erklärt Daniel. Zur Erholung und für die Gesundheit geht es so oft wie möglich in die Sauna. „Das ist Relaxen pur."

Eine andere Leidenschaft sieht man ihm an. Er hat sie auf der Haut: Tätowierungen. „Man trägt Kunst auf dem Körper" unterstreicht Daniel die Verzierungen seines Leibes. Ja, das sind wahre Meisterwerke auf lebendigem Untergrund. Da entfalten sich Blumen, Tiere und Buchstaben, die man stundenlang mit ihren Details anschauen könnte. Aber dazu gibt Daniel heute mit seinem Erkundungsdrang kaum Gelegenheit, denn er ist immer in Bewegung.

Daniel klettert mittlerweile eifrig über die riesigen Steinblöcke, macht noch ein paar Sprünge auf den Kiesbergen und dann geht´s noch ins kühle Nass, ein paar Runden schwimmen.

„Wow, gibt's hier tolle Mädels!" Daniel staunt, denn an diesem heißen Tag herrscht Massenansturm auf die wassergefüllten Kiesgruben. Die Sonne sinkt, die Heimat ruft wieder. Auf geht's mit dem schnellen Wagen zurück Richtung Franken. Die Autobahn macht´s möglich. Gute Fahrt!

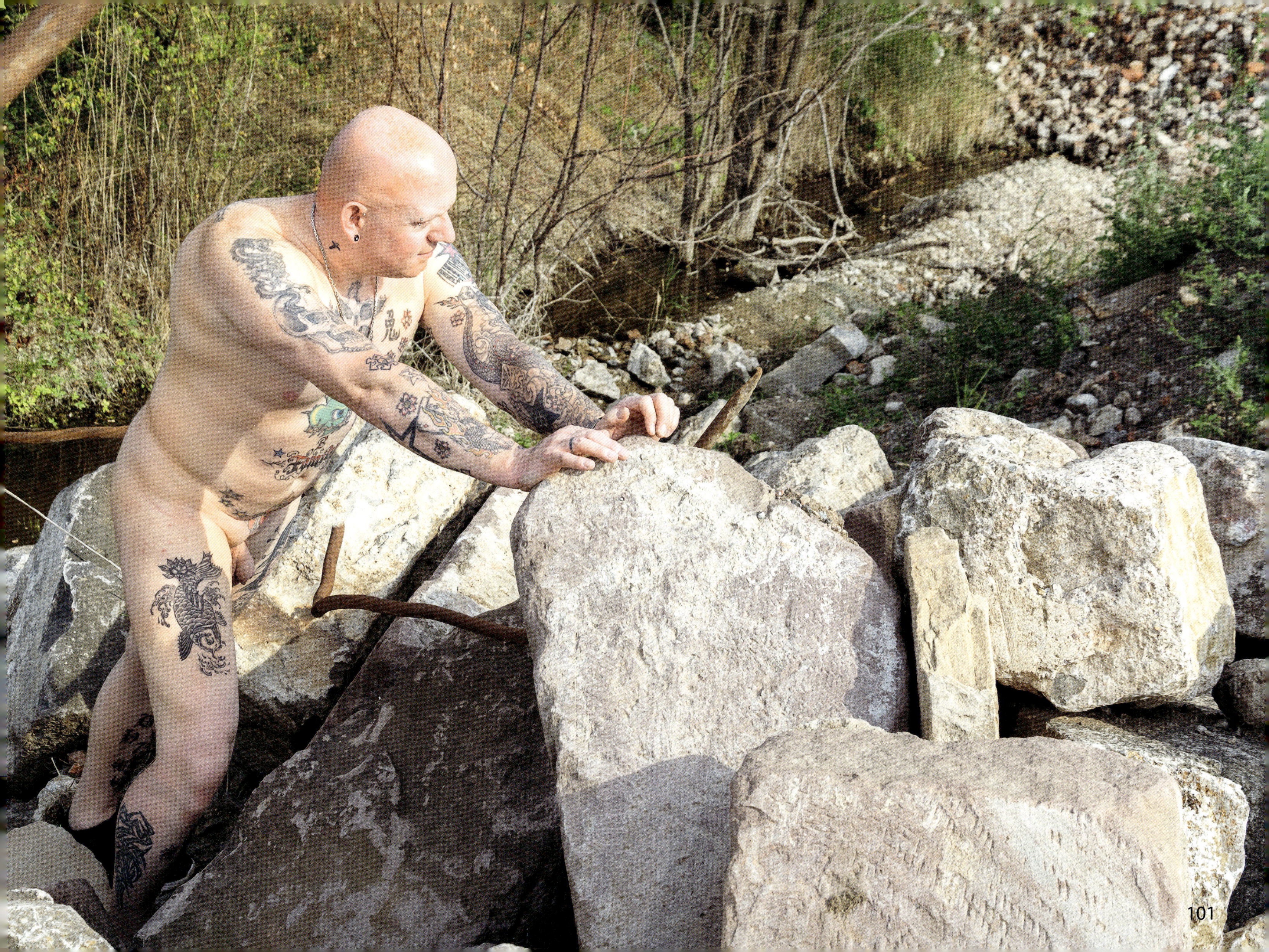

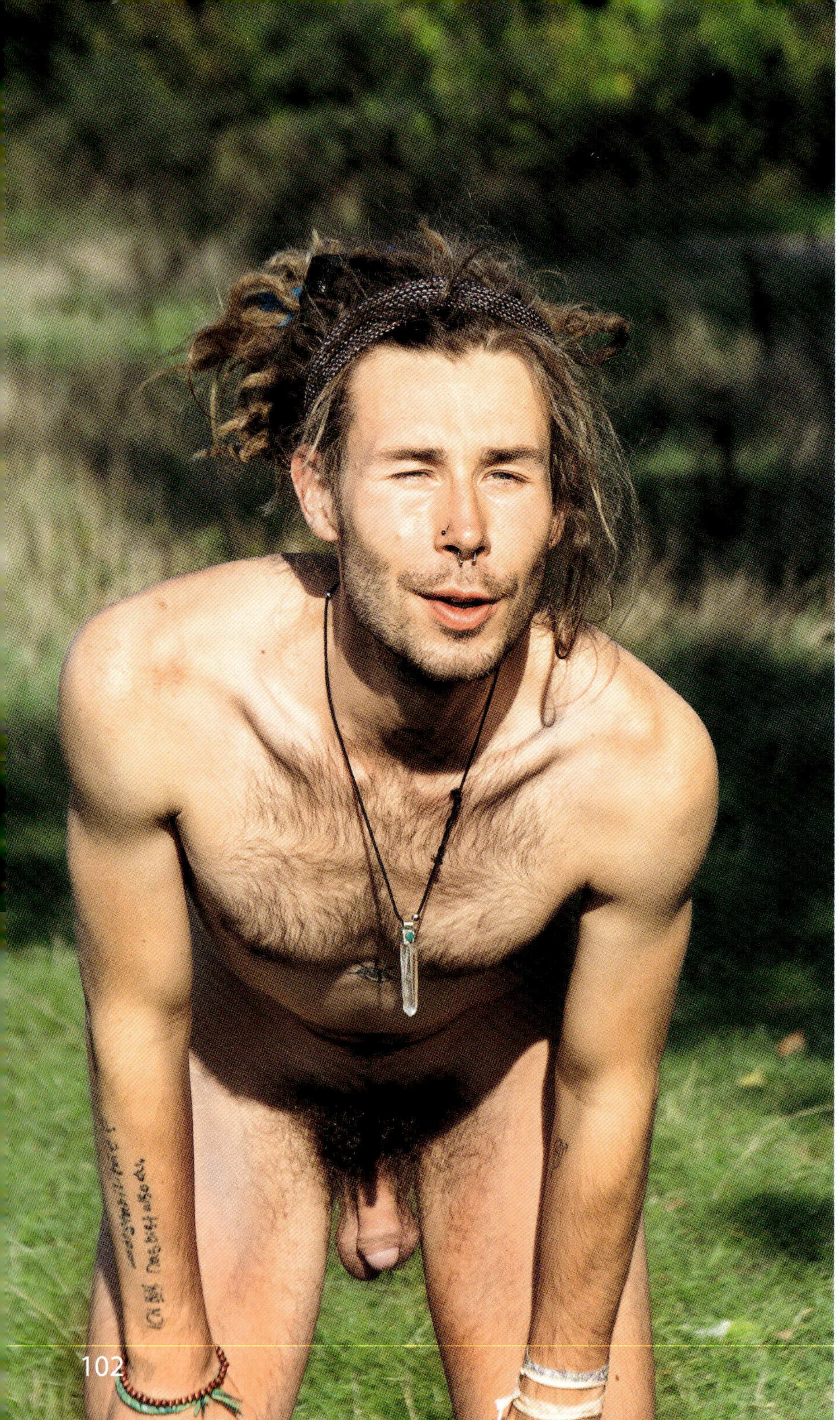

Tobi on tour

Tobias ist kaum an einem Ort zu halten. Ein Wirbelwind. Dazu noch ein ziemlich großer: Er kratzt fast an den zwei Metern.

Ursprünglich aus der Görlitzer Gegend stammend, lebte er lange in Leipzig. Dort hat er sein Faible für Rohkost entdeckt. Ist ja auch schön gesund. Und so beißt er ab und zu mal in eine Möhre. Stichwort Möhre. Gerade erst war er beim Festival „Wilde Möhre", irgendwo im Lande der Sorben. Davor ging es durch Tschechien. Es gibt halt immer wieder Gründe, in der weiten Welt neue Leute kennenzulernen. „Der Mensch lebt von Begegnungen."

FKK? Ganz normal. „Easy, ganz einfach" meint Tobi. „Wo es passt, kann man doch nackt sein. Das ist ganz unkompliziert und jeder fühlt sich wohl! Sollten viel mehr Leute mitmachen."

Momentan macht er in diesen sonnigen Endseptembertagen in Berlin Station, wohnt bei einer Freundin und erobert die Seen der Hauptstadt. So zum Beispiel den Baggersee Biesdorf. „Klaro, den Biesdorfer Bagger. Sehr praktisch, weil der U-Bahnhof Biesdorf-Süd praktisch am See liegt. Dazu ist das Nacktsein hier tatsächlich noch ein wenig Landeroberung für die Freikörperkultur. Wir Nackis haben an dieser Stelle erst seit ein paar Jahren eine Chance und uns ein wenig den Platz am umzäunten Bereich erobert. Wäre schön, wenn das in den nächsten Jahren ausgebaut würde. Geht ja ganz einfach. Man braucht sich dazu bloß auszuziehen und fertig" grinst Tobi und genießt die Strahlen der schon herbstlichen Berliner Sonne.

Ach so. Jetzt geht es noch nach Kroatien. Gleich die Tage. „Sollte das Wetter noch toll sein, selbstverständlich an den FKK-Strand" erläutert Tobi. Der Oktober kann in Kroatien noch toll werden. Den Winter möchte Tobias in Portugal verbringen. Dort freut er sich schon auf die verwilderten Plantagen mit Orangen. Die schmecken zwar etwas abenteuerlicher als die aus dem Laden, sichern jedoch den Genuss für den weltenbummelnden Rohköstler.

„Okidoki!"

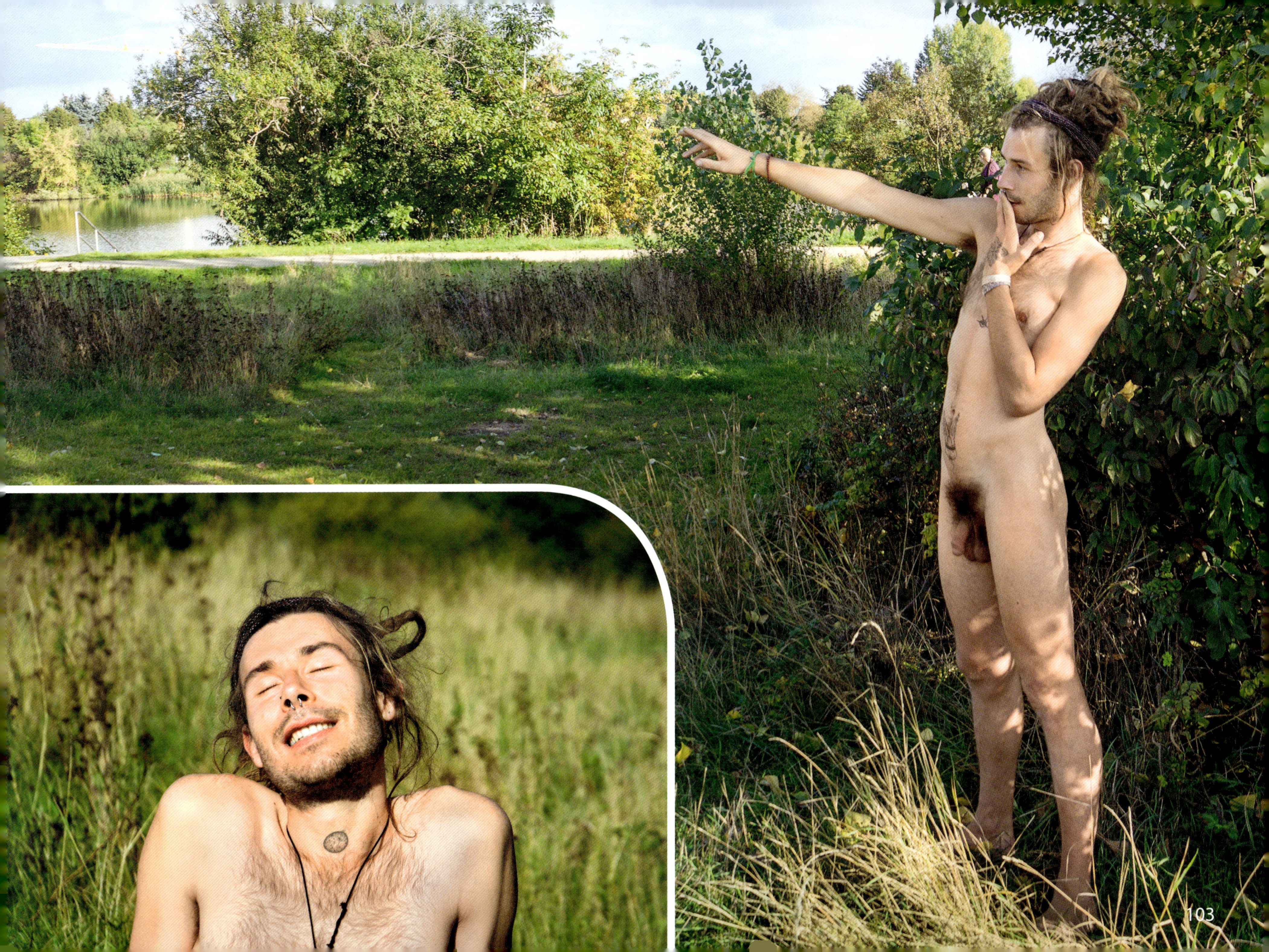

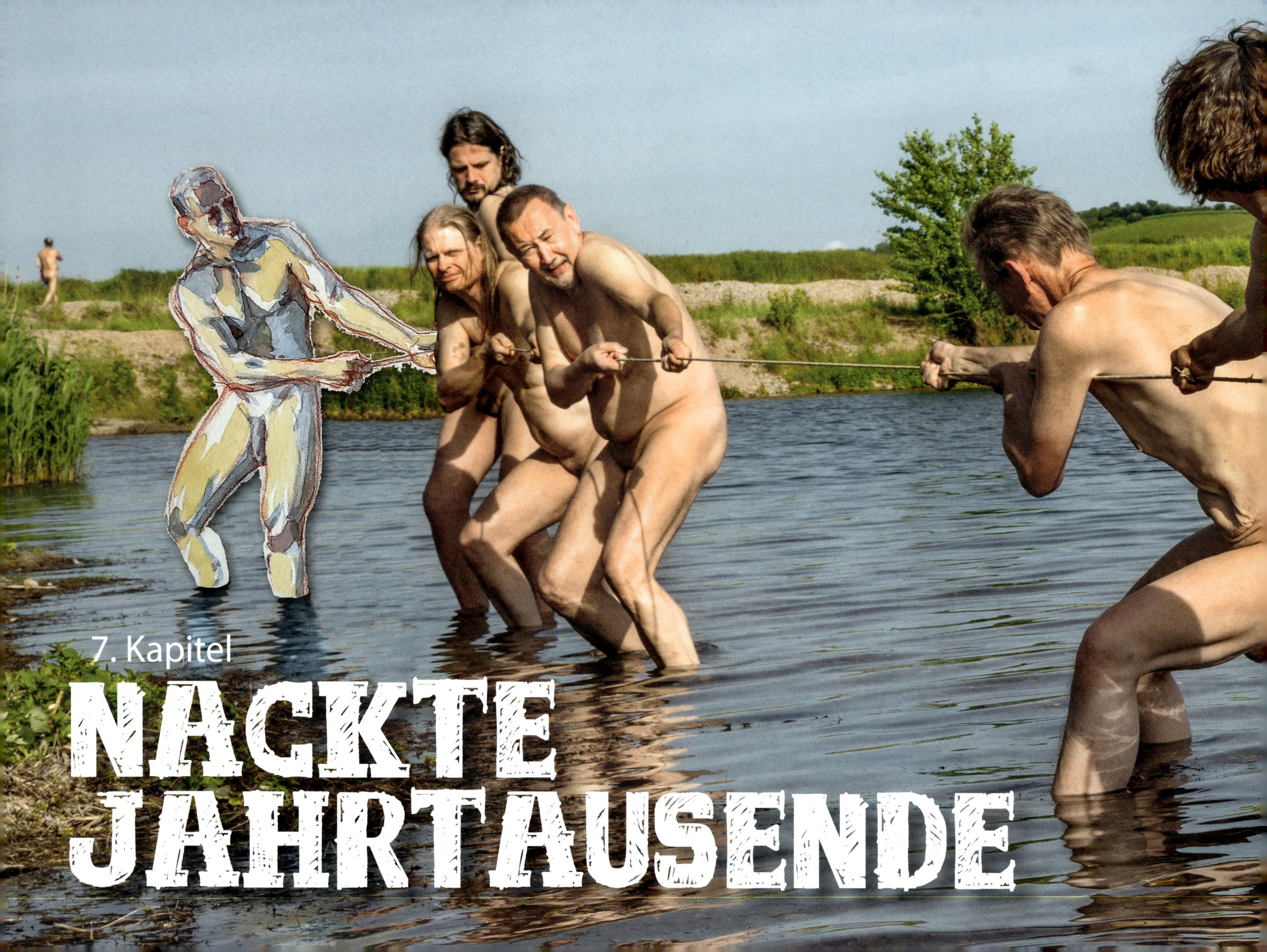

7. Kapitel

NACKTE JAHRTAUSENDE

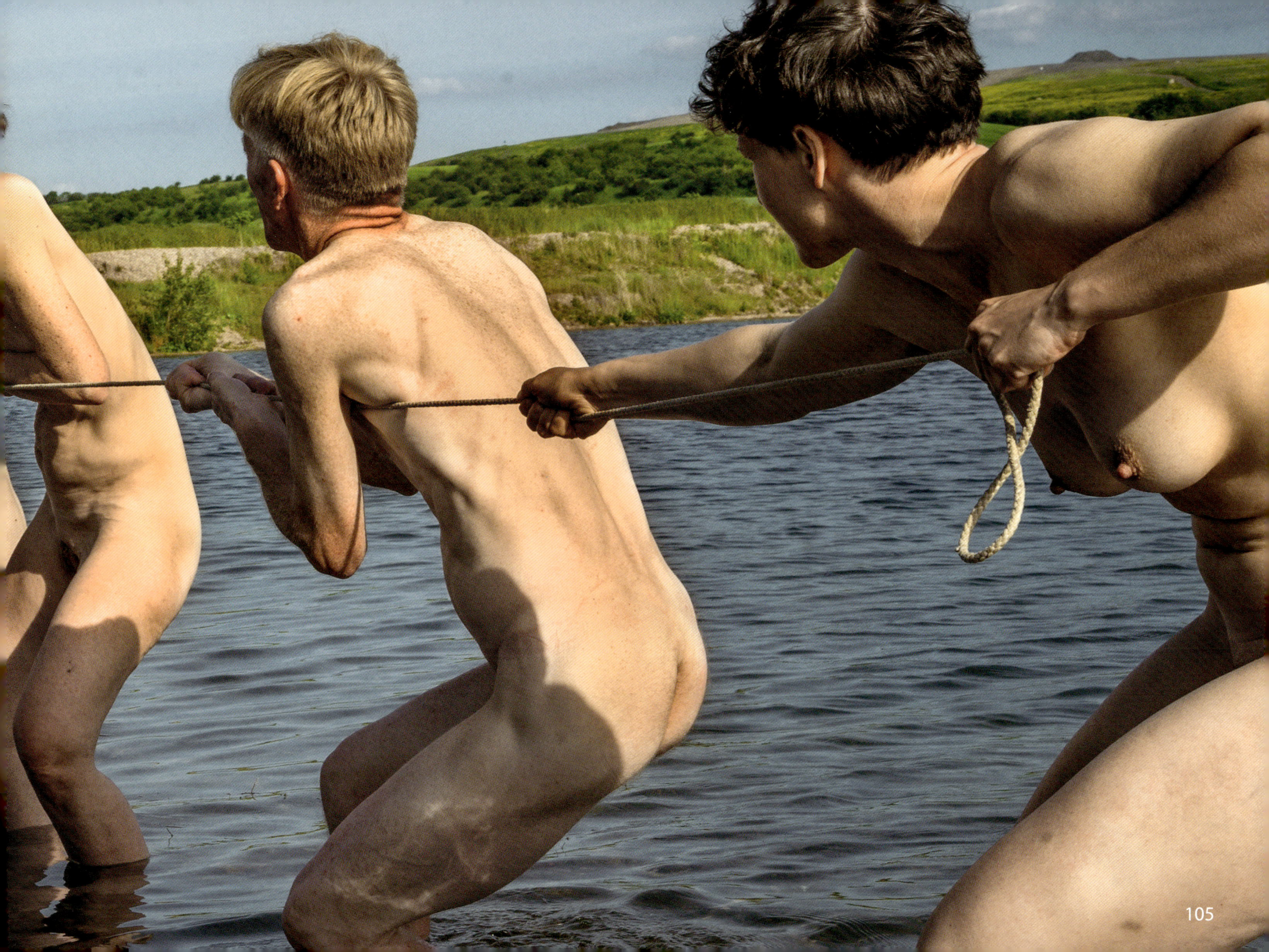

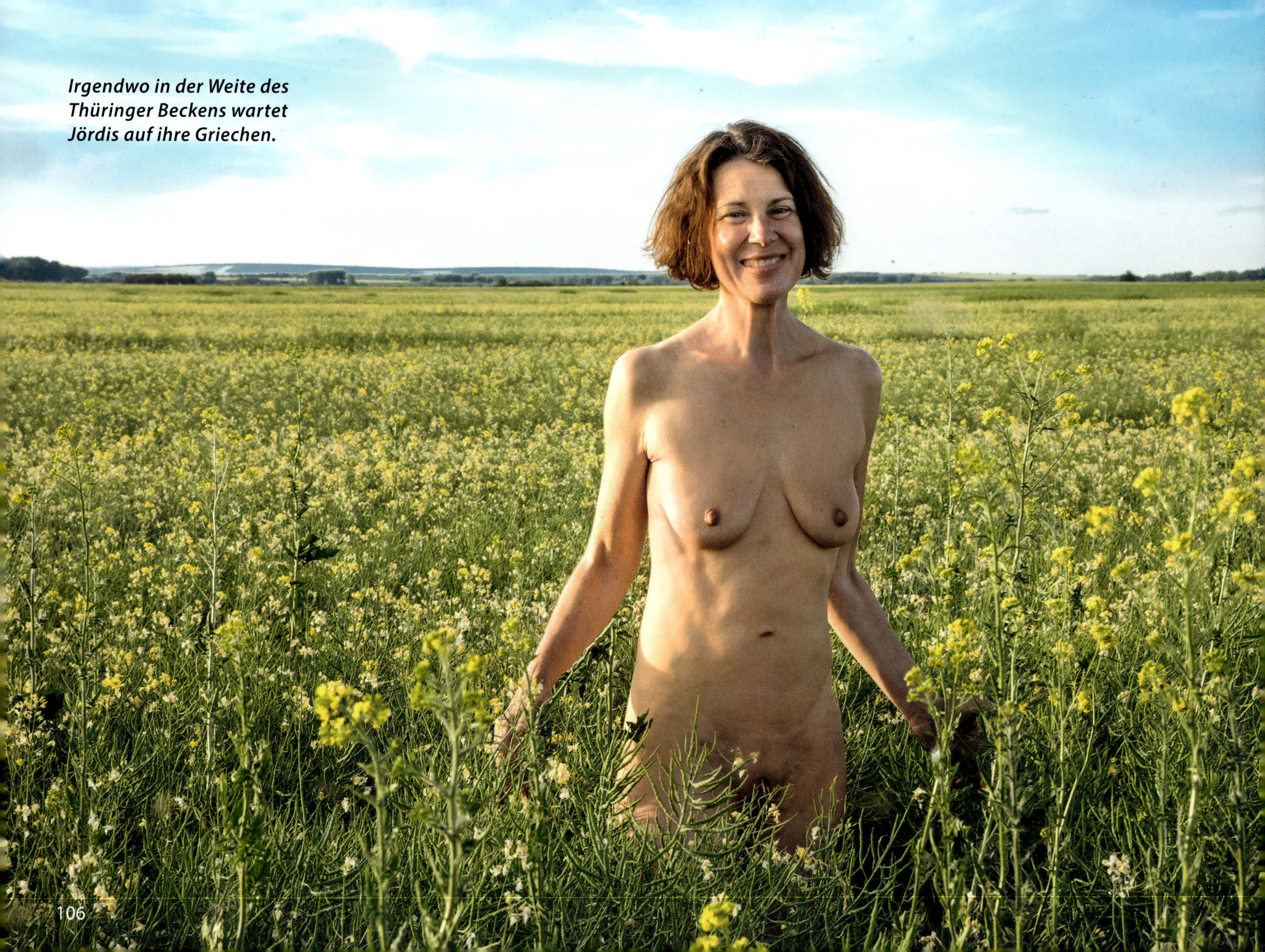

Irgendwo in der Weite des Thüringer Beckens wartet Jördis auf ihre Griechen.

Die Fotoaktionen im Thüringer Becken unter griechischem Motto haben viel Spaß gemacht: Michael Sonntag, Autor und Künstler aus Hohenstein-Ernstthal hat dazu die Texte dieses Kapitels verfasst. Darauf schon einmal einen Rotwein!

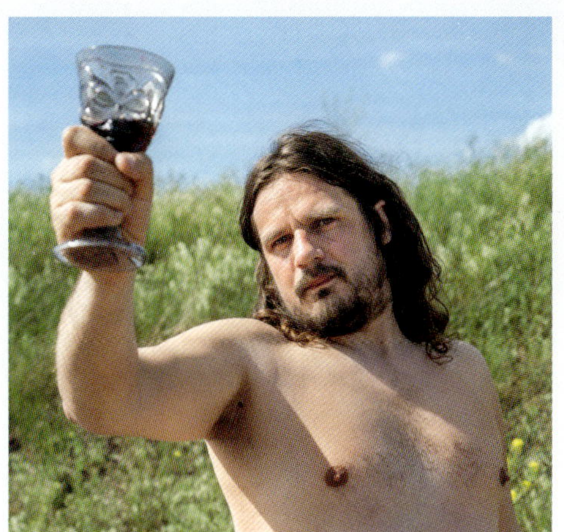

Wie passt die Griechische Geschichte mit FKK zusammen?

Nun, die Antwort darauf ist sehr einfach: Kleidung war bei den alten Griechen verpönt. Im warmen Mittelmeerraum war Kleidung nicht oder nur bedingt als Schutz nötig. Dafür war es in dem raueren Klima der nördlichen Länder überlebensnotwendig, sich zu bedecken. Da die Griechen alles aus dem Norden als kulturell unterlegen verachteten, sahen sie auch Kleidung als Merkmal für Barbarei an. Was nicht zwangsläufig bedeutet, dass sie immer und überall nackt gewesen wären, doch war öffentliche Nacktheit völlig normal.

Ich hatte anfangs die etwas gewagte These aufgestellt, dass es DIE Griechische Mythologie an sich gar nicht gibt. Denn vergleicht man die unterschiedlichen Quellen, wird man schnell auf sehr große Widersprüche stoßen. Nun sprechen die Wenigsten von uns Altgriechisch und wir sind auf Übersetzungen angewiesen. Die bekanntesten und meistgebrauchten Übertragungen sind wahrscheinlich die von Gustav Schwab, Heinrich Willhelm Stoll und Alexandru Mitru.

Und bei all den Unterschieden zwischen jenen Werken gibt es sogar in den jeweiligen Übersetzungen selbst etliche Unvereinbarkeiten. Der Grund dafür ist schlicht und einfach, dass die Übersetzer auf historische Quellen angewiesen waren, die von unterschiedlichen Fundorten und aus unterschiedlichen Epochen stammten. Und so, wie sich die Überlieferungen im Lauf der Zeit änderten, gab es auch regional unterschiedliche starke Abweichungen der Geschichten und auch in der Deutung der Götter und einzelner Begebenheiten. Aus diesem Grund wäre es falsch, die Griechische Mythologie als feste Einheit zu betrachten, sondern sie muss vielmehr als flexibles Gebilde unterschiedlicher Mythen und Einflüsse angesehen werden. Eine Ausnahme bilden die Illias und die Odyssee, die von Homer sehr detailliert festgehalten und somit klar definiert wurden.

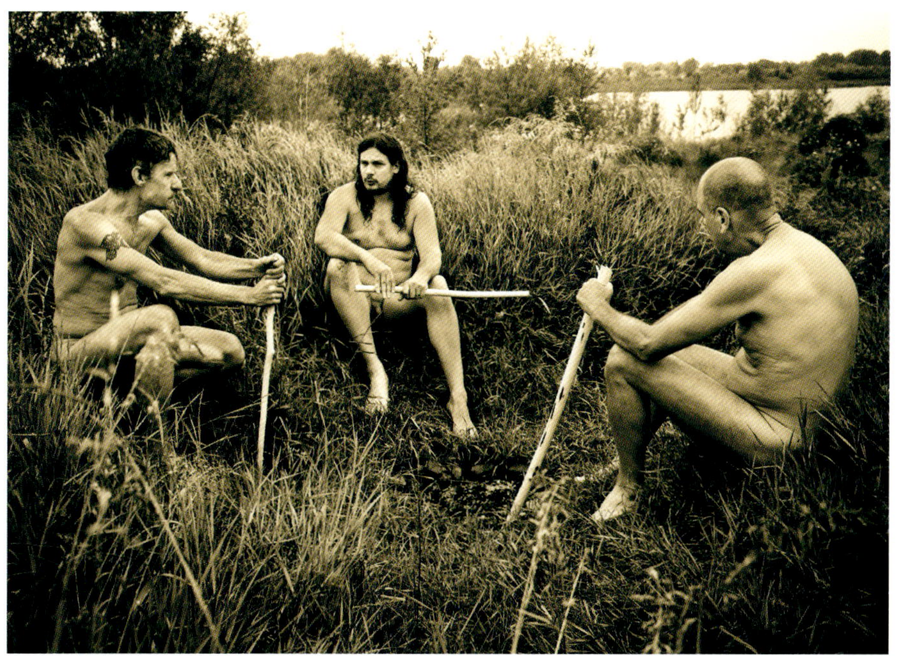

Heldenzeit

Zeus will ich besingen, den Höchsten und Besten der Götter,

den Vollender und Herrscher, den Weit-schauenden,

der da weise Gespräche führt mit der neben ihm sitzenden Themis.

Waltender Sohn des Kronos, sei gnädig, erhabenster Herrscher!

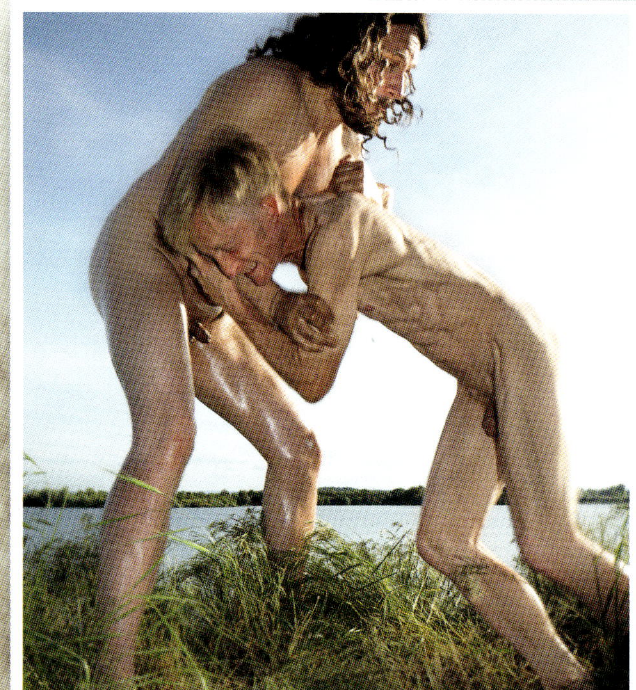

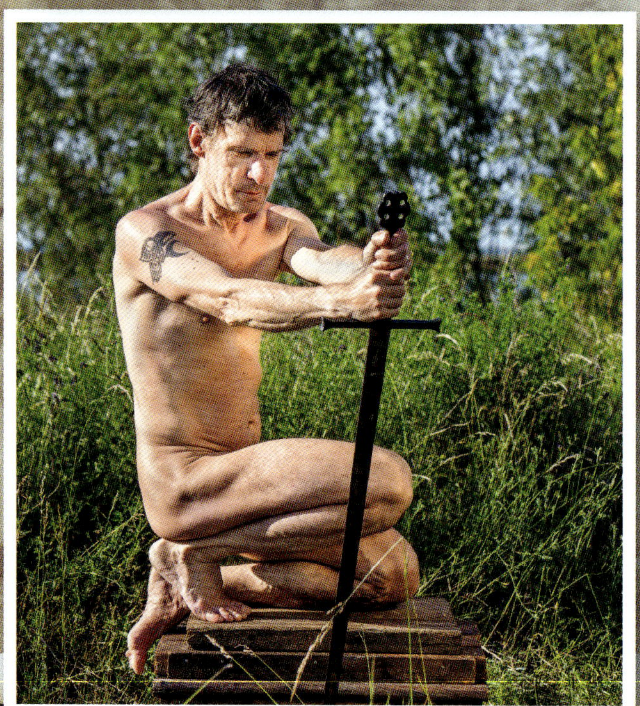

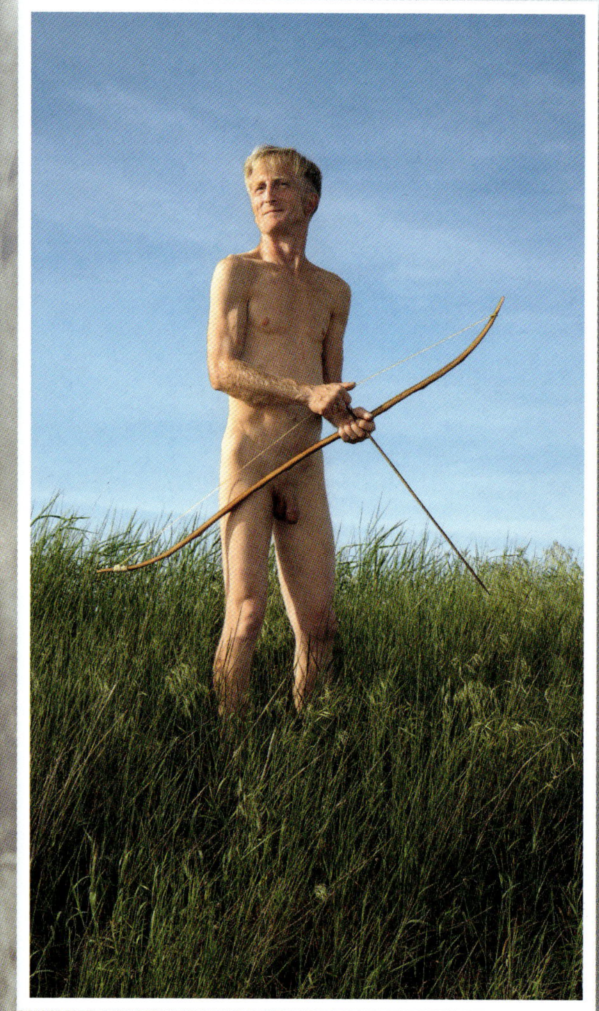

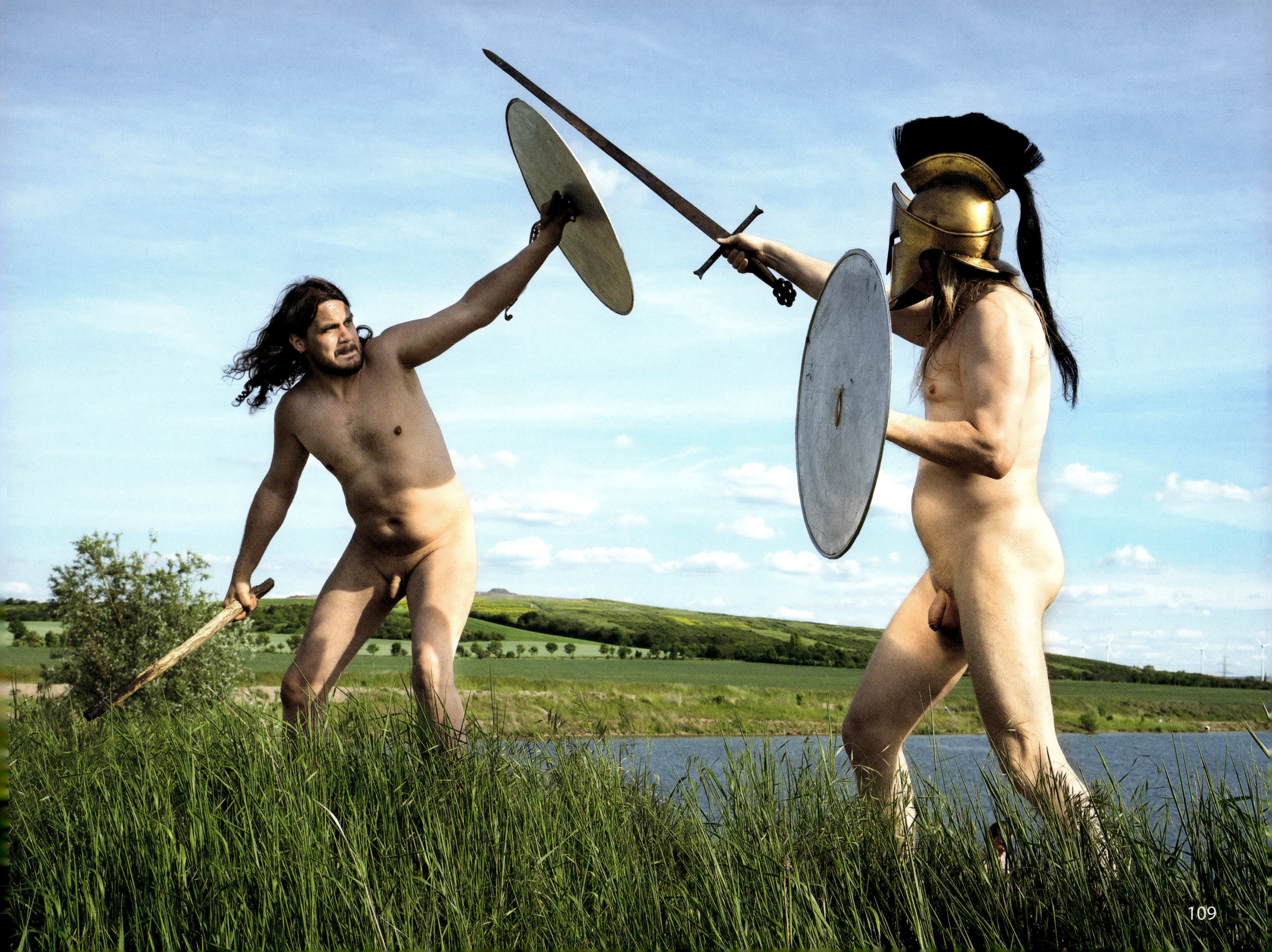

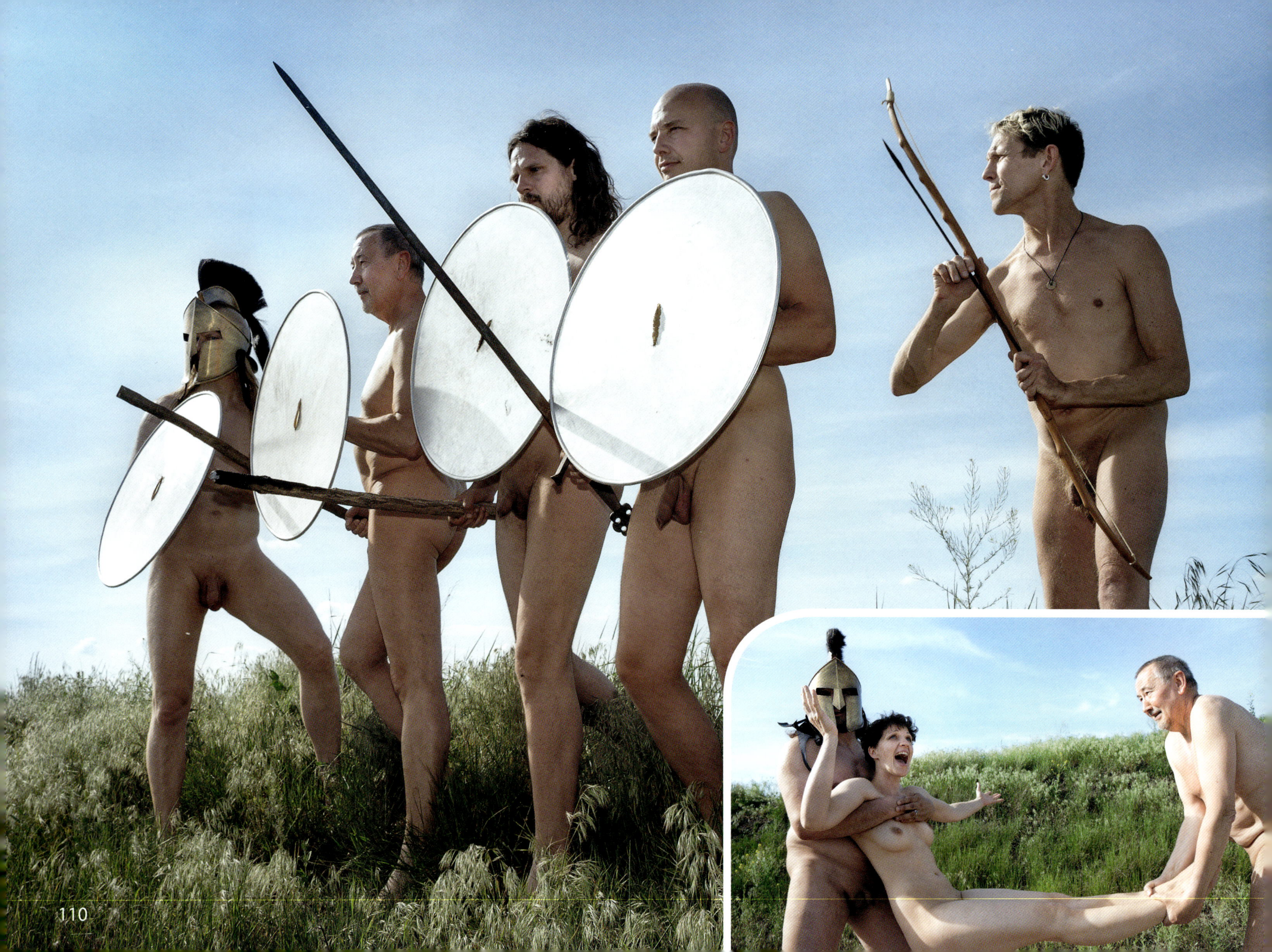

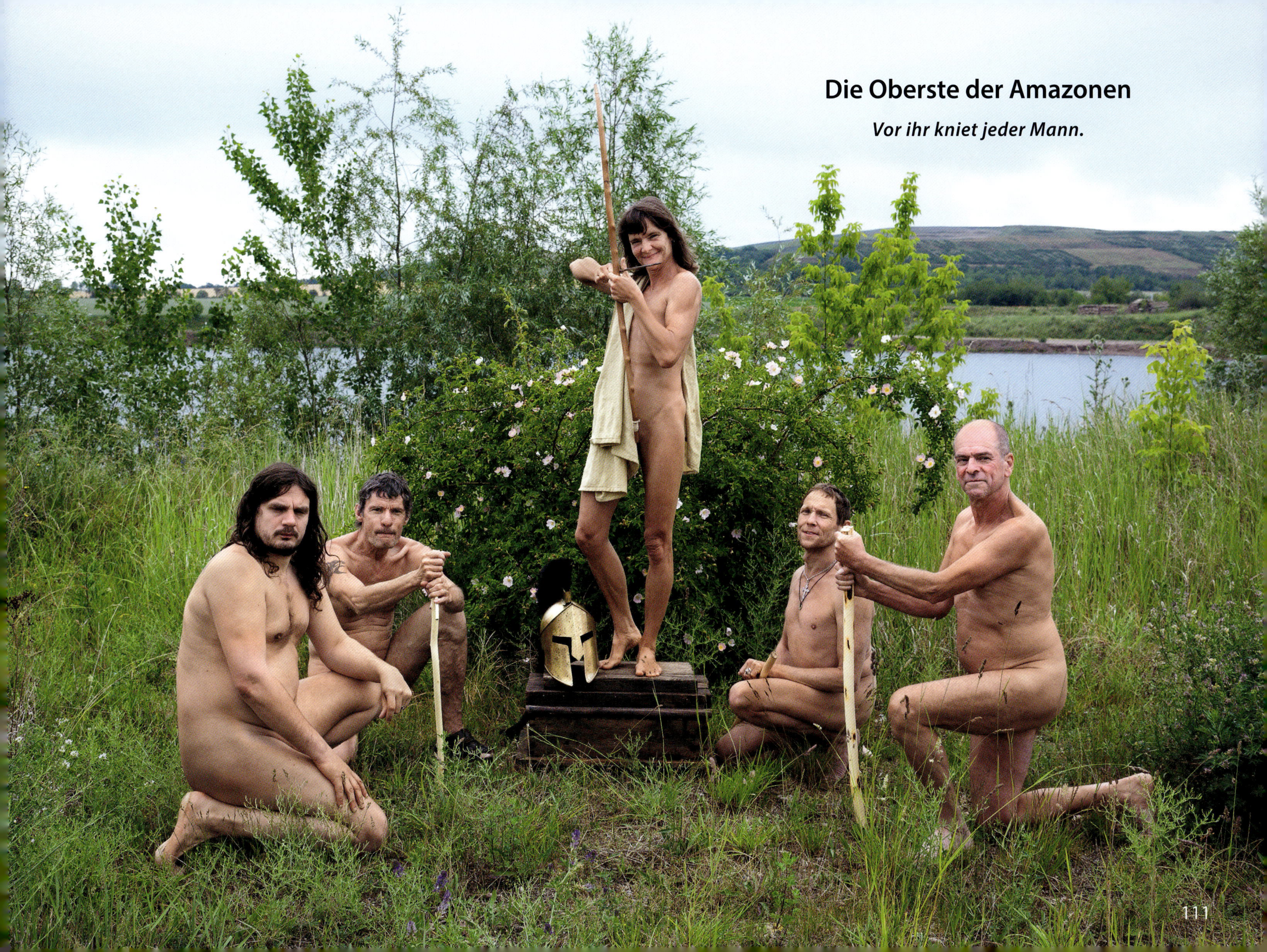

Die Oberste der Amazonen

Vor ihr kniet jeder Mann.

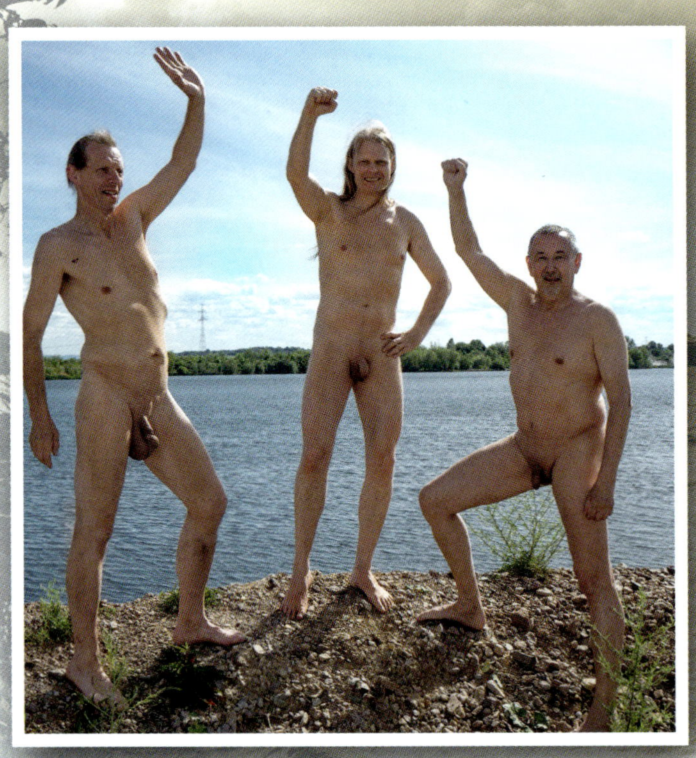

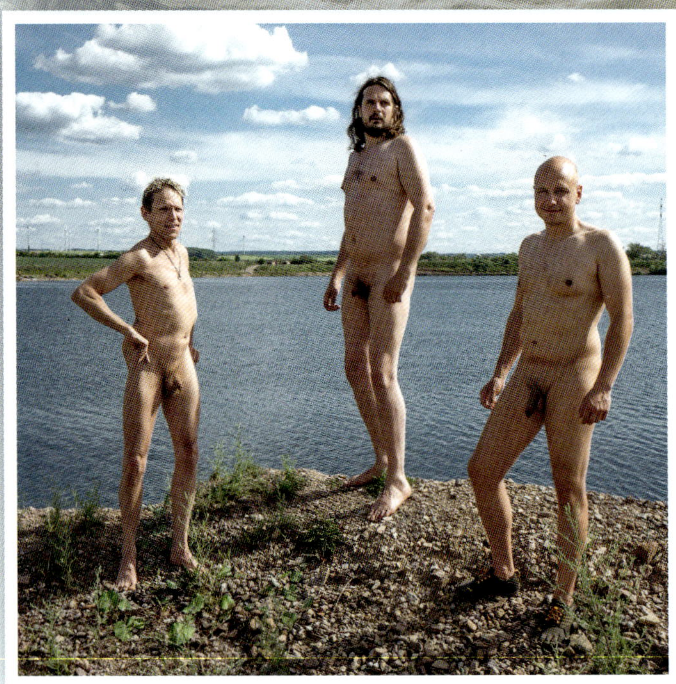

Olympische Spiele

Brüder, Freunde, Griechen

Athener und Hellenen, Spartaner und Mykenen, Thraker und Trojaner, Ihr von den Inseln Lesbos und Attika und Ihr Brüder aus dem fernen Rom,

Willkommen Ihr alle, die Ihr hier zusammen gekommen seid, um zu sehen, wen von uns die Götter ausgewählt haben, der Beste zu sein.

Doch Fluch über den, der sich des Sieges brüstet, denn klein ist der Mensch und von Staub gemacht und nur den Göttern allein gebühren Ruhm und Ehre.

Ihr aber, die Ihr hierher gekommen seid, zeigt uns, dass Ihr der Gnade wert seid, den Ölzweig des Sieges zum Wohlgefallen des großen Zeus zu tragen.

Und so verbrenne ich dieses Opfer um den Beistand des weisen Vaters der Götter zu bitten

Gepriesen sei Zeus!

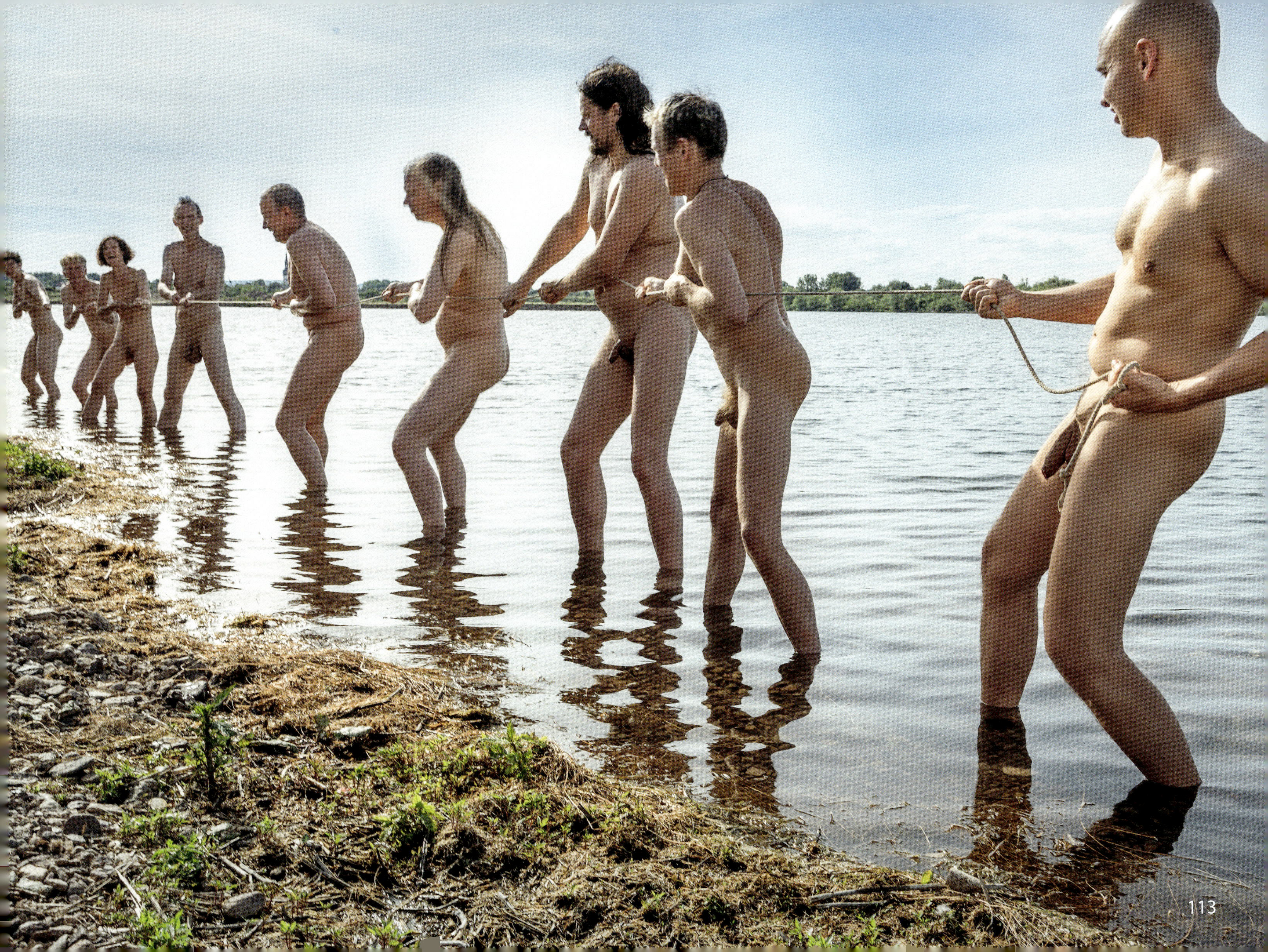

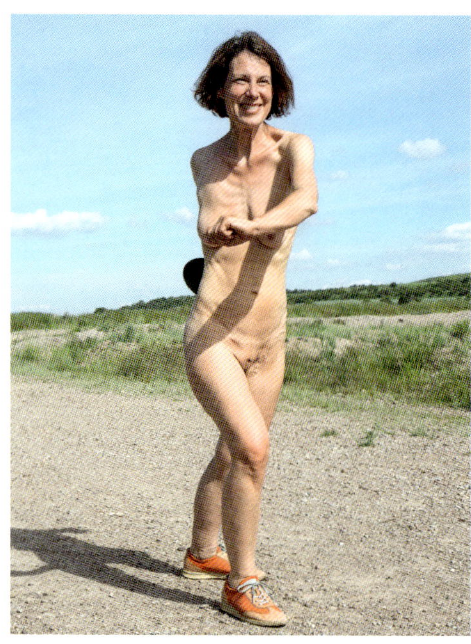
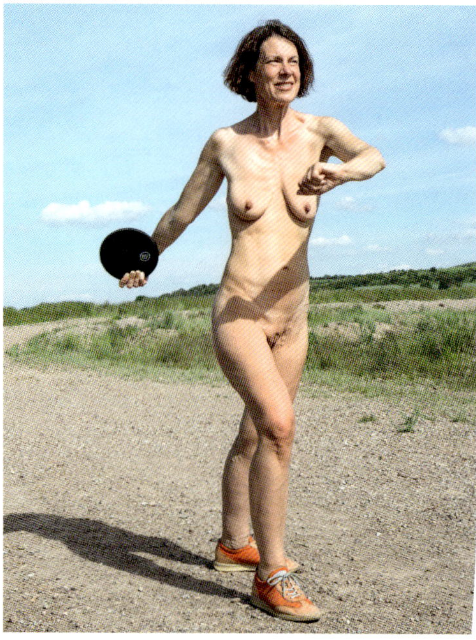
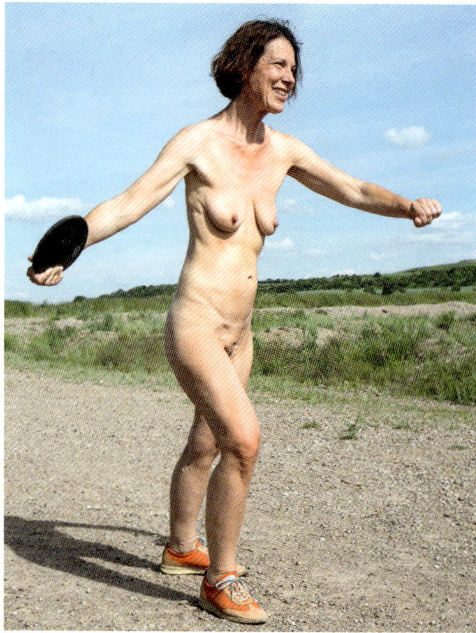
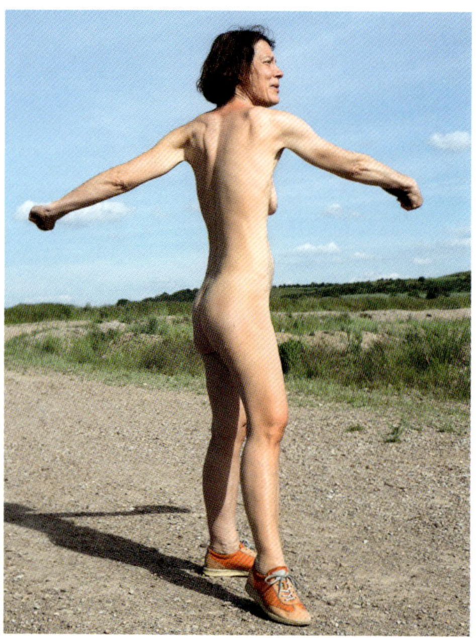

Nackt zu den Spielen

Wir wissen, dass Kleidung den Athleten während der Olympischen Spiele verboten war. Man spricht deswegen auch von den „Gymnischen Spielen" (gymnos=nackt). Die einzige Ausnahme von dieser Regel waren die Wagenrennen. Genau wissen wir nicht, wie es zu diesem Verbot kam, doch es gibt mehrere Theorien. Einige davon möchte ich hier einmal zusammenfassen.

Nacktheit war im antiken Griechenland nichts Ungewöhnliches. Der Körper galt nicht als etwas Anstößiges und durfte jederzeit gezeigt werden. Auf Statuen oder Zeichnungen auf Alltagsgegenständen wurden bevorzugt unbekleidete Körper gezeigt. Vor allem die Helden oder die Götter wurden nackt dargestellt, um ihre Körper als Ideal zu zeigen, das es zu erreichen galt. Die Sieger der Spiele wurden ebenso wie die mythischen Helden als Vorbilder verehrt. Die Deutung, dass ihre Körper als Ideal, dem die Männer nacheifern, gezeigt werden sollten, ist also denkbar.

Vielleicht war es auch der Stolz der Athleten, die ihre besonders trainierten Körper gern zeigen wollten.

Wir haben schon gehört, dass aufgrund des warmen Klimas die Kleidung bei den Griechen nicht so wichtig wie bei anderen Völkern, die von den Griechen als barbarisch betrachtet wurden. Deshalb könnte der Verzicht auf Kleidung auch ein Merkmal gewesen sein, mit dem sie sich von eben diesen Völkern abheben und Überlegenheit demonstrieren wollten.

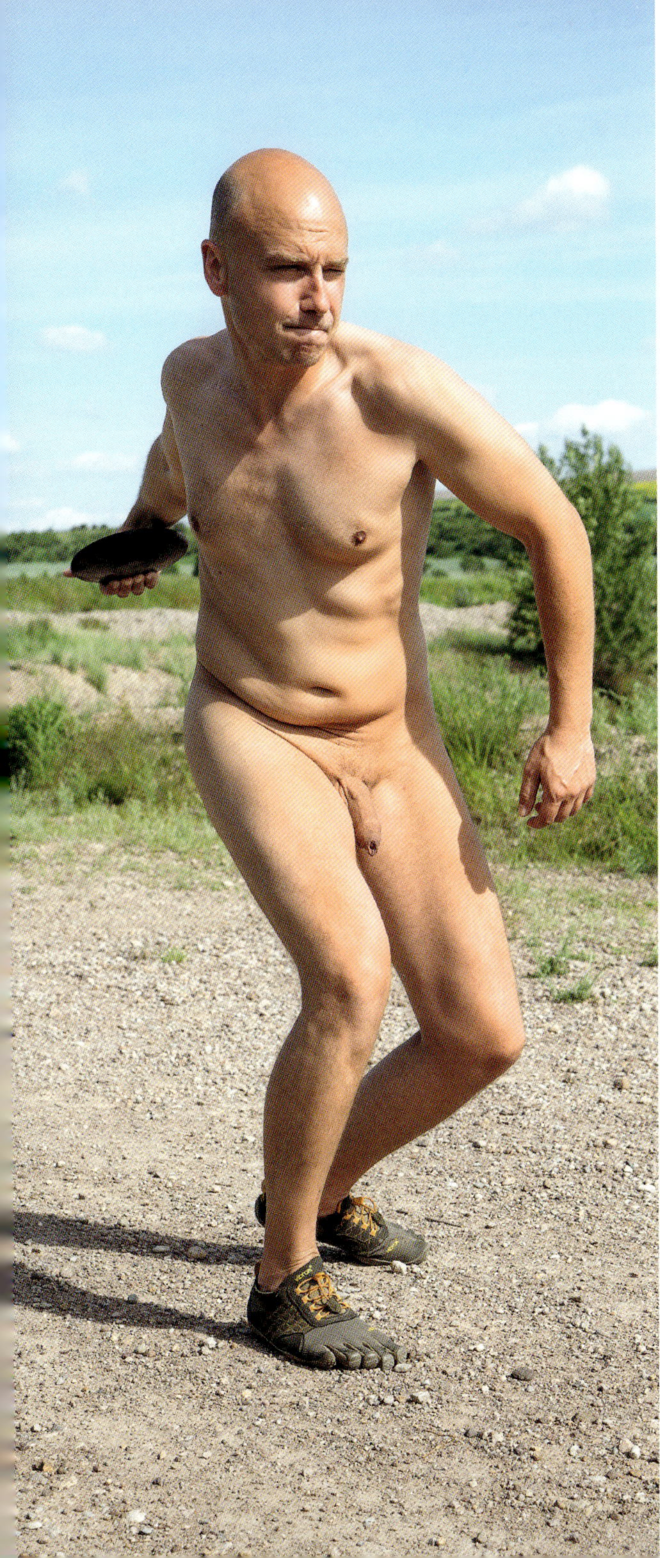

Eine weitere Möglichkeit wäre natürlich die lustvolle Präsentation. Homo- bzw. Bisexualität war im antiken Griechenland nicht nur normal, sondern sogar erwünscht. Da Frauen jungfräulich in die Ehe gehen sollten, war der Kontakt zum eigenen Geschlecht für junge Menschen die einzige Möglichkeit, die ersten Erfahrungen zu sammeln und die eigenen Bedürfnisse auszuleben. Nackte, gut trainierte männliche Körper im Wettbewerb, verschwitzt und angespannt, waren da natürlich perfekt geeignet, die entsprechenden Lustgefühle zu wecken.

Die Olympischen Spiele wurden zu Ehren der Götter, besonders des Zeus, abgehalten. Laut dem griechischem Glauben hatten Prometheus und Hephaistos die Menschen nach dem Vorbild der Götter geschaffen. Nacktheit könnte also ein Weg gewesen sein, auf diese Weise der Erscheinung der Götter den nötigen Respekt zu zollen. Tatsächlich ist es auch im heutigen Neo-Heidentum, vor allem im Wicca, wieder sehr verbreitet, dass bestimmte religiöse Rituale nackt vollzogen werden. Der Mensch ist durch die Befreiung von der Kleidung auch frei vom Alltag, der Natur verbundener und den Göttern näher.

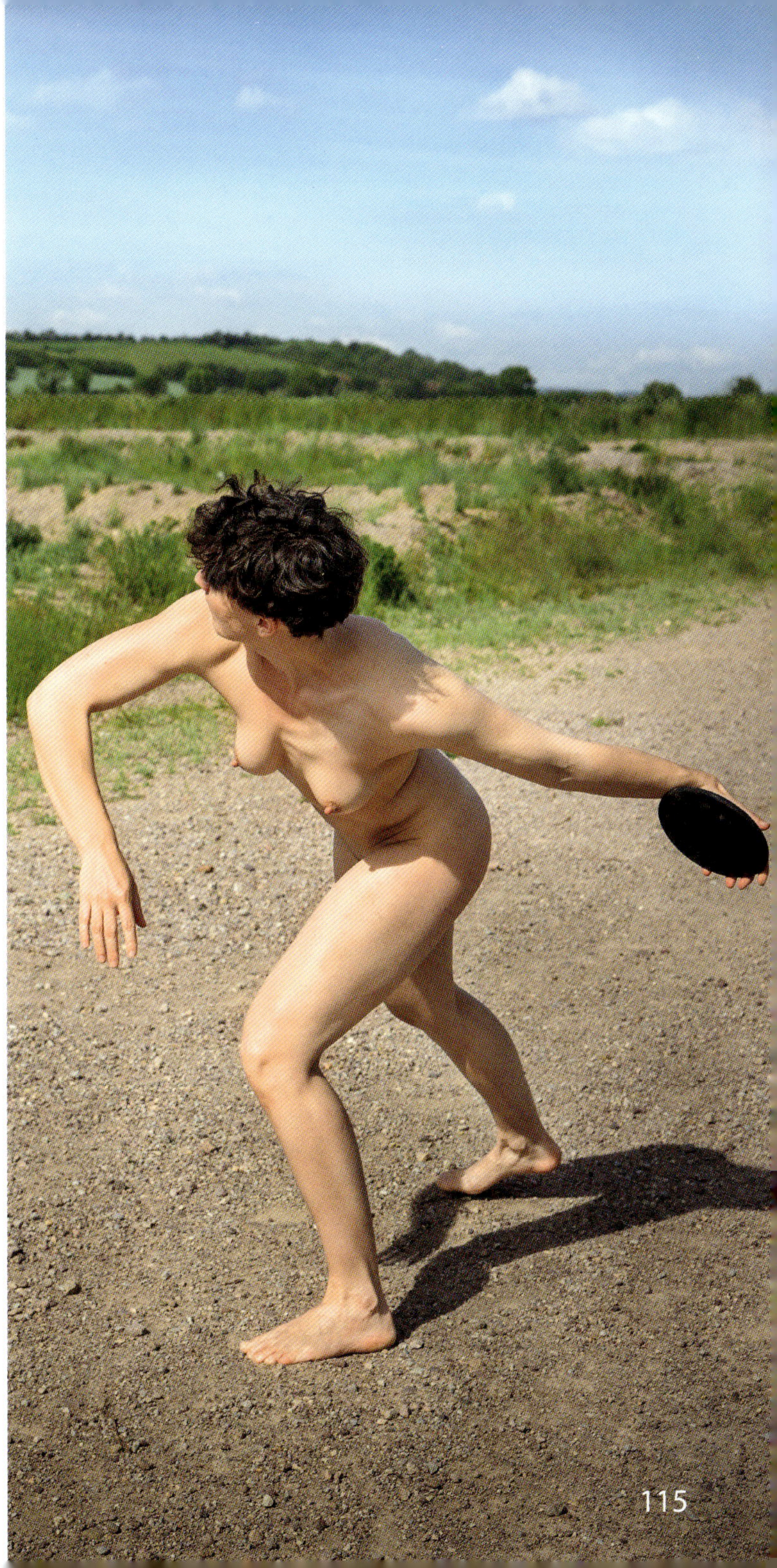

Eine rein profane Theorie liegt im Olympischen Gedanken selbst. Der Sieg ging den Teilnehmern über alles. Nicht selten gingen sie so weit über ihre Grenzen hinaus, dass sie vor Erschöpfung tot zusammen brachen. Der Sieg bedeutete lebenslange Versorgung und Verehrung über den Tod hinaus. So, wie die Athleten ihr eigenes Leben riskierten, so waren sie auch bereit, ihre Kontrahenten aus dem Weg zu räumen. Das Verbot von Kleidung hätte verhindert, dass Waffen oder Gift in die Arena geschmuggelt worden wären.

Eine Möglichkeit wäre natürlich auch, dass die Teilnehmer der Spiele sich von Kleidung gestört gefühlt haben sollen. So soll ein Läufer über seinen Lendenschurz gestolpert sein, der sich bei Laufen gelöst hat. Eine ähnliche Überlieferung besagt, 720 v.Chr. habe der Läufer Orsippos (Orrhipos) von Megara seinen Lendenschurz verloren, sei aber einfach weiter gelaufen. Möglicherweise hat er ihn auch mit Absicht weggerissen, weil der ihn behindert hat. Bei späteren Spielen seien andere Läufer diesem Vorbild gefolgt, bis das auch auf andere Disziplinen ausgeweitet wurde.

400 v.Chr. (95. Olympische Spiele) wurde auch den Trainern verboten, Kleidung zu tragen.

Eine Erklärung besagt, dass sich die Frau Kallipatira 404 v.Chr. als Trainer bei den olympischen Spielen eingeschlichen habe. Als ihr Sohn einen Wettkampf gewann, soll sie im Siegesrausch auf den Wettbewerbsplatz gerannt sein und sich entblößt haben. Aufgrund der Siege ihres Vaters und ihrer Brüder bei früheren Spielen wurde sie nicht bestraft, obwohl Frauen die Teilnahme an den Spielen bei Todesstrafe verboten war.

Die Intimrasur war übrigens im damaligen Griechenland sehr verbreitet. Vermutlich wurde diese Sitte von den Ägyptern übernommen, die durch den Handel die griechische Kultur stark beeinflussten. Während die Ägypter Zuckerlösung benutzten, um Härchen heraus zu reißen, war es bei den Griechen weitaus schmerzhafter. Üblich war das Ausreißen einzelner Haare oder ganzer Haarbüschel oder aber das Abbrennen der Haare.

2012 wurden in Guaratinguetá (Brasilien) das erste Mal neuzeitliche „Olympische Nacktspiele“ veranstaltet. Aufgerufen dazu hatte der FKK-Verband des Landes. 2016 gab es Gerüchte, dass die Schwimmer der Olympischen Spiele nackt antreten würden. Doch das lag einfach nur daran, dass bei Fernsehübertragungen der Balken, auf dem Name und Herkunft des jeweiligen Sportlers gezeigt wurden, so eingeblendet waren, dass sie optisch die Badehosen überdeckten.

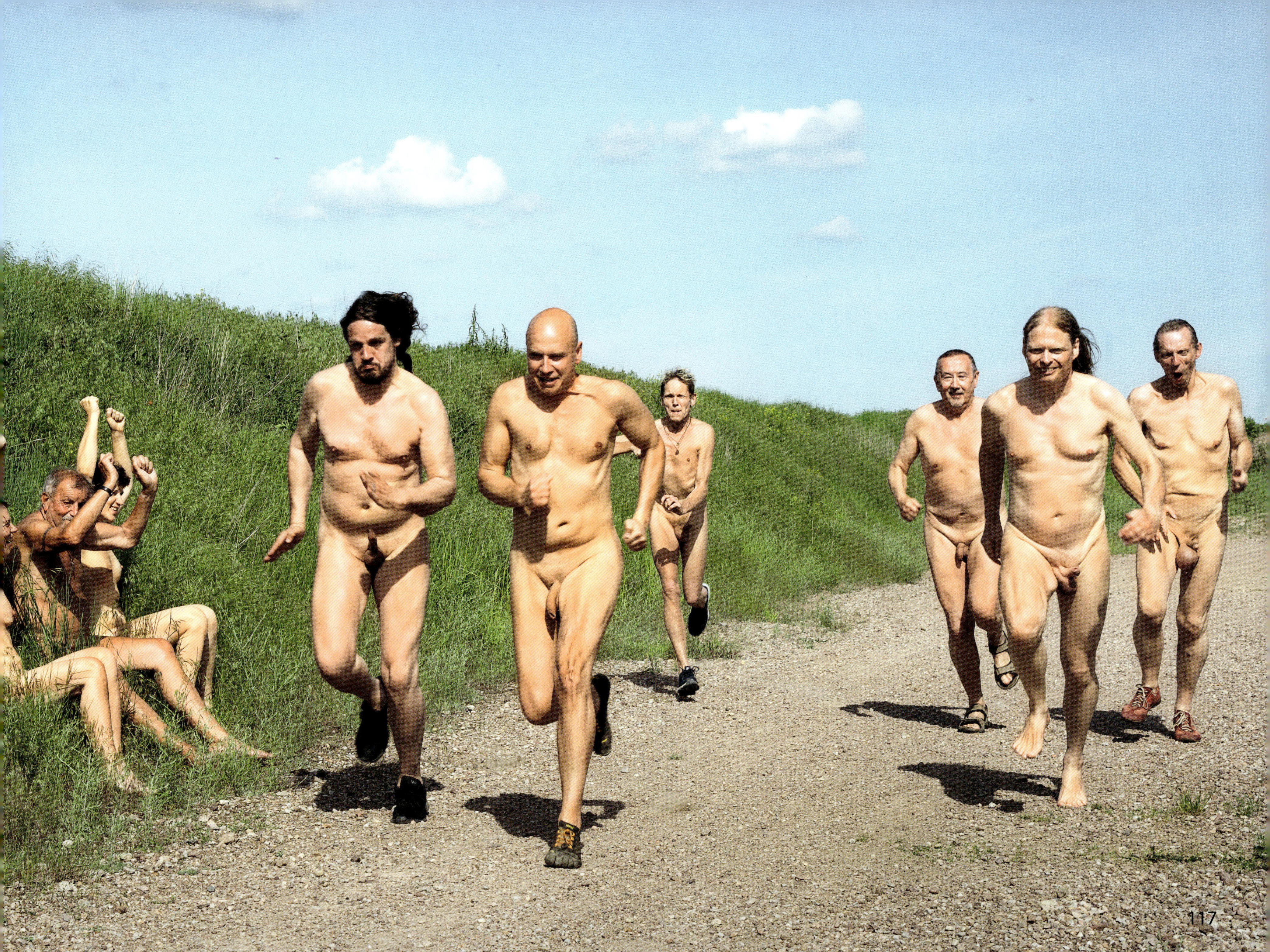

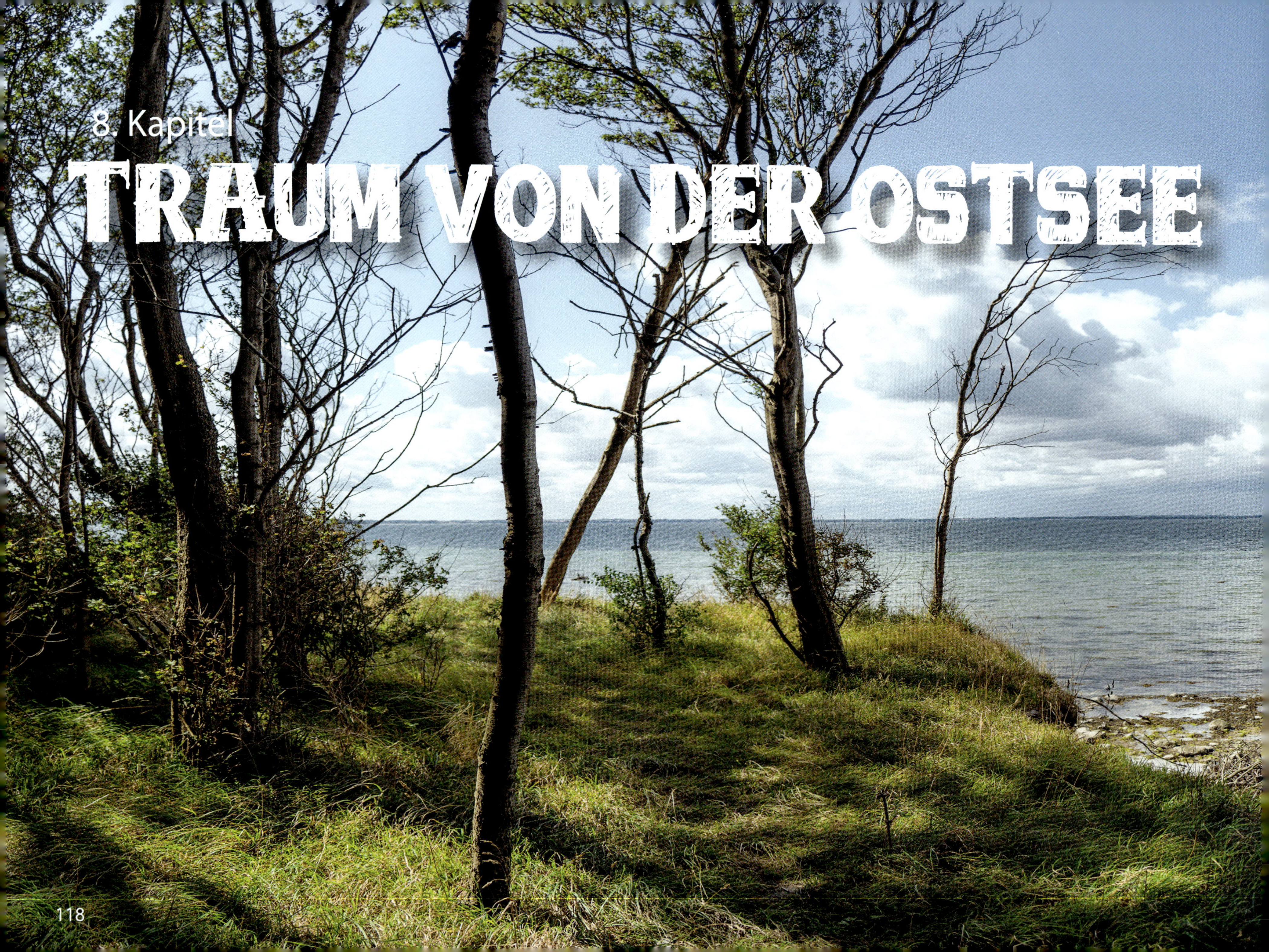

8. Kapitel

TRAUM VON DER OSTSEE

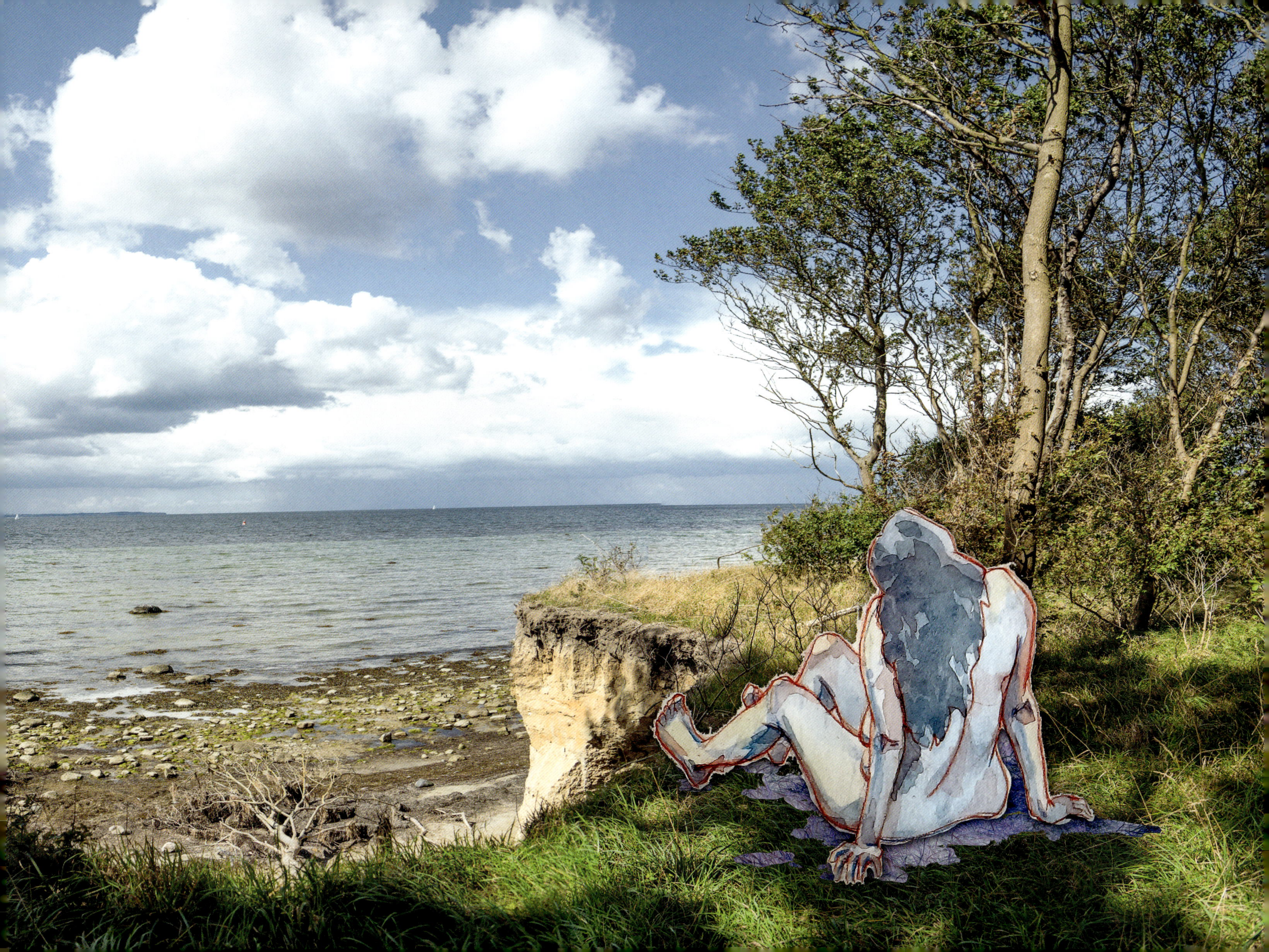

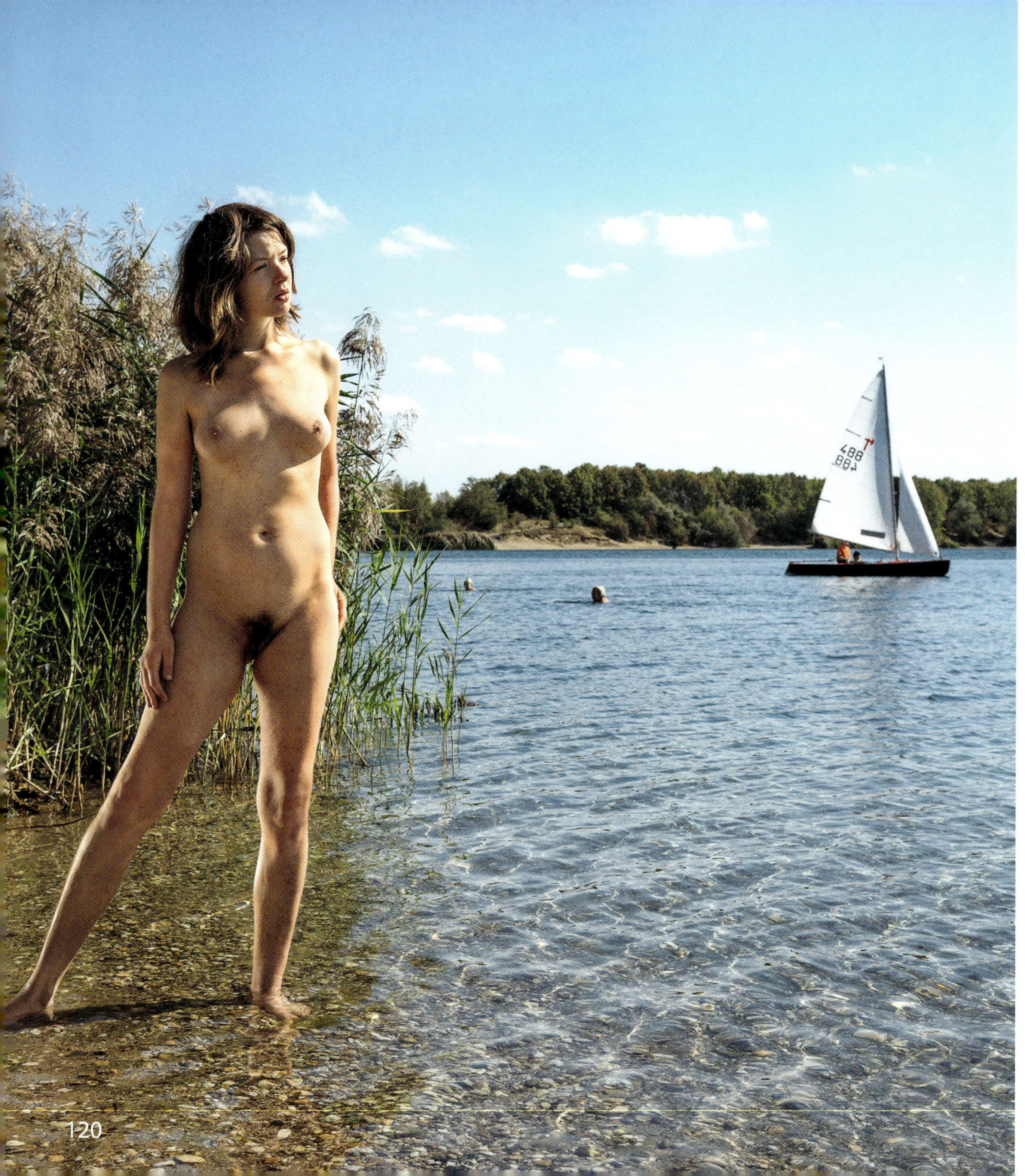

Der Traum von der Ostsee

Nora schaut sehnsüchtig dem Segelboot auf dem Kulkwitzer See nach. Ein Traum. Die Wellen glitzern, eine sanfte Brise lässt das Wasser zauberhaft erscheinen. Wie im Märchen. Diese Zeit dürfte nie vergehen.

So schön warm ist dieser Spätsommertag, und sie ist noch einmal an den Kulki gefahren. Eigentlich war sie noch nie so richtig nackt baden, aber heute wollte sie es einfach mal versuchen. Es gefällt ihr sehr gut. Das Nacktsein vor anderen Menschen indes ist ihr nicht so fremd, wie man denken könnte. „Ich bin in einem Zeichenkurs. Da steht öfter einmal Aktzeichnen auf dem Programm. Das stellt ja besondere Ansprüche an die Maler. Der Mensch als anspruchsvolles Studienobjekt. Die Modellsuche gestaltet sich nicht besonders schwer. Oft stehen die Kursteilnehmer selbst auf dem Podest, ich war auch schon dran!“

Den Nachmittag über kommt Nora ins Gespräch mit den Strandbesuchern. Rita schwärmt von tollen Sommertagen auf der Poel. Ja, es gibt eine Ostseeinsel vor Wismar, die den gleichen Namen wie die Talsperre bei Plauen im Vogtland trägt und obendrein noch romantisches Eiland für FKK-Freunde ist.

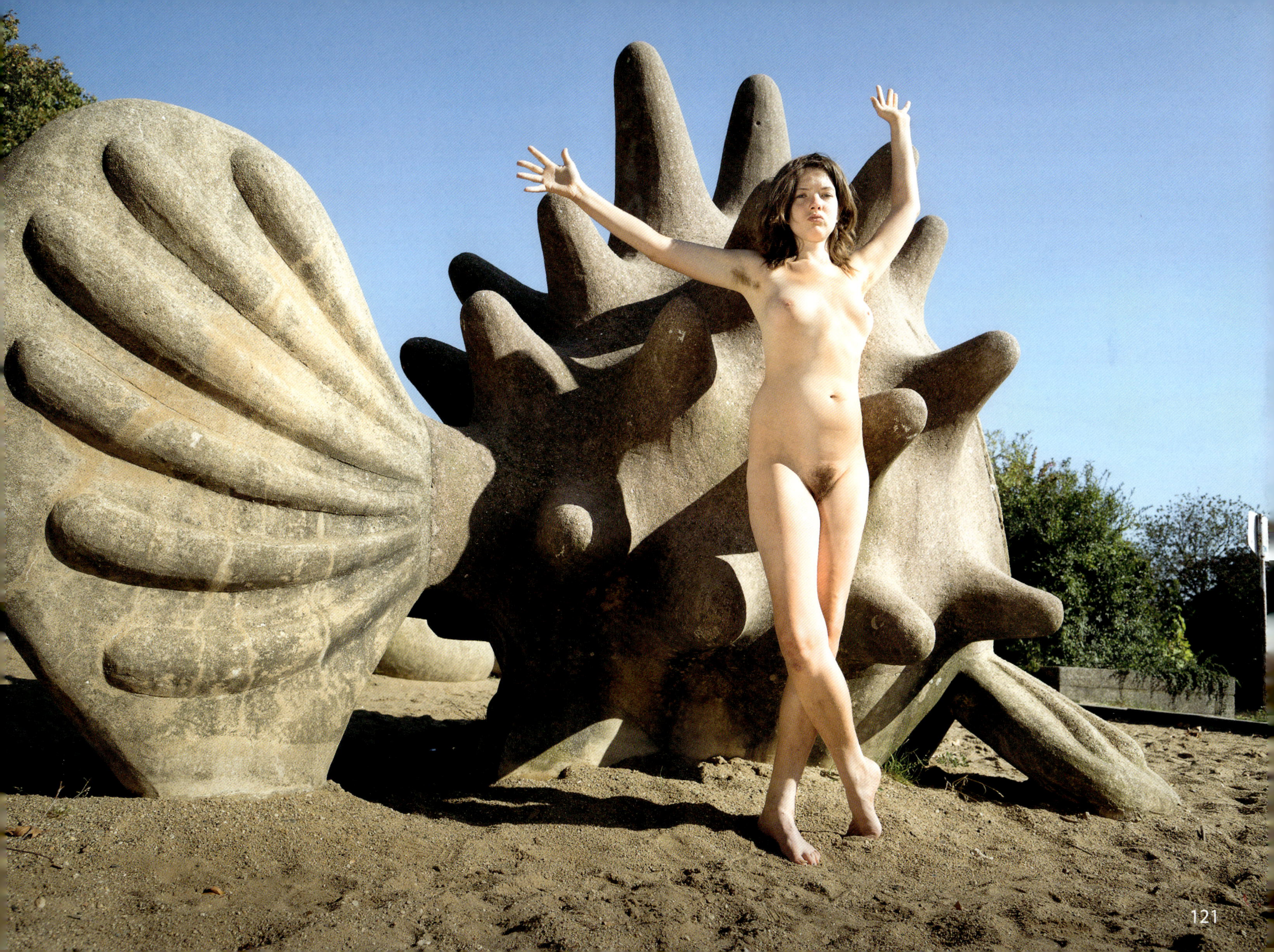

Wetterwechsel

„Das Wetter auf der Insel Poel hat seinen eigenen Reiz. Eben ist´s noch bewölkt, dann kommt ein paar Augenblicke später schon der Sonnenschein. Gerade die schnellen Wetterwechsel machen den Reiz aus. Gut für die Gesundheit, langweilig wird es so nie" lacht Rita. „Und wenn es auf dem Festland schmuddelig bleibt, pustet der Ostseewind auf Poel die Wolken ganz schnell weg!"

Nora stellt sich vor, wie das ist. Vielleicht, wenn die Wolken da sind, mal in die Decke kriechen oder das Handtuch über die Schulter werfen. Eine angenehme Gänsehaut zieht sich bei diesen Gedanken auf Noras Armen zusammen. Einmal an die Ostsee, auf die Poel. Das wäre doch traumhaft. Die schwarzen Wolken kommen. Man liegt am Strand, geht aber nicht zurück. Alles aushalten. Die ersten Tropfen. Unter die Decke kriechen. Es regnet stark. Aussichtslos. Doch dann hört es auf und die Sonne scheint. Prima.

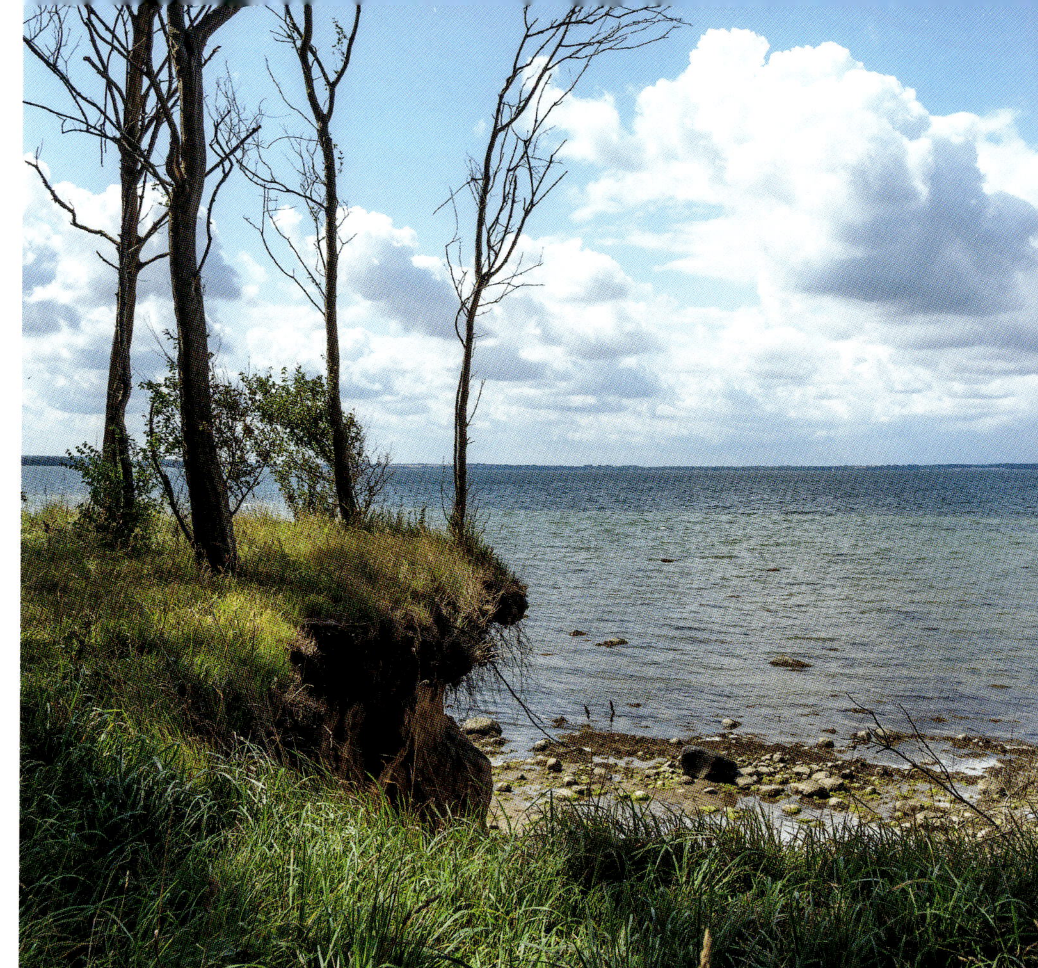

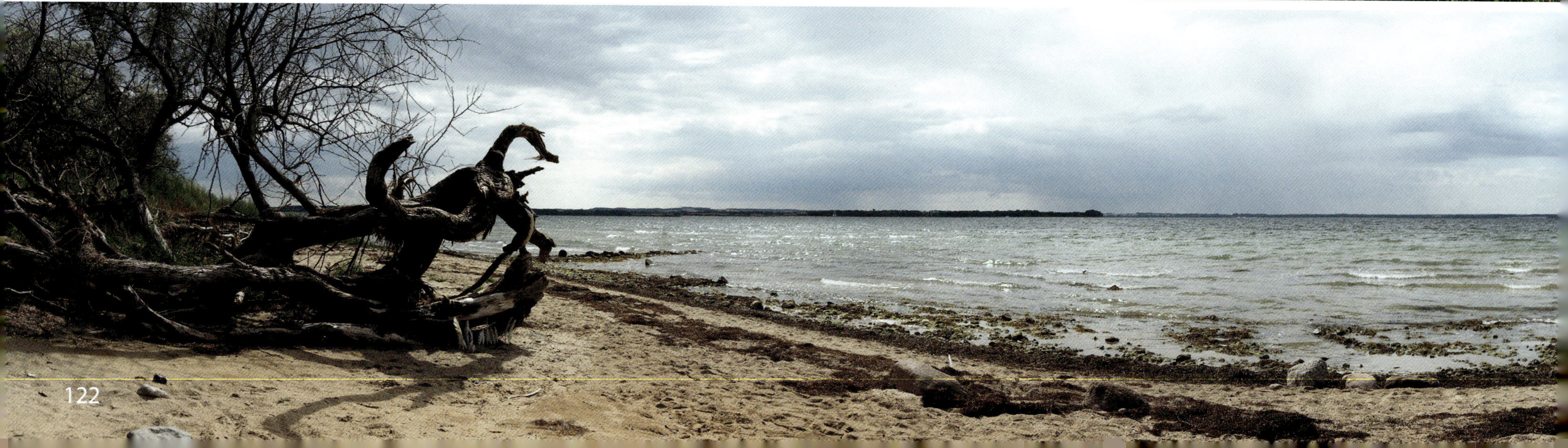

Timmendorf

Als Quartier bietet sich der Campingplatz Timmendorf an. „Prima, den kann man als Basis zur Inselerkundung nutzen. Camping habe ich schon immer gern gemacht“ freut sich Nora. Vor dem Campingplatz befindet sich der tolle Sandstrand von Timmendorf, bei dem ein großer Abschnitt für FKK vorbehalten ist. Besser geht es nicht. Hier kann sogar Volleyball gespielt werden. Feinsandig und weiß lieben diesen Strandabschnitt vor allem Familien mit Kindern.

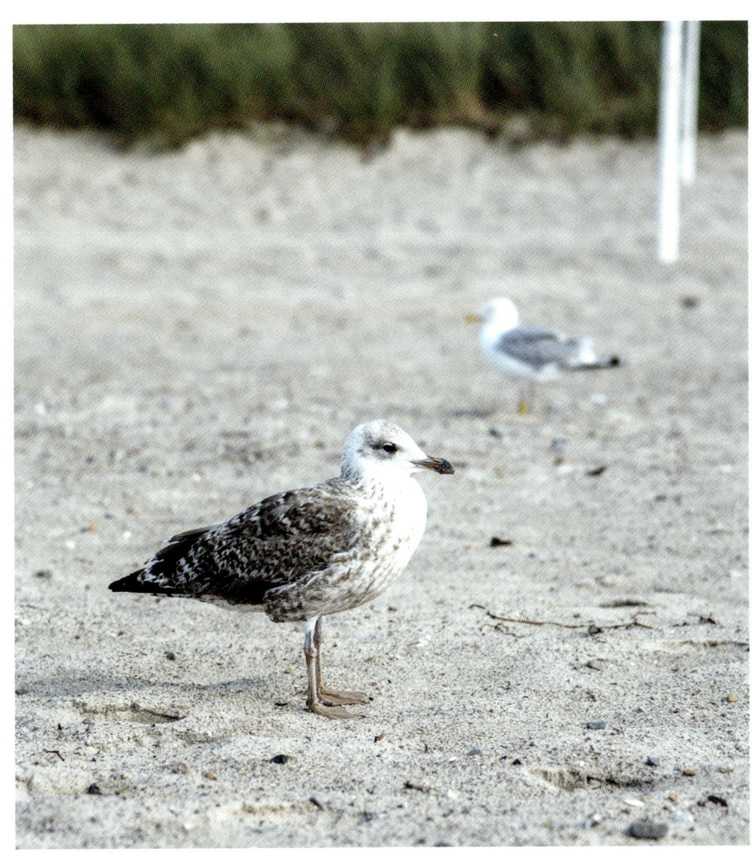

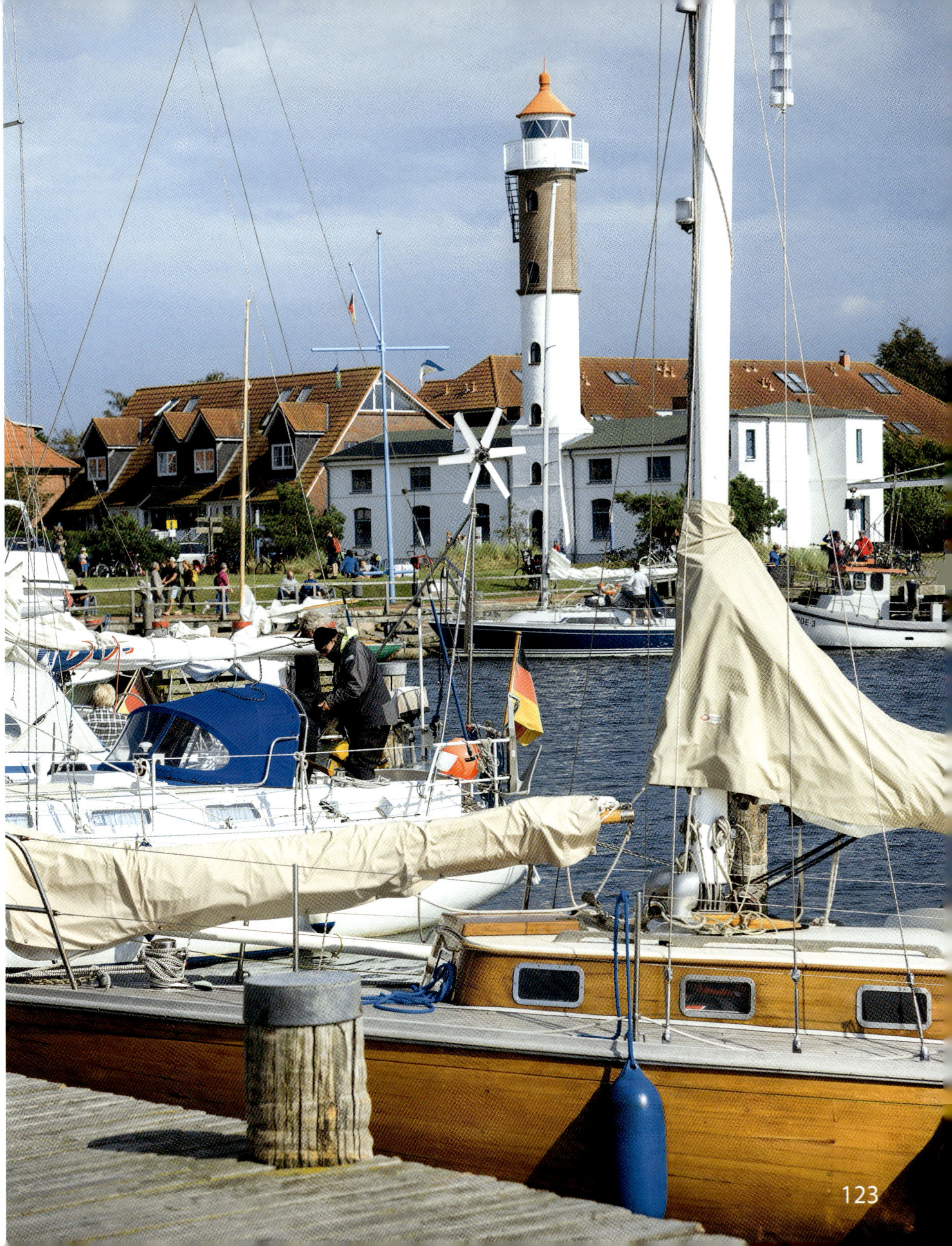

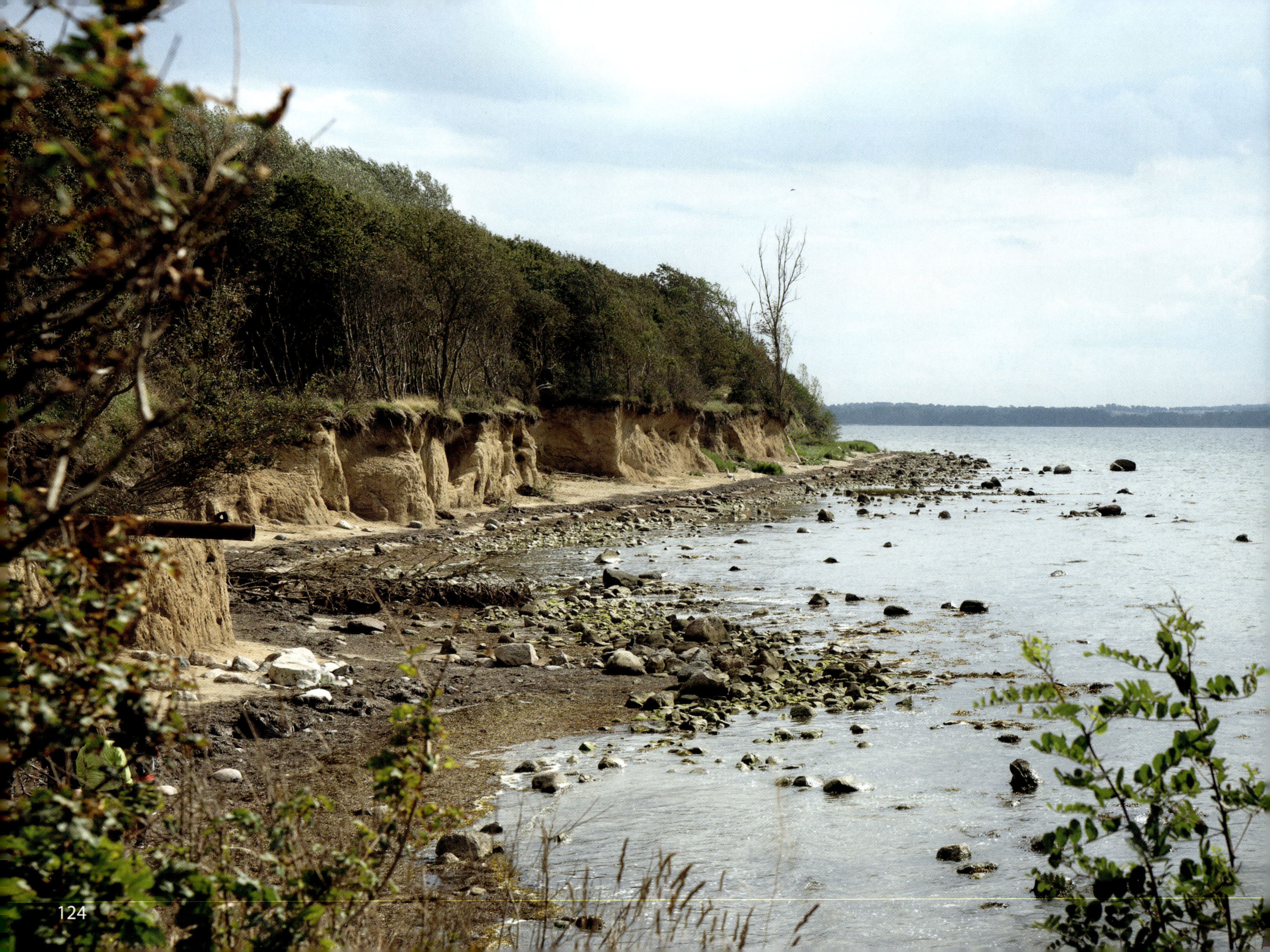

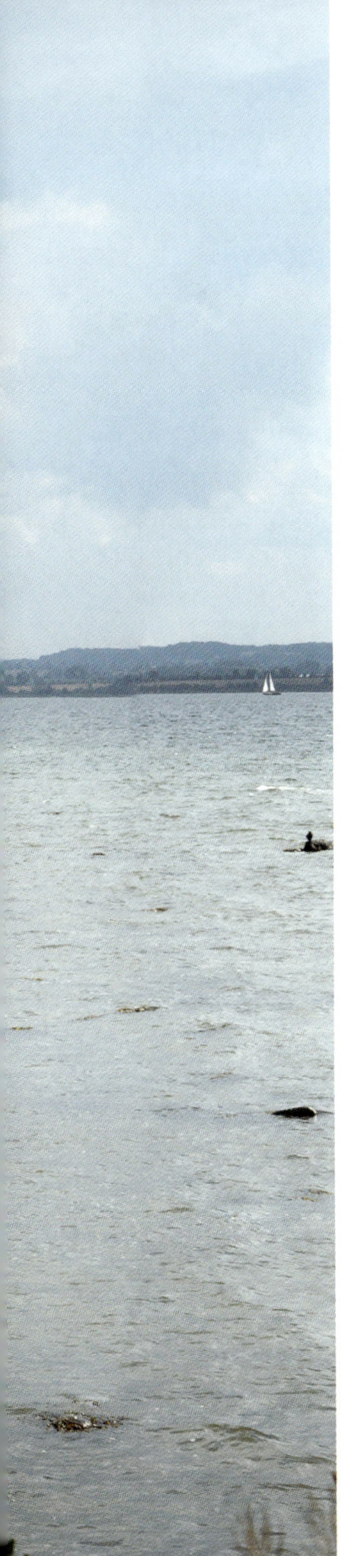

Hinter Wangern: Weite Sicht, archaische Natur

„Am schönsten finde ich, ist der Strand Hinter Wangern. Das ist ein gutes Stück von Timmendorf weg, dem großen Badeort auf Poel mit dem Leuchtturm. Dort kannst du dich im Hafen mit fangfrischem Fisch vollessen und ein leckeres Fischbrötchen direkt beim Fischer vom Kutter kaufen. Dazu ein Bierchen..." Rita unterbricht ihren Mann Horst. „Das Mädel will doch bestimmt lieber an den wilden Strand. Hinter Wangern. Da bist du total richtig. Von Timmendorf aus, wo der Bus hält, läufst du immer an der eindrucksvollen Steilküste entlang. Allein das ist schon ein überwältigendes Erlebnis. Man sieht, wie die Ostsee über Jahre das Eiland bearbeitet hat und wundert sich, dass überhaupt was übrigbleibt. Meine Enkel haben letztens angefangen zu rechnen, in wie vielen Jahren denn die Insel weg ist. Na ja, und du darfst an der Ostsee nie vergessen, wetter- und regenfeste Kleidung mitzunehmen. Denn wie gesagt, es kann alles sehr schnell umschlagen" rät Rita.

Nora stellt sich schon vor, wie sie mit Regenponcho unter der Steilküste langspaziert und lächelt in die milde Spätsommersonne. Horst schwärmt von den vielen Hühnergöttern, die seine Enkel gesammelt haben. „Das sind die Steine mit den Löchern drin. Die kleinen davon fädelst du dir auf eine Kette. Kannst du das ganze Jahr tragen. Der FKK-Strand beginnt aber erst nach der Steilküste, ist schon ein Stück Weg. Dort baust du dir dann deine Burgen. Wenn die Leute da den ganzen Tag am Strand sind, gestalten sie sich ihre Refugien und die großen Schiffe gleiten vorüber." Nach dem Baden kann man oberhalb des Strandes am Waldsaum zurücklaufen, denn ein schmales und langes Waldstück trennt Strand und Ackerland.

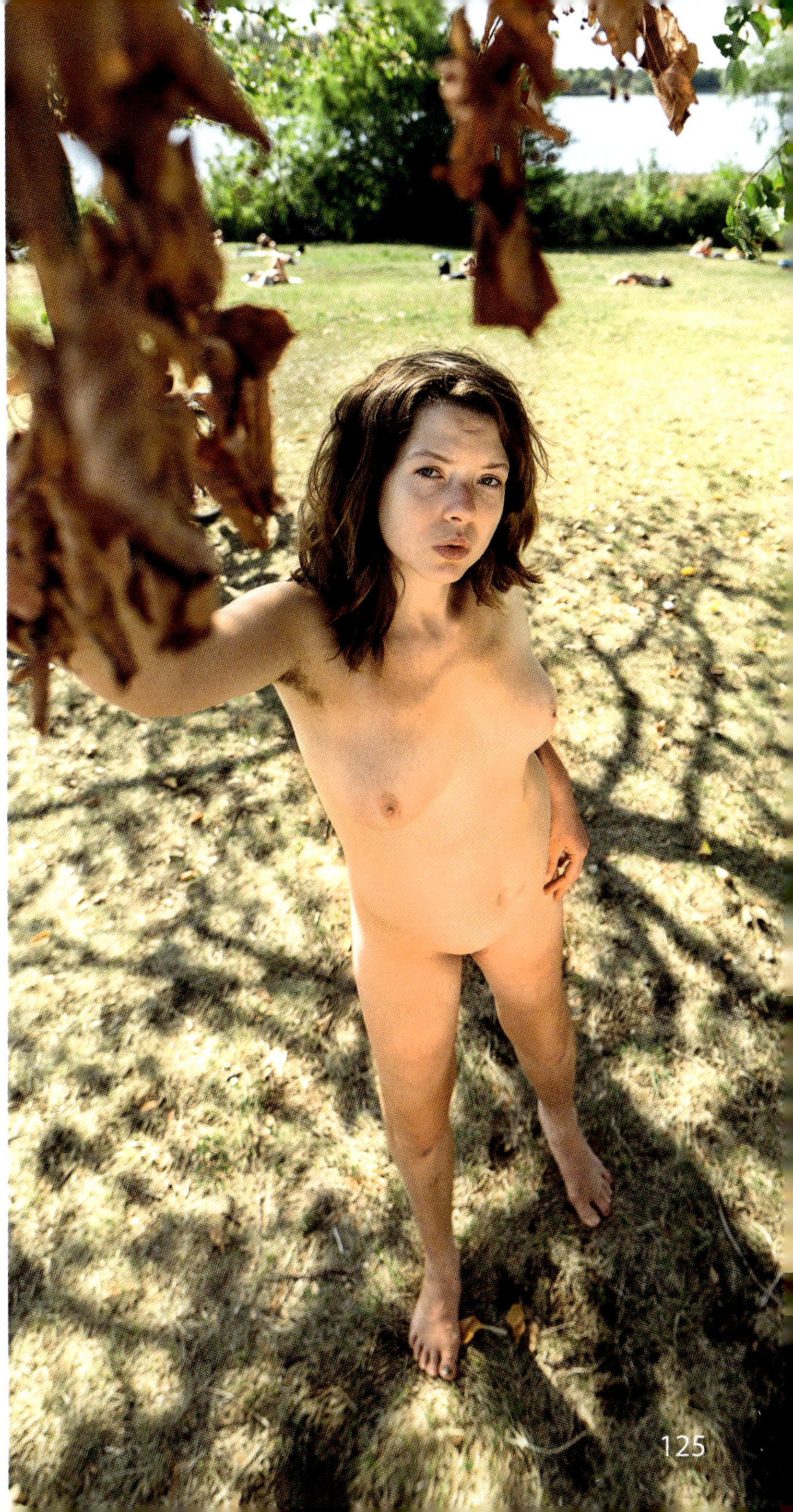

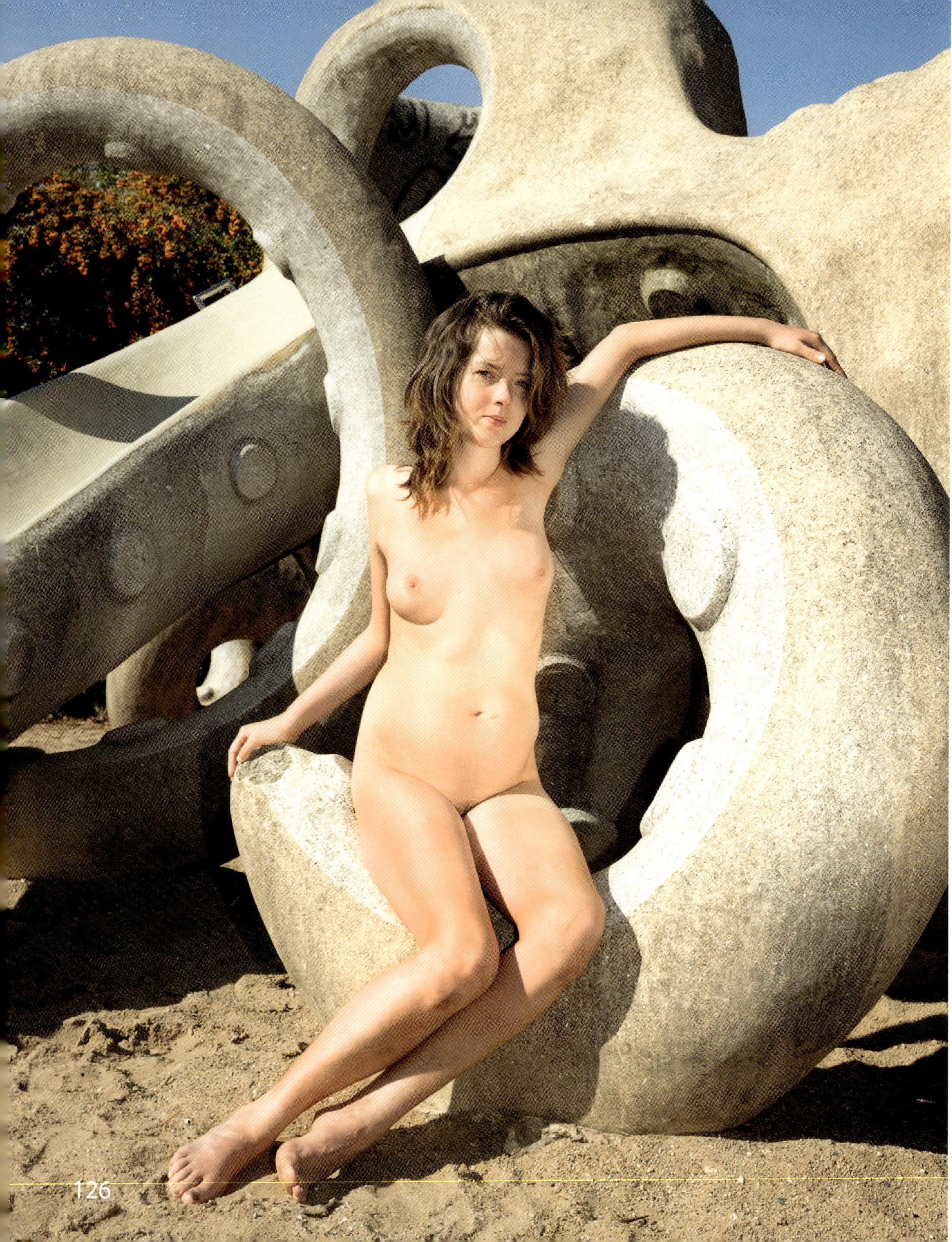

Wismarer Bucht mit traumhaften FKK-Stränden

„Fahrradfahrer können hier ideale Touren planen. Räder sind auch auszuleihen. Mit leichtem Rückenwind: Das Vergnügen. Der öffentliche Nahverkehr ist super. Regelmäßig fahren Busse, überall hin" erläutert Rita. So sind die Strände der anderen Ostseebäder an der Wismarer Bucht stets einen Besuch wert. Da wäre z.B. das Ostseebad Boltenhagen, welches den Charme eines Kurbades vermittelt, also wieder ganz anders als die Poel ist. Ein Tag im Strandkorb, es gibt hier ebenfalls mehrere große FKK-Strandabschnitte, vermittelt etwas mondänes Flair. Abends geht es mit dem Bus bequem wieder zum Campingplatz auf die Poel."

„Oder du nimmst in der alten Hansestadt Wismar Quartier. Die hohen Kirchtürme sieht man von vielen Orten an der Wismarer Bucht. Da kannst du dir das mittelalterliche Stadtbild anschauen und einkaufen. Stadtflair eben. Am Abend geht´s dann ins Seebad Wendorf, da ist der lange Wismarer Strand. Mit Seebrücke und im hinteren Teil FKK. Selbst Steilküste findest du dort" erklärt Rita.

Nun ja, mit ihren Ausführungen haben die zwei Ostseefans Nora gefesselt. Am Abend sitzt sie noch lange am See und träumt von der Ostsee. Indes, ein Traum muss dass alles ja nicht bleiben. Die Wismarer Bucht ruft, die nächste Saison kommt ganz bestimmt.

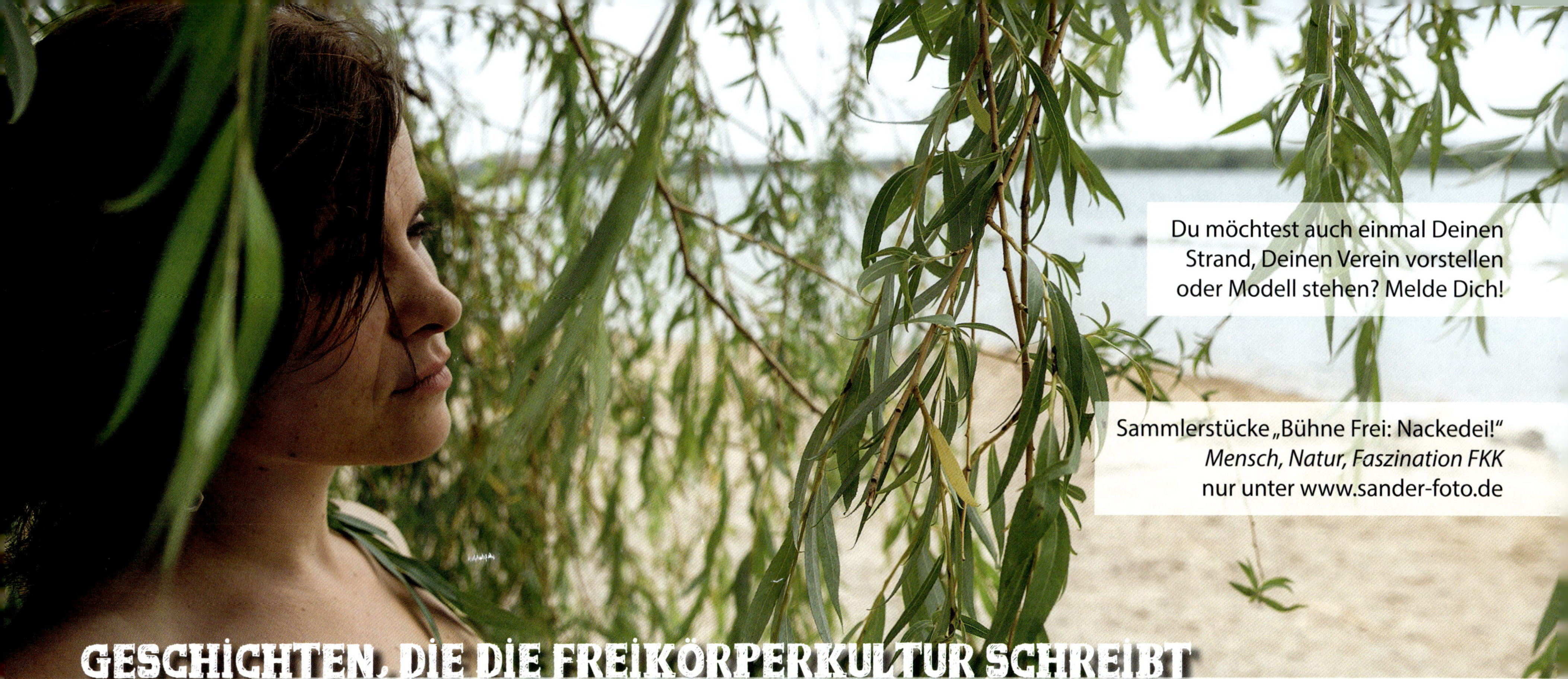

Du möchtest auch einmal Deinen Strand, Deinen Verein vorstellen oder Modell stehen? Melde Dich!

Sammlerstücke „Bühne Frei: Nackedei!“ *Mensch, Natur, Faszination FKK* nur unter www.sander-foto.de

GESCHICHTEN, DIE DIE FREIKÖRPERKULTUR SCHREIBT

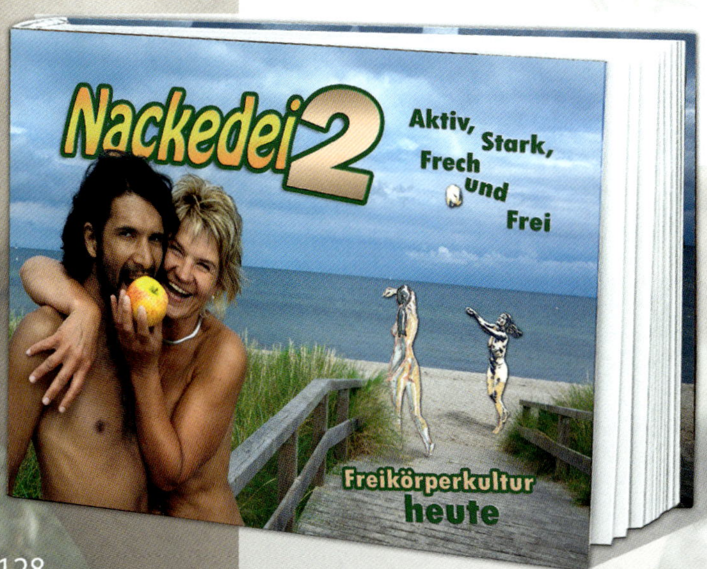

„Nackedei 2:
Aktiv, Stark, Frech und Frei“
ISBN 978-3-00-056888-6

bestellbar unter www.sander-foto.de oder im Buchhandel

„Nackedei 3:
Fahrt Frei!“
ISBN 978-3-00-049731-5

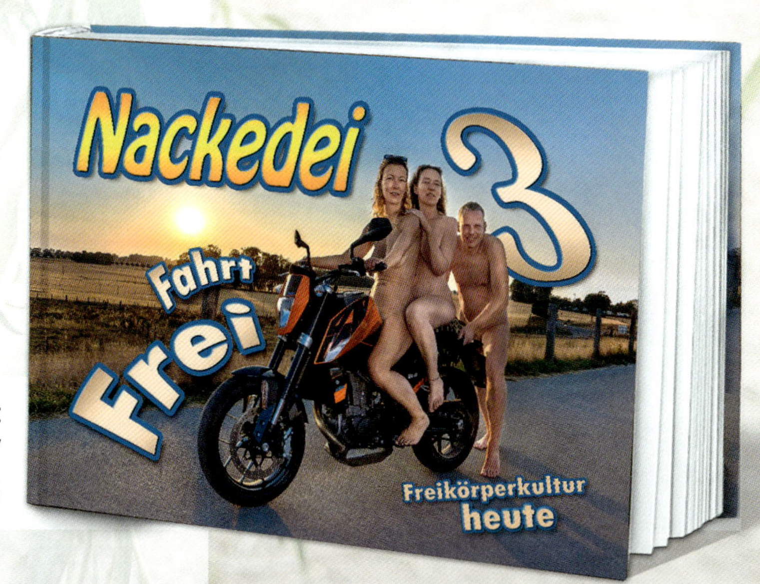

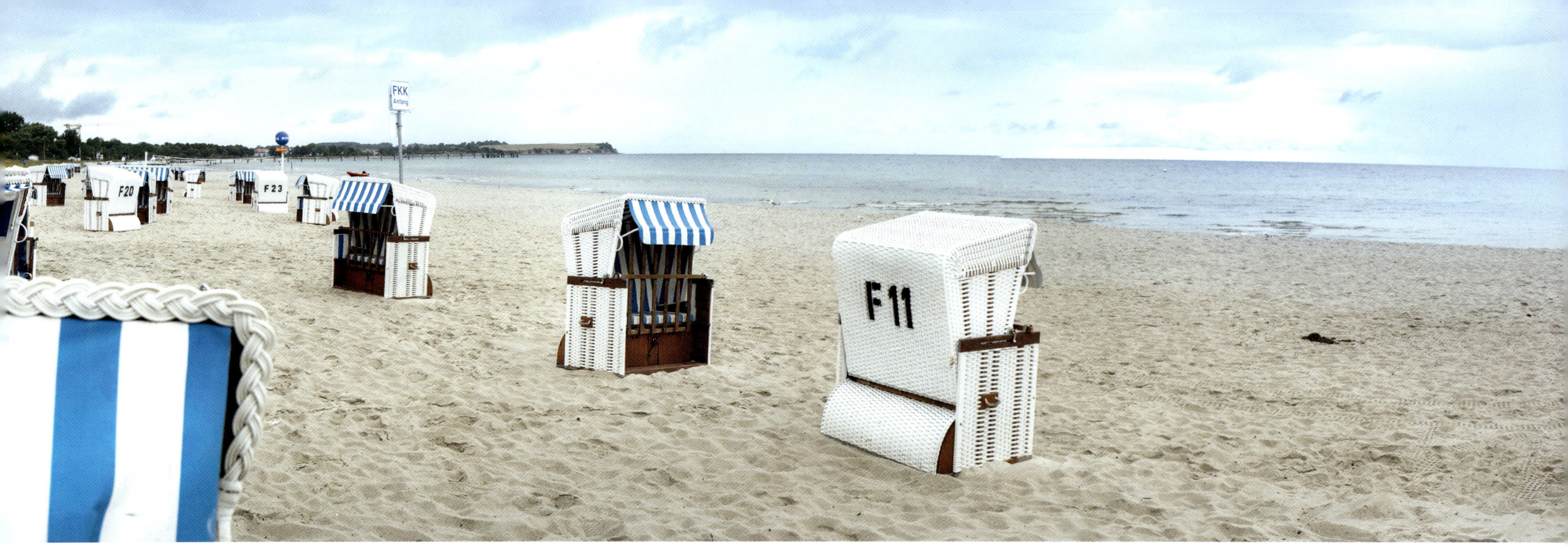

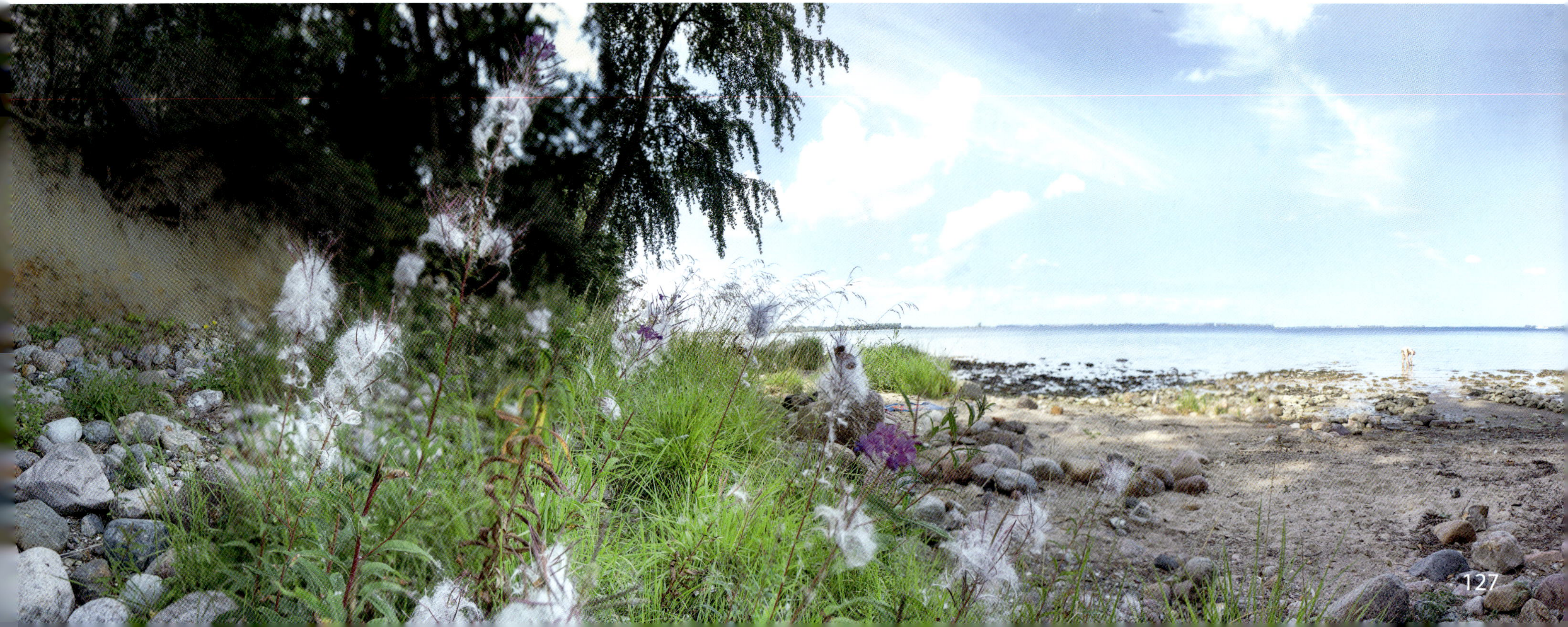